Wundauflagen
für die Kitteltasche

Wund-auflagen

Von
Anette Vasel-Biergans

Unter Mitarbeit von
Wiltrud Probst

Mit 154 vierfarbigen Abbildungen

für die Kitteltasche

WVG Wissenschaftliche Verlagsgesellschaft mbH Stuttgart 2003

Anschriften der Autoren:

Dr. Anette Vasel-Biergans
Diakonie Klinikum Stuttgart
Apotheke
Rosenbergstr. 38
70176 Stuttgart

Dr. Wiltrud Probst
Kliniken des Landkreises Heidenheim
Apotheke
Schloßhaustr. 100
89522 Heidenheim

Wichtiger Hinweis
Die Autoren haben große Sorgfalt darauf verwendet, dass die in diesem Werk gemachten Angaben dem derzeitigen Wissensstand entsprechen. Das entbindet den Benutzer dieses Werkes nicht von der Verpflichtung, anhand der Beipackzettel der Produkte zu überprüfen, ob die dort gemachten Angaben von denen in diesem Buch abweichen und die Verantwortung für Verordnung, Empfehlung und Anwendung der Produkte zu übernehmen.

Die Angaben zu Material und Zusammensetzung der Produkte beruht auf – zum Teil mündlichen – Aussagen der Hersteller. Für ihre Richtigkeit kann keine Gewähr übernommen werden.

Die Wiedergabe von Handelsnamen auch ohne Hinweis auf bestehende Schutzrechte berechtigt nicht zu der Annahme, dass solche Namen im Sinne der Warenzeichen- und Markenschutz-Gesetzgebung als frei zu betrachten wären und von jedermann benutzt werden dürfen.

Ein Warenzeichen kann warenrechtlich geschützt sein, auch wenn ein Hinweis auf etwa bestehende Schutzrechte fehlt.

Bibliografische Information Der Deutschen Bibliothek
Die Deutsche Bibliothek verzeichnet diese Publikation in der
Deutschen Nationalbibliografie; detaillierte bibliografische
Daten sind im Internet unter http://dnb.ddb.de abrufbar.

ISBN 3-8047-2003-X

Jede Verwertung des Werkes außerhalb der Grenzen des Urheberrechtsgesetzes ist unzulässig und strafbar. Das gilt insbesondere für Übersetzungen, Nachdrucke, Mikroverfilmungen oder vergleichbare Verfahren sowie für die Speicherung in Datenverarbeitungsanlagen.

© 2003 Wissenschaftliche Verlagsgesellschaft mbH Stuttgart
Birkenwaldstr. 44, 70191 Stuttgart
Printed in Germany
Satz: Dörr + Schiller GmbH, Stuttgart
Druck: Kohlhammer, Stuttgart
Bindung: Sigloch, Blaufelden
Umschlaggestaltung: Atelier Schäfer, Esslingen
Umschlagbild: Sorbalgon®, Calcium-Alginat-Kompresse.
Mit freundlicher Genehmigung der Paul Hartmann AG

Vorwort

In den letzten Jahren hat die Menge an Produkten zur Wundversorgung auf dem deutschen Markt explosionsartig zugenommen. Für den Anwender ist es unmöglich geworden, bei der angebotenen Vielfalt den Überblick zu behalten. Um trotzdem eine sinnvolle Auswahl treffen zu können, ist es notwendig, Eigenschaften und Einsatzgebiete der verschiedenen Wundtherapeutika zu kennen. Nur so ist eine optimale Therapie möglich und der wirtschaftliche Einsatz einer relativ teuren Produktgruppe gewährleistet.

Bislang war es schwierig, rasch und in kompakter Form Informationen zu den einzelnen Produkten zu erhalten. Aus dieser Erfahrung heraus entstand das Kitteltaschenbuch „Wundauflagen". Neben Ärzten, Apothekern und Pflegekräften wendet sich dieses Buch an alle Berufsgruppen, die an der Wundversorgung beteiligt sind. Es soll ihnen diejenigen Informationen an die Hand geben, die sie zur Verordnung, bei der Beratung und bei der sachgerechten Anwendung moderner Wundversorgungsprodukte benötigen.

Neben einer Kurzbeschreibung der Charakteristika der Wundauflagengruppen bzw. Wundversorgungssysteme stehen die Produktmonographien, die auch eine kleine Auswahl lokal applizierbarer Arzneimittel berücksichtigen, im Mittelpunkt des Buches. Die Monographien beinhalten Angaben zu Indikationsgebieten und Anwendungsweise, die im Wesentlichen den Beipackzetteln und Produktinformationen der Hersteller entnommen wurden.

Auch wenn wir mit viel Sorgfalt die Produkte zusammengetragen haben, erhebt die Auflistung keinen Anspruch auf Vollständigkeit. Für kritische Rückmeldungen, Ergänzungs- und Verbesserungsvorschläge sind wir dankbar und werden versuchen, sie in einer Neuauflage zu berücksichtigen.

Wir möchten uns bei allen Herstellern bedanken, die ausnahmslos sehr entgegenkommend Bilder und Informationsmaterial ihrer Produkte zur Verfügung gestellt haben. Unser besonderer Dank gilt Frau Antje Piening, der Lektorin der Wissenschaftlichen Verlagsgesellschaft, für den Anstoß und die engagierte Begleitung dieses Buchprojektes.

Sommer 2003　　　　　　　　　　　　Anette Vasel-Biergans, Wiltrud Probst

Inhaltsverzeichnis

Vorwort V

1	Anforderungen an moderne Wundauflagen	1

2	Konventionelle Wundauflagen	3
2.1	Mullkompressen	3
2.2	Vliesstoff-Kompressen	6
2.3	Kombinierte Saugkompressen	7
2.4	Wundschnellverbände	10
2.5	Fixiermittel	15
2.6	Imprägnierte Wundgazen	17

3	Hydroaktive Wundauflagen	41
3.1	Alginate	41
3.2	Hydrofaser-Verbände	74
3.3	Hydrogele	81
3.4	Hydrokolloide	120
3.5	Kollagen-Wundauflagen	166
3.6	Schaumstoffkompressen/Hydropolymere	175
3.7	Offenporige Schaumstoffkompressen	214
3.8	Semipermeable Wundfolien	225
3.9	Verschiedene Produkte	249

4	Hydroaktive Wundauflagen für den Handverkauf	287

5	Sprühpflaster	307

VIII Inhaltsverzeichnis

| 6 | Pflaster zur Narbenreduktion | 319 |

| 7 | Antibakterielle und geruchsbindende Wundauflagen | 329 |

| 7.1 | Aktivkohlekompressen | 329 |
| 7.2 | Silberhaltige Wundauflagen | 344 |

| 8 | Vakuumversiegelung | 357 |

| 9 | Madentherapie | 373 |

| 10 | Lokale Wundtherapeutika | 379 |

Anhänge 421

I	Wundauflagen und deren bevorzugter phasengerechter Einsatz	421
II	Kurzübersicht Firmen/Wundauflagengruppen	422
III	Übersicht moderne Wundauflagen	424
IV	Hersteller und ihre Produkte	426
V	Herstellerverzeichnis	431

Sachregister 437

1 Anforderungen an moderne Wundauflagen

Die Rolle der Wundauflagen hat sich durch die Erkenntnisse der modernen Wundbehandlung deutlich verändert. Traditionell sollte eine Kompresse die Wunde nach außen schützen, Sekret aufsaugen und als Trägermaterial für die lokal anzuwendenden Arzneimittel dienen. Inzwischen ist eine Wundauflage nicht mehr nur Hilfsmittel, sondern sie stellt selbst das therapeutische Prinzip dar, das in jedem Heilungsstadium für optimale Bedingungen sorgen soll:

- In der **Reinigungsphase** werden Gewebetrümmer, Bakterien, Blut und Exsudat rasch aufgenommen und gebunden. Die starke Saugkapazität verhindert die Mazeration von Wundrand und Wundumgebung. Trotzdem wird die Wunde nicht trockengelegt. Das Wundexsudat ist reich an Antikörpern, Interferon und Wachstumsfaktoren. Deren Kontakt zur Wundoberfläche ist wünschenswert und soll erhalten bleiben.
- Während der **Granulationsphase** steht die Wundruhe im Vordergrund. Der Verband verhindert, dass die Wunde austrocknet. Überschüssiges Sekret wird aufgesaugt, die Wundoberfläche aber trotzdem feuchtgehalten. Bei sauber granulierenden Wunden ist der tägliche Verbandwechsel unnötig. Je länger der Verband auf der Wunde bleiben kann, umso ungestörter heilt die Wunde ab.
- In der **Epithelisierungsphase** schützt die Wundabdeckung das empfindliche neu gebildete Gewebe und schirmt es gegenüber äußeren Einflüssen ab.

Die Anforderungen, die heute an Wundauflagen gestellt werden, damit sie ihrer Aufgabe eine optimale Heilung zu unterstützen gerecht werden, sind vielfältig:

Wirksamkeit
- Schutz vor Fremdkörpern, Schmutz.
- Schutz vor Infektion (undurchlässig für Bakterien nach innen und außen).
- Schutz vor Druck und Reibung.
- Schutz vor Wärmeverlust.

2 Anforderungen an moderne Wundauflagen

- Schutz vor Austrocknung durch Schaffung eines ideal feuchten Klimas.
- Aufrechterhaltung des Gasaustausches (Sauerstoff, Wasserdampf, Kohlendioxid).
- Unterstützung der autolytischen Wundreinigung.
- Ausreichende Saugkapazität zum Aufnehmen von Blut, Exsudat, Gewebetrümmern, Bakterien.

Verträglichkeit
- Kein Abgeben von Fasern, Partikeln oder zytotoxischen Substanzen in die Wunde.
- Schmerzlos in der Anwendung.
- Kein Anhaften an den Wundgrund; atraumatische Verbandwechsel.
- Gute Gewebeverträglichkeit.
- Geringes allergenes Potential.
- Unterstützung der Wundruhe durch seltene Verbandwechsel in der Granulations- und Epithelisierungsphase.
- Gute Akzeptanz beim Patient (Tragekomfort, Kosmetik, Anpassung an Körperformen).
- Gute Akzeptanz beim Anwender (leichte Handhabung, kein Reinigungsaufwand nach dem Entfernen).
- Sterilisierbar.

Wirtschaftlichkeit
- Kosteneffektiv.
- In unterschiedlichen Größen lieferbar.
- Einfache, sichere Handhabung.
- Vereinfachung der Therapie durch seltene Verbandwechsel.
- Möglichst wenig Bedarf an Sekundärverbandstoffen.
- Stationär und ambulant in angemessenen Packungsgrößen verfügbar.

Um eine Einteilung der Wundauflagentypen zu erleichtern, ist es sinnvoll, zunächst zwischen den konventionellen und den modernen Wundauflagen zu unterscheiden. Zu den konventionellen Wundauflagen, die häufig auch passive Wundauflagen genannt werden, zählen z. B. Mullkompressen. Moderne Wundauflagen, die ein feuchtes Wundmilieu aufrecht erhalten, werden als interaktive – oder besser – hydroaktive Auflagen bezeichnet.

2 Konventionelle Wundauflagen

2.1 Mullkompressen

Beschreibung
Mull ist ein Gewebe aus Baumwolle, das je nach Fadendichte eine grobe oder feinere Gitterstruktur aufweist. Aus dem Mull werden die Kompressen so gefaltet, dass die Schnittkanten nach innen gelegt sind und auch beim Auseinanderfalten verdeckt bleiben. Damit wird verhindert, dass sich Fäden vom Rand lösen und in die Wunde gelangen. Die Saugkapazität wird von der Dicke der Kompresse bestimmt. Je mehr Lagen die Kompresse aufweist, umso größer ist das Wasseraufnahmevermögen interkapillar (in den Gewebezwischenräumen) und intrakapillar (in den Baumwollfäden selbst). Erst bei 16 oder mehr Lagen wird das Wundsekret nicht mehr nur zweidimensional auf der Wundoberfläche verteilt, sondern dreidimensional in die oberen Kompressenlagen abgeleitet. Für die Saugwirkung ist der Kontakt zum Wundgrund erforderlich.

Vorteile
- Die Qualitätsmerkmale von Verbandmull und dessen Produkten sind standardisiert. Anforderungen an die Rohstoffqualität, an Reinheit und Saugfähigkeit des fertigen Produktes sind in den Arzneibüchern verbindlich festgeschrieben.
- Die raue Gitterstruktur bedingt gute reinigende Wirkung beim Auswischen/Austupfen von schmierig belegten Wunden.
- Hohe Saugkraft. Ableiten von Exsudat, Gewebetrümmern, Bakterien (Löschblatteffekt).
- Niedriger Preis.

Nachteile
- Durch die flächige Sekretaufnahme kann es zu Mazerationen von Wundrand und umgebender Haut kommen.

4 Konventionelle Wundauflagen – Mullkompressen

- Häufige Verbandwechsel sind notwendig.
- Durchgeschlagene Kompressen stellen keine Keimbarriere mehr dar.
- Bei schwächer sezernierenden Wunden führt die starke Saugwirkung zum Austrocknen der Wunde.
- Mullkompressen haften in der Granulationsphase an den Wundgrund an durch:
  - Verkleben mit eingetrocknetem Wundsekret, die Kompresse wird starr.
  - Einsprossen von Kapillarschlingen des Granulationsgewebes in die offene Gitterstruktur der Mullkompresse. Beim Entfernen des Verbandes wird frisches Granulationsgewebe mitgerissen, die Wunde blutet stark.
  - Einwachsen von jungem Epithelgewebe.

  Der Verbandwechsel ist schmerzhaft und verursacht neue Läsionen!
- Mullkompressen geben Cellulosepartikel und -fasern ab, die zu Wundheilungsstörungen führen können.
- Geringe Polsterwirkung.
- Material zur Fixierung notwendig.

Indikationen
- Primärversorgung von Akutwunden (postoperativ, Blutungen, traumatische Wunden).
- Reinigung der Wundumgebung; Wundreinigung (Wischen/Tupfen) trocken oder getränkt mit Spüllösungen (NaCl 0,9%, Ringerlösung).
- Arzneimittelträger: z.B. für feuchte Wundumschläge, Antiseptika, Externa.
- Primärverband: nur bei stark nässenden Wunden in der Reinigungsphase (häufiger Verbandwechsel!).
- Sekundärverband: als Saugkörper in Kombination mit imprägnierten Wundgazen.

Kontraindikationen
Als Primärverband bei allen sekundär heilenden, granulierenden, epithelisierenden oder schwach sezernierenden Wunden.

Anwendungsweise
Tiefere Wunden werden locker mit Kompressen austamponiert, oberflächlich mindestens zwei 8-lagige Kompressen (besserer Saugeffekt) auflegen, mit Mullbinde oder Fixiermull befestigen.

Verbandwechsel
Sobald der Verband durchgeschlagen ist; meistens mehrmals täglich.

Tab. 1: Mullkompressen (Produktauswahl)

Name	Hersteller	Eigenschaften
Askina Mullkompressen	B BRAUN	17-fädig, 8-lagig, steril und unsteril verpackt
ES Kompressen	Paul Hartmann	17-fädig, 8,12,16-lagig, steril und unsteril verpackt
Gazin Kompressen	Lohman & Rauscher	17-fädig, 8,12,16-lagig, unsteril verpackt
Gazomull	BSN Medical	17-fädig, 8-lagig, steril und unsteril verpackt
Noba Kompressen	Noba	17-fädig, 8,12,16-lagig, steril und unsteril verpackt
Urgo Mullkompressen	URGO	17-fädig, 8-lagig, steril und unsteril verpackt

2.2 Vliesstoff-Kompressen

Beschreibung
Vliesstoffe sind nicht gewebte (non-woven) Textilien, die durch mechanische oder chemische Verfestigung von Faservliesen hergestellt werden. Die Vliese können aus Baumwolle oder Zellwolle (Viskose), aus synthetischen Fasern, wie Polyamid, Polyester und Polypropylen, oder auch aus Fasermischungen bestehen.

Vorteile
- Preiswerter als Mullkompressen.
- Weich und anschmiegsam, gute Drapierfähigkeit.

Nachteile, Indikationen, Kontraindikationen, Anwendungsweise und Verbandwechselhäufigkeit der Vliesstoff-Kompressen entsprechen weitgehend denen von Mullkompressen.

Tab. 2: Vliesstoff-Kompressen (Produktauswahl)

Name	Hersteller	Eigenschaften
Cutisoft	BSN medical	70% Viskose + 30% Polyester; 4-lagig, steril und unsteril verpackt
Medicomp	Paul Hartmann	70% Zellwolle + 30% Polyester in Mullstruktur; 4-lagig, steril und unsteril verpackt
Nobatop	Noba	100% Viskose: 4,6,8-lagig, steril und unsteril verpackt
Topper	Johnson & Johnson	65% Viskose + 35% Polyester; 4,6-lagig, steril und unsteril verpackt
Urgo Vlieskompressen	URGO	70% Viskose + 30% Polyethylen; 4-lagig, steril und unsteril verpack.

2.3 Kombinierte Saugkompressen

Beschreibung

Saugkompressen bestehen aus mehreren Materialschichten. Ein hochsaugfähiger Kern aus Zellstoff-Flocken oder Watte ist von einem Tissuezellstoff umhüllt, der die Faserstäube der Flocken fest einschließt und gleichzeitig Wundsekret zweidimensional zur besseren Ausnutzung der Saugkapazität in den Kern weiterleitet. Die äußere Hüllschicht besteht aus einem glatten, wundfreundlichen Vliesstoff, der bei vielen Produkten aus hydrophoben synthetischen Fasern hergestellt wird. Ziel ist eine möglichst geringe Verklebungsneigung mit der Wunde bei raschem Sekretdurchtritt in den Saugkörper. Einige Produkte sind auf der Rückseite mit einer feuchtigkeitsabweisenden Schicht ausgestattet, um ein Durchschlagen zu vermeiden.

Vorteile
- Große Saugkapazität.
- Gute Polstereigenschaften.
- Sind weich und schmiegen sich gut den Körperformen an.
- Geringes Verkleben mit der Wunde.

Nachteile
- Schwächer nässende Wunden werden trockengelegt, Antrocknen der Kompresse ist möglich.
- Fixiermaterial notwendig.

Indikationen
- Standardabdeckung von primären Wundverschlüssen in der postoperativen Phase.
- Primärverband: Preiswerte Alternative zu modernen Wundauflagen bei sehr stark nässenden Wunden in der Reinigungsphase, wenn häufige Verbandwechsel in jedem Fall notwendig werden und ein Anhaften nicht zu befürchten ist.
- Sekundärverband: Saugstarke Abdeckung von Primärverbänden (z. B. Alginate) oder als gutpolsternde Saugkomponente in Kombination mit imprägnierten Wundgazen bei stärker sezernierenden Wunden.

Kontraindikationen
Alle mäßig bis schwach sezernierenden Wunden, vor allem in der Granulations- und Epithelisierungsphase.

Anwendungsweise
Kompresse plan auf die Wunde auflegen. Darauf achten, dass die feuchtigkeitsabweisende Seite der Kompresse nach außen zeigt. Die Fixierung erfolgt mit Binden, Pflasterstreifen oder Klebevlies.

Verbandwechsel
Sobald die Kompresse durchgeschlagen ist, muss sie gewechselt werden. Bei extrem nässenden Wunden kann das mehrmals täglich notwendig werden.

Konventionelle Wundauflagen – Kombinierte Saugkompressen

Tab. 3: Kombinierte Saugkompressen (Produktauswahl)

Name	Hersteller	Eigenschaften
Askina Pad	B BRAUN	Extrem saugfähiges Baumwoll/Acrylfaserpolster mit wundseitig aufgebrachter mikroporöser Polyesterfolie, die nicht mit der Wunde verklebt.
Comprigel	Paul Hartmann	Saugkörper aus weichem Vliesstoff, wundseitig nicht verklebende Gelbeschichtung auf Baumwoll-Gittertüll.
Cutisorb	Smith+Nephew	Verbandwatte als Saugkern, Verbandzellstoff als Sekretverteilschicht, wundabgewandt hydrophober Wäscheschutz, Hüllvlies aus Polyamid-Zellwoll-Vlies.
Ete	Mölnlycke	Saugkörper aus Rayonwatte, wundseitig Kunstseidenbeschichtung, dadurch sehr geringe Verklebungsneigung.
Melolin	Smith+Nephew	Hochsaugfähige Lage aus Baumwoll- und Acrylfasern. Wundseitig ist eine sehr dünne perforierte Polyesterfolie aufgeschweißt, die ein Verkleben mit der Wunde weitgehend verhindert.
Mesorb	Mölnlycke	Saugkörper aus hochsaugfähigem Zellstoff-Fluff, Wundseite ungebleichter Mull, wundabgewandt hydrophober Vliesstoff als Wäscheschutz.
Metalline	Lohmann & Rauscher	Voluminöser Vliesstoff als Saugschicht; wundseitig feiner Vliesstoffschleier, der mit Aluminium bedampft ist. Die glatte Oberfläche verklebt nicht mit der Wunde.
Solvaline N	Lohmann & Rauscher	Hochsaugfähige Baumwollwatte, die beidseitig mit einer fein perforierten, mit der Watte thermisch verbundenen Polyesterfolie bedeckt ist. Ein Verkleben mit der Wunde wird dadurch verhindert.
Surgipad	Johnson & Johnson	Vliesstoffkompresse mit Wattefüllung.
Vliwazell	Lohmann & Rauscher	Saugkörper aus Cellulose-Flocken, Sekretverteilschicht, wundabgewandt hydrophobes, blaues Spezialvlies als Wäscheschutz, Umhüllung aus Vliesstoff.
Vliwin	Lohmann & Rauscher	Wie Vliwazell, wundseitig ist jedoch ein Polypropylennetz aufgebracht, das nicht mit der Wunde verklebt.
Zetuvit	Paul Hartmann	Saugkörper aus Zellstoffflocken, Sekretverteilschicht, wundabgewandt hydrophobe Zellstofflage als Wäscheschutz, Umhüllung aus kaum verklebendem Zweischicht-Vlies.

2.4 Wundschnellverbände

Beschreibung

Wundschnellverbände bestehen aus einem einseitig klebenden Trägermaterial, auf dessen Klebeseite eine saugende Wundauflage aufgebracht ist. Die Wundauflagen können Kompressen aus Mull, Vliesstoff, umhülltem Verbandzellstoff, Geweben oder Gewirken sein. Um ein Verkleben mit der Wunde zu vermeiden, ist die Saugschicht bei einigen Produkten mit einer perforierten Polyethylen- oder Polypropylenfolie überdeckt, bei anderen Verbänden hebt sich die Saugschicht beim Feuchtwerden von der Wundoberfläche ab. Als Trägermaterialien finden neben Baumwollgeweben, synthetischen Geweben, synthetischen Vliesen auch wasserfeste PVC- und Polyethylenfolien und Polyurethanfilme Verwendung. Wundschnellverbände werden als unsterile Meterware in unterschiedlicher Breite oder als fertiggeschnittene, unsterile oder einzeln steril verpackte „Strips" angeboten. Guten Schutz vor eindringendem Schmutz und Bakterien bieten Wundschnellverbände, bei denen die Saugschicht zentral auf dem Trägermaterial aufgebracht ist und somit ein zuverlässiger Rundumverschluss der Wunde gewährleistet wird (s. Tab. 4 u. 5). Für Verletzungen an der Hand werden besonders zugeschnittene Pflaster oder extralange Pflasterstreifen mit dezentralem Wundkissen als Fingerverbände angeboten (Tab. 6).

Vorteile

- Zeit- und Materialersparnis durch einfaches Aufbringen von Wundabdeckung und Fixierung in einem Arbeitsgang.
- Blutstillung durch Ausüben leichter Kompression.

Nachteile

- Beschränkte Saugkapazität.
- Lösen sich durch mechanische Beanspruchung oder Nässe leicht ab (z.B. bei Fingerverletzungen).
- Ansammeln von Schmutz unter den beidseitig offenen Wundschnellverbänden (z.B. Sand bei verbundenen Kinderknien).
- Je nach Produkt kann es zum Austrocknen der Wundoberfläche oder zum Aufweichen der umgebenden Haut kommen.

Indikationen
- Erstversorgung kleinerer Wunden.
- Abdeckung von Schnitt- und Schürfwunden.
- Sterile Verbände mit zentralem Wundkissen: Abdeckung von Operationsnähten.
- Schutzverband bei Hautkrankheiten.

Kontraindikationen
Als Primärverband bei tiefreichenden, sekundär heilenden Wunden.

Anwendungsweise
Die Wundschnellverbände werden auf trockene, fettfreie Haut unter Ausüben einer leichten Kompression aufgeklebt.

Verbandwechsel
Sobald der Verband durchgeschlagen oder verschmutzt ist.

12 Konventionelle Wundauflagen – Wundschnellverbände

Tab. 4: Wundschnellverbände mit zentralem Wundkissen, steril verpackt (Produktauswahl)

Name	Hersteller	Wundkissen	Trägermaterial	Kleber	Bemerkungen
Alldress	Mölnlycke	Viskose/Polyester-Wundkissen mit Copolymernetz überzogen	Polyester-Vlies mit PU-Film beschichtet	Polyacrylat	Wasserfest, atmungsaktiv
Askina Soft steril	B BRAUN	Mit mikrofeinem Copolymernetz abgedeckt	Vlies	Polyacrylat	Atmungsaktiv
Cosmopor steril	Paul Hartmann	Baumwollkissen mit Polyethylen-Mikronetz abgedeckt	Polyester-Vlies	Polyacrylat	Atmungsaktiv
Cosmopor E steril	Paul Hartmann	Viskosekissen mit Polyethylen-Mikronetz abgedeckt	Polyester-Vlies	Polyacrylat	Atmungsaktiv
Curapor steril	Lohmann & Rauscher	100% Viskose, mit netzartigem Polyethylen-Trennfilm kombiniert	Polyester-Vlies	Polyacrylat	Atmungsaktiv
Cutifilm plus	Smith+Nephew	Zellwoll/Polyester-Vlies mit Copolyester beschichtet	Polyurethan-Film	Polyacrylat	Wasserfest, atmungsaktiv
Cutiplast steril	Smith+Nephew	Zellwoll/Polyester-Vlies mit Copolyester beschichtet	Polyester-Vlies	Polyacrylat	Atmungsaktiv
Hansapor steril	Smith+Nephew	Zellwollgewirk	Polyamid-Vlies	Polyacrylat	Gewirk entspannt sich bei Kontakt mit Sekret: kein Verkleben mit der Wunde
Mepore steril	Mölnlycke	Viskose/Vliesstoff	Polyester-Vlies	Polyacrylat	Atmungsaktiv
Mepore pro	Mölnlycke	Viskose/Vliesstoff	Polyester-Vlies mit PU-Film abgedeckt	Polyacrylat	Wasserfest, atmungsaktiv

Tab. 4: (Fortsetzung)

Name	Hersteller	Wundkissen	Trägermaterial	Kleber	Bemerkungen
Microdon	3M Medica	Zellstoffmull, spezialimprägnierte Rayon-Filamente	Polyester-Vlies	Polyacrylat	Atmungsaktiv
Opsite Post-Op	Smith+Nephew	Baumwolle/Acrylfasermischung mit perforierter Polyester-Folie bedeckt	Polyurethan-Film	Polyacrylat	Wasserfest, atmungsaktiv
Optiskin	URGO	Vlies abgedeckt mit Copolymernetz	Polyurethan-Film	Polyacrylat	Wasserfest, atmungsaktiv
Primapore steril	Smith+Nephew	Baumwolle/Acrylfasermischung mit perforierter Polyester-Folie bedeckt	Polyester-Vlies	Polyacrylat	Atmungsaktiv
Rudavlies steril	Noba	Nicht verklebendes Vlies	Vliesstoff	Polyacrylat	Atmungsaktiv
Rudafilm steril	Noba	Nicht verklebendes Vlies	Polyurethan-Film	Polyacrylat	Wasserfest, atmungsaktiv
Steripad	Johnson & Johnson	Wundkissen aus Viskose/Polyester	PVC-Film	Polyacrylat	Wasserfest, atmungsaktiv
Tegaderm+Pad	3M Medica	Zellstoffmull	Polyurethan-Film	Polyacrylat	Wasserfest, atmungsaktiv
Urgosteril	URGO	Vlies abgedeckt mit Copolymernetz	Polyester-Vlies	Polyacrylat	Atmungsaktiv

Bei Wundkissen mit Polymer-Abdeckungen wird ein Verkleben mit der Wunde weitgehend verhindert.

14 Konventionelle Wundauflagen – Wundschnellverbände

Tab. 5: Wundschnellverbände mit zentralem Wundkissen für den Handverkauf (Produktauswahl)

Name	Hersteller	Wundkissen	Trägermaterial	Kleber	Bemerkungen
Dermaplast Film	Paul Hartmann	Gepresster Zellstoff aus Viskose mit Polypropylennetz abgedeckt	Polyurethan-Film	Polyacrylat	Wasserdicht, atmungsaktiv; 20 Strips in 2 Größen
Hansaplast Aqua Protect	BSN medical	Viskose-Polymervlies	Polyurethan-Film	Polyacrylat	Wasserdicht, atmungsaktiv, 20 Strips in 2 Größen
3M Protect Strips	3M Medica	Zellstoffmull	Polyurethan-Film	Polyacrylat	Wasserdicht, atmungsaktiv: 14 Strips in 3 Größen, 5 Strips in 2 Größen, Kindermotive
Urgo Aquafilm	URGO	Viskose mit Copolymernetz abgedeckt	Polyurethan-Film	Polyacrylat	Wasserdicht, atmungsaktiv: 15 Strips in 3 Größen

Bei Wundkissen mit Polymer-Abdeckungen wird ein Verkleben mit der Wunde weitgehend verhindert.

Tab. 6: Fingerverbände mit dezentralem Wundkissen (Produktauswahl)

Name	Hersteller	Größe	Stück	PZN
Curaplast-Fingerverband	Lohmann & Rauscher	2 cm × 18 cm	10	7366827
Hansaplast Fingerstrips	Beiersdorf	2 cm × 12 cm	16	8818214
Urgowund Fingerstreifenverbände	URGO	2 cm × 12 cm 3 cm × 18 cm	100 100	7237811 8489420

2.5 Fixiermittel

Zur Fixierung von Kompressen und Verbänden stehen unterschiedliche Hilfsmittel zur Verfügung. Binden werden hauptsächlich zum Anlegen von Verbänden an den Extremitäten verwendet. Schlauchverbände passen sich allen Körperformen an. Bei geschickter Anlegetechnik lassen sich auch Verbände an schwierigen Körperstellen materialsparend und ohne Klebemittel fixieren. Rutschfeste Verbände erhält man bei Verwendung von klebenden Mullvliesen, die den Primärverband vollflächig abdecken. Fixiervliese sollten – wenn überhaupt – mit äußerster Vorsicht bei brüchiger, empfindlicher Haut eingesetzt werden. Unterschiedliche Klebekraft und Hautverträglichkeit besitzen die Heftpflaster in Rollenform, mit denen Wundauflagen an den Rändern fixiert werden können.

Eine Übersicht der Fixiermittel und ihrer Eigenschaften findet sich in Tabelle 7.

16 Konventionelle Wundauflagen – Fixiermittel

Tab. 7: Übersicht über Fixiermittel

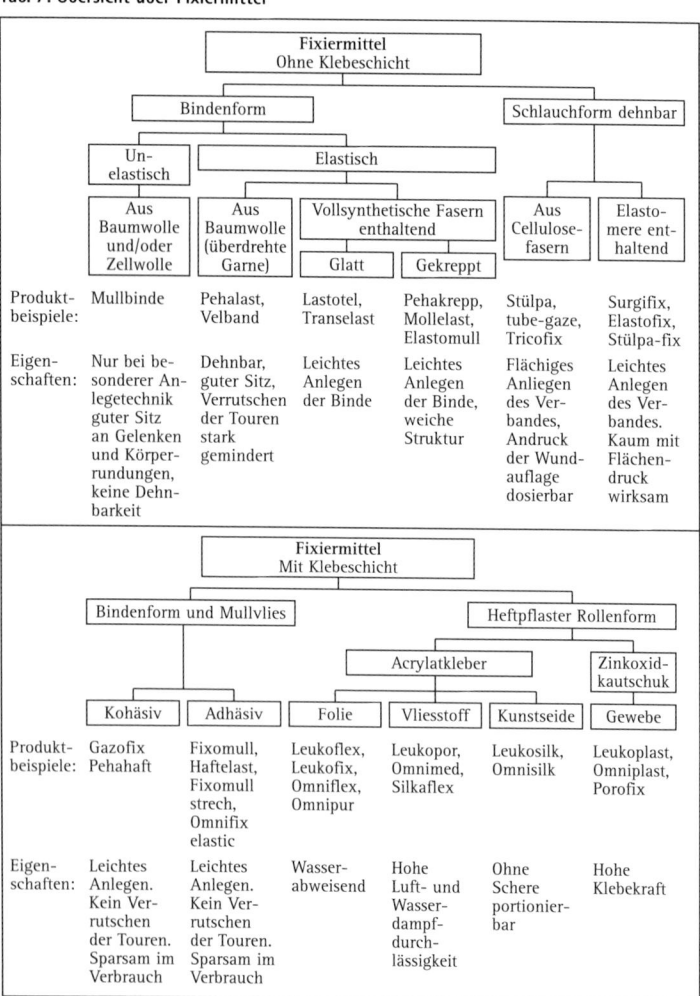

2.6 Imprägnierte Wundgazen

Beschreibung
Wundgazen sind grobmaschige Gewirke aus Cellulose oder Kunstfasern, die mit hydrophoben Fettsalben (meist Vaseline bzw. dickflüssiges Paraffin) oder Öl-in-Wasser-Emulsionen (Adaptic, Atrauman) imprägniert sind. Die Maschenweite des Gittertülls erlaubt ein ungehindertes Abfließen von Exsudat, die Salbenimprägnierung verhindert das Verkleben der Wundoberfläche mit der hinter der Gaze aufgebrachten Mull- oder Saugkompresse.

Besonderheiten stellen einige Gazen dar: Mepitel ist ein Polyamid-Netz, das mit Silikon beschichtet ist, Tegapore ist ein mikroporöses Polyamid-Gewebe ohne Imprägnierung. Beide verkleben nicht mit der Wunde (s. unter 3.9 Verschiedene Produkte). Urgotül ist ein Gittertüll, das mit einer Hydrokolloidschicht versehen ist, die bei Kontakt mit der Wundfeuchtigkeit eine gelartige Konsistenz annimmt (s. unter 3.4 Hydrokolloide).

Wirkstoffhaltige Wundgazen (Perubalsam, Antibiotika, Antiseptika) sind wegen der Gefahr von Allergisierung, Resistenzbildung oder verzögerter Wundheilung von fraglichem Nutzen (Tab. 8).

Imprägnierte Gazen werden liegend und nicht über 25 °C gelagert.

Vorteile
▶ Das Verkleben der Wundoberfläche mit dem Saugmaterial wird weitgehend verhindert.
▶ Preiswerte Alternative zu hydroaktiven Wundauflagen zur Versorgung oberflächlicher Schürf- oder Risswunden.

Nachteile
▶ Verband ist zeitaufwendig, da zusätzlich Saugkompressen aufgebracht werden und eine Fixierung erfolgen muss.
▶ Paraffin/Vaseline-getränkte Kompressen können bei nachlassendem Exsudat selbst mit der Wunde verkleben und lassen sich durch ihre wasserabstoßende Eigenschaft nicht mit Kochsalzlösung ablösen. Das Entfernen anhaftender Fettgazen ist sehr schmerzhaft.

Indikationen
Oberflächliche, mäßig bis stark sezernierende Wunden zur Verhinderung des Verklebens der Wundoberfläche mit Verbandmaterial.

Kontraindikationen
Vorsicht bei wenig Exsudat: Hydrophob beschichtete Gazen können mit dem Wundgrund verkleben.

Anwendungsweise
Gaze plan auf die Wunde legen, mit Saugkompressen abdecken, mit Binden oder Fixiervlies fixieren. Vor allem die hydrophob imprägnierten Gazen dürfen **niemals** doppelt oder dreifach zusammengelegt auf die Wunde aufgebracht werden. Die dichte Paraffinpackung verhindert den Sekretabfluss aus der Wunde und den Sauerstofftransport hinein. Die dadurch entstehende feuchte Kammer bedeutet Infektionsgefahr!

Verbandwechsel
Je nach Exsudatmenge bei Bedarf, mindestens jedoch einmal täglich.

Konventionelle Wundauflagen – Imprägnierte Wundgazen

Tab. 8: Imprägnierte Wundgazen, wirkstoffhaltig (Produktauswahl)

Name	Hersteller	Wirkstoff	Beschreibung
Antibiotulle Lumiere	Sanavita	Antibiotika	Wundgaze, die mit weißer Vaseline getränkt ist und die Antibiotika Neomycinsulfat und Polymyxin-B-sulfat enthält.
Bactigras	Smith+Nephew	Antiseptikum	Weitmaschige Baumwollgaze, imprägniert mit weichem Paraffin, das 0,5 % Chlorhexidin enthält.
Betaisodona Wundgaze	Mundi Pharma	Antiseptikum	Baumwollgaze, getränkt mit einer Macrogol/Wasser- Emulsion, die PVP-Iod enthält.
Branolind	Paul Hartmann	Perubalsam	Weitmaschiges Baumwollgewebe, imprägniert mit einer wasserfreien Salbenmasse aus weißer Vaseline, Cetomacrogol 1000, Hartfett, mittelkettige Triglyceride und 5 % Perubalsam. Perubalsam gilt als granulationsfördernd, ist aber auch als starkes Allergen bekannt.
Corticotulle Lumiere	Sanavita	Antibiotika, Corticoid	Wundgaze, getränkt mit weißer Vaseline, die neben den Antibiotika Neomycinsulfat und Polymyxin-B-sulfat das Corticoid Triamcinolon-acetonid enthält.
Inadine	Johnson & Johnson	Antiseptikum	Gewirk aus Viskose, imprägniert mit PVP-Iod-Salbe. Die Maschenweite von 1x1 mm verhindert das Einsprossen von Granulationsgewebe
Sofra-Tüll außer Handel ab Dezember 2002	Aventis	Antibiotikum	Weitmaschiges Baumwollgewebe, getränkt mit Salbenemulsion aus Wollwachs und weißer Vaseline, die das Antibiotikum Framycetin enthält.

Adaptic

Johnson & Johnson

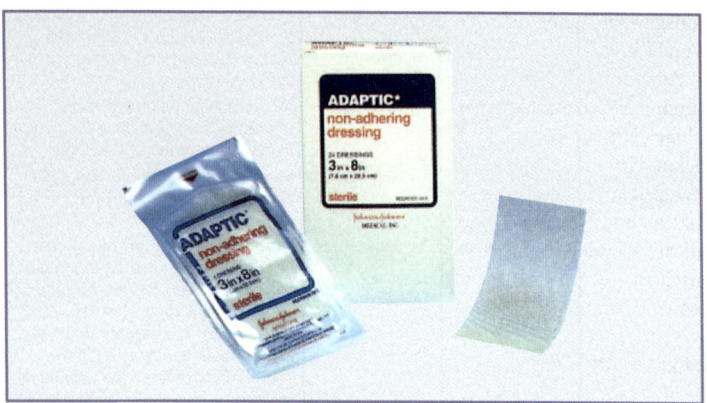

Aufbau / Zusammensetzung
Gewirk aus Viskose, imprägniert mit Öl-in-Wasser-Emulsion aus weißer Vaseline und Aqua purificata mit den Emulgatoren ArlacelC/83 und Tween 80.

Verpackungseinheiten

Größen	Stück/Packung	Artikelnummer	PZN
7,6 cm × 7,6 cm	10	2012 Z	1228159
7,6 cm × 7,6 cm	50	2012	4589188
7,6 cm × 20,3 cm	10	2015 Z	1228165
7,6 cm × 20,3 cm	24	2015	2252562
7,6 cm × 20,3 cm	108	2013	3135309
7,6 cm × 40,6 cm	36	2014	1231339
12,6 cm × 12,75 cm	12	2019	6641036

Wirkung
Adaptic nicht haftende Wundauflage schafft die Vorraussetzung für eine rasche und ungestörte Wundheilung. Die spezielle Gewirkstruktur mit einer

Maschenbreite von 1 mm × 1 mm und die besonders glatten, feinen Celluloseacetatfasern, die in ihren physikalischen Eigenschaften denen der Naturseide entsprechen, verhindert ein Durchwachsen (Einsprossen) von Granulationsgewebe und dadurch ein Verkleben der Wundauflage mit dem Wundsekret.

Adaptic nicht haftende Wundauflage passt sich der Wunde exzellent an. Durch einen Tunneleffekt kann das Wundexsudat ungestört die feinmaschige Struktur passieren und wird in die darüber liegende Kompresse (Sekundärverband) abgeleitet, ohne die Poren des Gewirkes zu verstopfen. Die optimal dosierte Menge an Öl-in-Wasser-Emulsion trägt weiter zur Reduktion von Verklebungen bei. Die Emulsion ist so fixiert, dass eine Abgabe auf die Wunde nicht erfolgt. Die Wundauflage schützt die Wunde vor thermischen und physikalischen Reizungen und vor Austrocknen. Mazerationen wird vorgebeugt, neu gebildetes Gewebe wird geschützt.

Indikationen
Für alle Wundarten, bei denen ein atraumatischer Verbandwechsel angezeigt ist – schwach bis stark sezernierende Wunden.

Besonders:
- Verbrennungen 1. und 2. Grades.
- Ulcus cruris.
- Dekubitus.
- Diabetischer Fuß.
- Abzessen und Ekzemen.
- Verbrühungen und Verätzungen.
- Nagelextraktion.
- Schürf- und Risswunden.
- Chirurgische Nähte.
- Für Spender- und Empfängerstellen bei Hauttransplantationen.

Kontraindikationen
Bei bekannter Überempfindlichkeit gegenüber einem der Inhaltsstoffe sollte Adaptic nicht angewendet werden.

Nebenwirkungen

In sehr seltenen Fällen können bei disponierten Patienten durch Polysorbat 80 (Tween 80) Hautunverträglichkeiten auftreten, die nach Absetzen der Behandlung rasch wieder abklingen.

Applikation

- ▶ Adaptic wird direkt auf die Wunde appliziert und bei Bedarf mit einer saugenden Kompresse abgedeckt.
- ▶ Bei Bedarf kann Adaptic auf die geeignete Größe zugeschnitten werden.
- ▶ Die Fixierung kann mit Hilfe von Heft-/Rollenpflaster erfolgen.

Wechsel

Die Adaptic nicht haftende Wundauflage kann mehrere Tage auf der Wunde verbleiben, der Sekundärverband wird täglich gewechselt.

Atrauman

Paul Hartmann

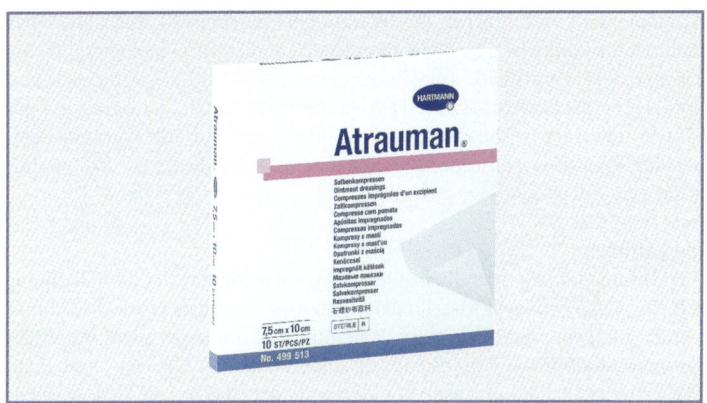

Aufbau / Zusammensetzung
Hydrophober Polyester-Tüll, imprägniert mit einer selbstemulgierenden Salbenmasse aus Fettsäure-Triglyceriden und Neutralfetten.

Verpackungseinheiten

Größen	Stück/Packung	Artikelnummer	PZN
5 cm × 5 cm	10	499510/7	4889826
5 cm × 5 cm	50	499550/8	4889832
7,5 cm × 10 cm	10	499513/5	3829302
7,5 cm × 10 cm	50	499553/5	4889849
10 cm × 20 cm	30	499536/8	3829331

Wirkung
Der dünne, weiche Gittertüll aus hydrophoben Polyester-Fasern mit glatter Oberflächenstruktur hemmt das Einwachsen von Gewebesprossen in die Kompresse und wirkt so der Verklebungstendenz mit der Wunde entgegen. Unterstützt wird dieser Effekt durch die Salbenimprägnierung, so dass ein

schonender Verbandwechsel möglich ist, ohne Okklusionseffekte oder die Bildung feuchter Kammern befürchten zu müssen. Überschüssiges Sekret wird in eine über Atrauman zu applizierende Saugkompresse weitergeleitet. Atrauman hält Wundflächen und Wundränder geschmeidig und unterstützt dadurch die Epithelisation. Die Kompresse ist wirkstofffrei und enthält keine Zusätze von Paraffinen. Die Salbenmasse selbst ist gaspermeabel und durchlässig für Sekrete. Schwierig zu entfernende Salbenrückstände auf der Wunde treten nach Abnahme des Verbandes nicht auf, die Vorraussetzungen für eventuelle chirurgische Maßnahmen sind günstig, die Wundreinigung wird erleichtert.

Indikationen
Zur atraumatischen Wundbehandlung in allen Phasen der Wundheilung, z.B. für Schürfwunden, Risswunden, Platzwunden, Ulcus cruris, Dekubitus, Verbrennungen, Verbrühungen, Verätzungen, Strahlenschäden, Abszesse, Furunkel, Karbunkel, Panaritien; zur Abdeckung von Spender- und Empfängerstellen bei Hauttransplantationen, in der plastischen und kosmetischen Chirurgie, bei Nagelextraktionen, Phimoseoperationen usw.; durch die wirkstofffreie Salbenmasse auch in der Dermatologie sowie bei haut- und medikamentenempfindlichen Personen anwendbar.

Kontraindikationen
▶ Nicht bekannt.

Applikation
▶ Atrauman mit beiden Abdeckpapieren aus der Peelpackung entnehmen und bei Bedarf der Wundgröße entsprechend zuschneiden.
▶ Auf einer Seite das Abdeckpapier entfernen und mit dieser Seite auf die Wunde legen, anschließend das verbleibende Abdeckpapier entfernen.
▶ Zur Aufnahme von Wundsekret eine sterile, saugfähige Wundauflage über der Salbenkompresse fixieren.

Wechsel
Wenn vom Arzt nicht anders verordnet, Atrauman bei jedem Verbandwechsel erneuern.

Hinweis

Sollte Atrauman beim Verbandwechsel aus therapeutischen Gründen auf der Wunde verbleiben, so kann bei längerer Liegedauer eine Resorption der Salbenmasse erfolgen. Durch Auflegen einer zweiten, zusätzlichen Salbenkompresse ist die in solchen Fällen eventuell eingetretene Verklebung wieder zu lösen.

Cuticerin

Smith+Nephew

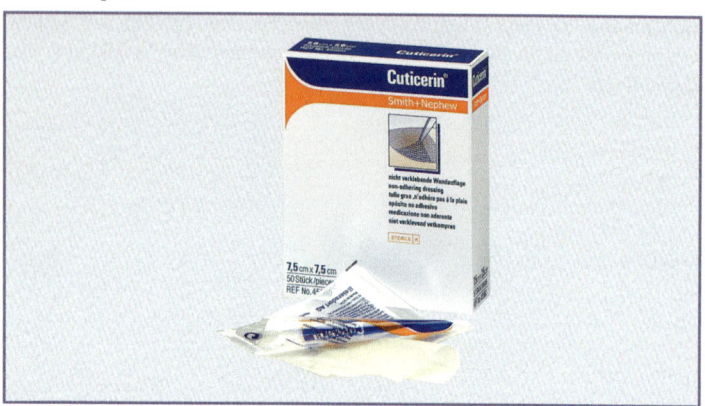

Aufbau / Zusammensetzung
Acetatgewebe mit hydrophober Beschichtung aus Vaseline, Paraffin und Wollwachsalkohol.

Verpackungseinheiten

Größen	Stück/Packung	Artikelnummer	PZN
7,5 cm × 7,5 cm	10	45562	3332010
7,5 cm × 7,5 cm	50	45560	3182384
7,5 cm × 20 cm	10	45563	3332027
7,5 cm × 20 cm	50	45561	3182390
20 cm × 40 cm	25	45502	8706892

Wirkung
Cuticerin ist aus einem glatten Acetatgewebe gemacht, welches eine definierte Maschenweite von 1 mm × 1 mm hat und mit einer hydrophoben Beschichtung aus Vaseline, Paraffin und Wollwachsalkohol versehen ist. Hierdurch wird das Risiko des Einwachsens von Granulationsgewebe in die

Auflage reduziert und ein schmerzfreier Verbandwechsel ermöglicht. Die Salbenbeschichtung hat einen weiteren Nutzen: Die Wunde bleibt geschmeidig, es entstehen keine Narbenkontrakturen durch zu starkes Austrocknen. Der Verband ist luft- und sekretdurchlässig.

Indikationen
- Brandwunden.
- Strahlenschäden.
- Schürfwunden.
- Hautentnahmestellen.

Kontraindikationen
Nicht verwenden bei Überempfindlichkeit oder Allergien gegen einen der Inhaltsstoffe.

Applikation
- Peelbeutel an der Siegel-Naht öffnen.
- Auflage mit der Pinzette oder sterilen Handschuhen entnehmen.
- Auflage sanft auf die Wunde legen.
- Wenn erforderlich, für überschüssiges Exsudat eine absorbierende Kompresse verwenden.
- Fixierung des Verbandes mit einer Bandage oder mit einem selbstklebenden Material.

Wechsel
Keine Angaben des Herstellers.

Grassolind neutral

Paul Hartmann

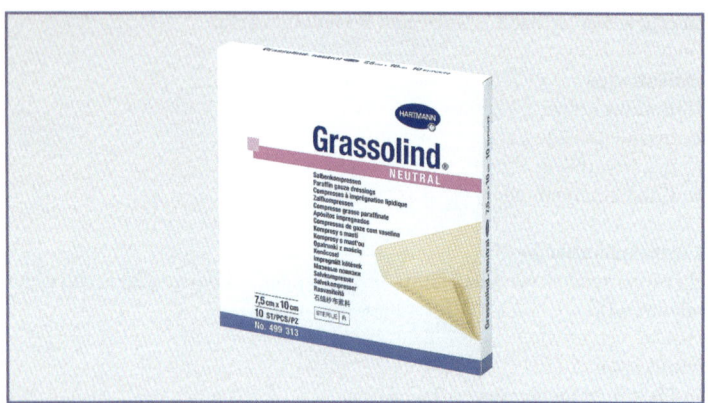

Aufbau/Zusammensetzung
Weitmaschige Baumwollgaze als Träger für hydrophobe, neutrale Salbenmasse aus weißer Vaseline, Wollwachs und dickflüssigem Paraffin.

Verpackungseinheiten

Größen	Stück/Packung	Artikelnummer	PZN
5 cm × 5 cm	10	499310/9	6996437
5 cm × 5 cm	50	499350/0	6996443
7,5 cm × 10 cm	10	499313/6	1945694
7,5 cm × 10 cm	50	499353/3	6347905
10 cm × 10 cm	10	499314/5	2799438
10 cm × 20 cm	30	499336/6	1945719
17 cm × 24 cm in Alu-Dose	30	499460/7	3218047

Wirkung

Der weitmaschige Gittertüll aus reiner Baumwolle lässt Sauerstoff an die Wunde gelangen und gewährleistet eine gute Ventilation; Sekrete können ungehindert abfließen, feuchte Kammern werden vermieden. Die Salbenmasse hält die Wundränder geschmeidig, fördert die Bildung des Granulationsgewebes sowie die Epithelisierung und verhindert das Verkleben der Kompresse mit der Wunde. Der Verbandwechsel verläuft schmerzlos. Granulationsgewebe und junges Epithel werden nicht irritiert.

Indikationen

Zur allgemeinen Wundversorgung, insbesondere für sezernierende Wunden (Schürfwunden, Risswunden, Platzwunden, Ulcus cruris, Dekubitus, Verbrennungen, Verbrühungen, Verätzungen, Strahlenschäden, Abszesse, Furunkel, Karbunkel, Empfängerstellen bei Hauttransplantationen, in der plastischen und kosmetischen Chirurgie, bei Nagelextraktionen, Phimoseoperation usw.). Grassolind ist durch die wirkstofffreie Salbenmasse besonders indiziert in der Dermatologie und bei haut- und medikamentenempfindlichen Patienten.

Kontraindikationen

Bei Überempfindlichkeit gegenüber Wollwachs darf Grassolind nicht verwendet werden.

Nebenwirkungen

Bisher wurden keinerlei Nebenwirkungen beobachtet.

Applikation

- Sterile Peelpackung öffnen, Salbenkompresse mit beiden Abdeckpapieren entnehmen und der Wundgröße entsprechend zuschneiden.
- Nach Entfernen des einen Abdeckpapiers Kompresse auf die Wunde legen und zweites Deckblatt abziehen.
- Zur Aufnahme von Wundsekreten eine sterile Saugauflage über der Salbenkompresse fixieren.

Wechsel
Wenn vom Arzt nicht anders verordnet, Grassolind Salbenkompressen bei jedem Verbandwechsel erneuern.

Hinweis
Sollte die Kompresse beim Verbandwechsel aus therapeutischen Gründen auf der Wunde verbleiben (z.B. bei Hauttransplantationen), so kann bei langer Liegedauer eine Resorption der Salbenmasse erfolgen. Durch Auflegen einer zweiten Salbenkompresse ist die in solchen Fällen eventuell eingetretene Verklebung aber leicht zu lösen.

Jelonet

Smith+Nephew

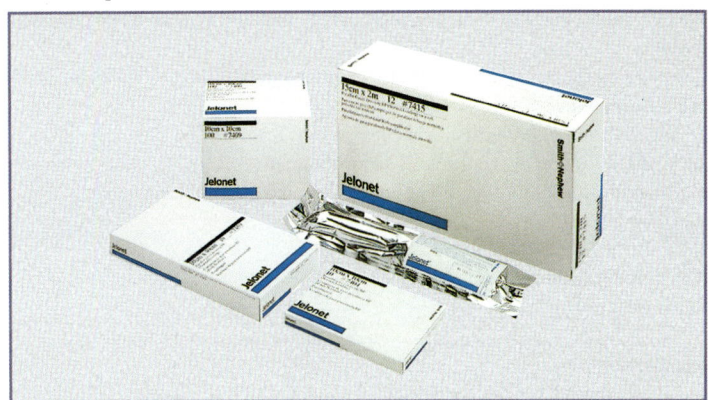

Aufbau/Zusammensetzung
Weitmaschige Baumwollgaze imprägniert mit Weichparaffin.

Verpackungseinheiten

Größen	Stück/Packung	Artikelnummer	PZN
5 cm × 5 cm	50	7403	3039534
10 cm × 10 cm	10	7404	2782432
10 cm × 10 cm	100	7409	2782449
10 cm × 40 cm	10	7459	2782426
10 cm × 700 cm (Rolle)	1	7477	2782389
15 cm × 200 cm	12	7415	3039540

Wirkung
Jelonet besteht aus einer reinen Baumwollgaze als Trägermaterial, deren Maschengröße einen ungehinderten Exsudatabfluss nach außen ermöglicht. Die Beschichtung mit einem reinen Weichparaffin wurde so konzipiert, dass es auch bei sehr stark exsudierenden Wunden nicht zum Auswaschen des

Paraffins und damit zu Verklebungen im Wundbereich kommt. Das Weichparaffin selbst wirkt sich schmerzlindernd auf die Wundverhältnisse aus. Außerdem kann der Verbandwechsel schmerzarm erfolgen, da dabei keine Verklebungen zwischen der Textilstruktur und der Wunde gelöst werden müssen.

Indikationen
- Wunden mit Hautverlust, Abschürfungen, Risswunden.
- Verbrennungen 2. Grades und Verbrühungen.
- Spende- und Empfängerareal bei Hauttransplantationen.
- Ulcus cruris.

Kontraindikationen
Keine bekannt.

Applikation
- Gegebenenfalls Wundreinigung.
- Spülung der Wunde mit physiologischer Kochsalzlösung.
- Auswahl der entsprechenden Abmessung Jelonet, wobei auch ein Schneiden möglich ist.
- Abdeckung mit einer saugfähigen Kompresse.

Wechsel
Keine Angaben des Herstellers.

Lomatuell H

Lohmann & Rauscher

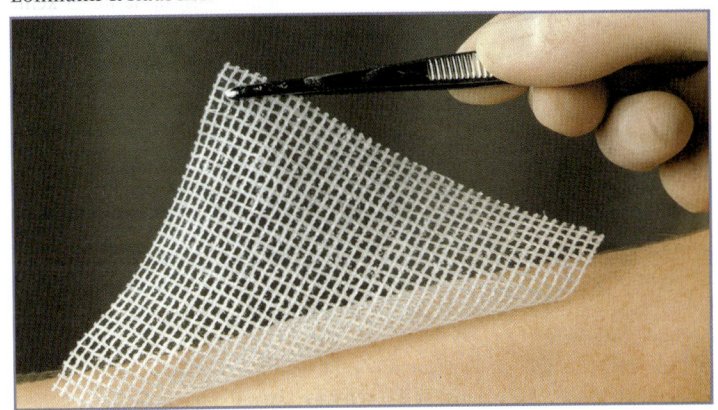

Aufbau / Zusammensetzung
Weitmaschiger Gittertüll aus 100% Baumwolle, imprägniert mit Vaseline (DAB).

Verpackungseinheiten

Größen	Stück/Packung	Artikelnummer	PZN
5 cm × 5 cm	10	23314	8534913
10 cm × 10 cm	10	23315	3275602
10 cm × 10 cm	50	23318	3275631
10 cm × 20 cm	10	23316	3275619
10 cm × 30 cm	10	23317	3275625

Wirkung
Lomatuell H ist ein gebrauchsfertiger, nicht wundhaftender Gittertüll, imprägniert mit hydrophober, neutraler Salbengrundlage. Der weitmaschige Tüll begünstigt den Sekretabfluss und sorgt für gute Belüftung der Wunde.

Die neutrale Salbengrundlage bietet die Möglichkeit zusätzlicher, wundspezifischer Medikation.

Indikationen
Lomatuell H wird zur Versorgung von Hautentnahmestellen, Ulcus cruris, Dekubitus, Verbrennungen, Schnittwunden und Schürfwunden eingesetzt.

Kontraindikationen
Bisher keine bekannt.

Applikation
- Vor der Applikation sollte eine übliche Wundreinigung durchgeführt werden.
- Danach sollte Lomatuell H etwa 1 cm überlappend auf die Wunde aufgebracht werden.
- Bei stark exsudierenden Wunden wird eine hoch absorbierende Wundauflage hinterlegt, bei mäßig bis schwach exsudierenden Wunden reicht eine Mull- oder Vliesstoffkompresse.
- Um ein feucht-warmes Wundmilieu zu unterstützen und die Wunde von außen gegen Keime und Bakterien zu sichern, kann die Wundauflage mit einer semipermeablen Wundfolie fixiert werden.
- Bei Infektionsbekämpfung sollte die Fixierung allerdings nur mit luftdurchlässigen Fixiermaterialien erfolgen.

Wechsel
Lomatuell H sollte nach Verflüssigung und Absorption der Vaseline entfernt werden. In der Regel dauert dieser Effekt etwa 1–3 Tage.

Nobacerin

Noba

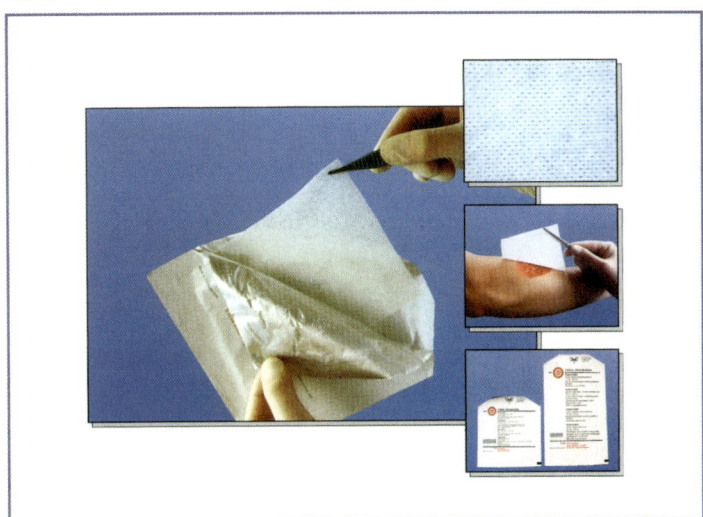

Aufbau/Zusammensetzung
Vliesstoffkompresse, getränkt mit einer Mischung aus Vaseline, Paraffin und Ceresin.

Verpackungseinheiten

Größen	Stück/Packung	Artikelnummer	PZN
5 cm × 7,5 cm	50	780107	0032997
10 cm × 10 cm	50	780111	0033005
10 cm × 20 cm	50	780112	0033011
10 cm × 30 cm	50	780113	0033028

Wirkung
Das Trägermaterial der wirkstofffreien, sterilen Salbenkompresse ist ein bindemittelfreier Vliesstoff. Die Salbe besteht aus einer Mischung aus Vaseline, Paraffin und Ceresin. Das Salbengemisch ist nicht sensibilisierend. Die Kompresse verhindert ein Verkleben mit der Wundauflage und ermöglicht dadurch einen atraumatischen Verbandwechsel, was für den Patienten eine erhebliche Schmerzreduktion bedeutet.

Indikationen
- Aseptische Operationswunden.
- Verbrennungswunden, sofern keine zusätzliche medikamentöse Therapie notwendig ist.
- Aseptische Wunden, die zur Austrocknung neigen.
- Chronische Wunden, die zur Austrocknung neigen.

Kontraindikationen
Keine bekannt.

Applikation
- Soweit vom Arzt nicht anders verordnet, wird nach möglicherweise notwendiger Wundreinigung und Wunddesinfektion eine der Wunde entsprechende Salbenkompresse unter aseptischen Bedingungen auf die Wunde gelegt.
- Die Kompresse sollte die Wundränder um ca. 1 cm überragen. Somit wird ein Verkleben der Wunde mit der Wundauflage verhindert.

Wechsel
Keine Angaben des Herstellers.

Oleo-Tüll

Aventis

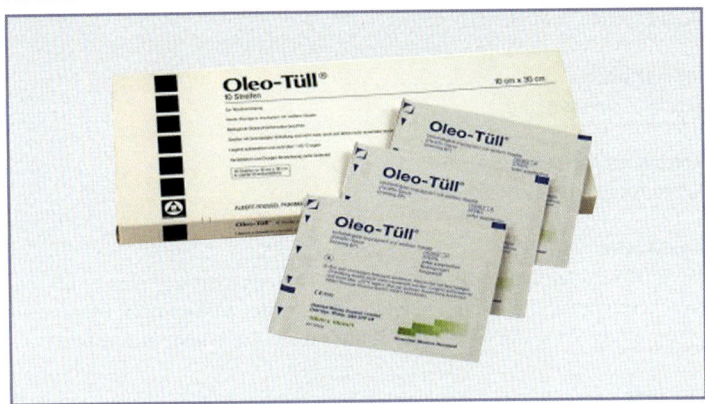

Aufbau/Zusammensetzung
Baumwoll-Gittertüll imprägniert mit 100% Vaseline.

Verpackungseinheiten

Größen	Stück/Packung	Artikelnummer	PZN
10 cm × 10 cm	10	127251	1888973
10 cm × 10 cm	50	127252	1888996
10 cm × 30 cm	12	127449	7713921

Wirkung
Oleo-Tüll ist ein steriler, weitmaschiger Gittertüll aus unterschiedlich stark gedrillter Baumwolle, imprägniert mit sterilem Kohlenwasserstoffgel (White Soft Paraffin BP), in Aluminiumfolie steril verpackt.

Oleo-Tüll ermöglicht eine schnelle und komplikationsarme Wundheilung, da Gasaustausch und Sekretdrainage gewährt sind, ein Verkleben der Wunde und deshalb Schmerz beim Verbandwechsel durch die Imprägnierung verhindert werden und eine ungestörte Epithelisierung und Granulation der Wundränder und des Wundbettes gewährleistet sind. Oleo-Tüll kann bei allen Wunden eingesetzt werden. Die gute Modellierbarkeit des Baumwollgewebes macht Oleo-Tüll auch einfach anwendbar bei unebenen Wundflächen, z. B. Handchirurgie.

Indikationen
Zur Wundversorgung.

Kontraindikationen
Keine Angaben des Herstellers.

Applikation
Nach Öffnen der Versiegelung wird Oleo-Tüll zunächst auf Wundgröße zurechtgeschnitten und sodann nach Entfernung der aufliegenden Pergamentblätter unter Wahrung aseptischer Kautelen auf die Wunde aufgebracht.

Wechsel
Die Verwendung von Oleo-Tüll richtet sich in der Häufigkeit nach den Regeln üblicher Wundversorgung.

Sofra-Tüll SINE

Aventis

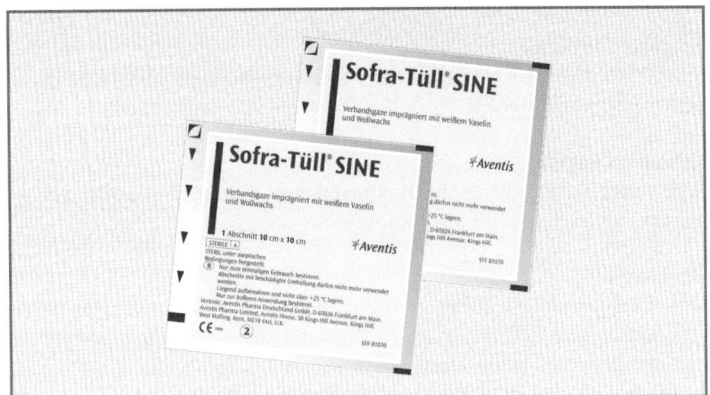

Aufbau / Zusammensetzung
Baumwoll-Gittertüll imprägniert mit 90% Vaseline und 10% Lanolin.

Verpackungseinheiten

Größen	Stück/Packung	Artikelnummer	PZN
10 cm × 10 cm	10	149906	3134652
10 cm × 10 cm	50	149907	3134669
10 cm × 30 cm	12	149968	3134735

Wirkung
Sofra-Tüll SINE ist eine sterile, weitmaschige Verbandgaze aus Baumwolle, imprägniert mit weißem Vaselin und Wollwachs.

Der gefettete Gittertüll verhindert das Verkleben offener Wunden mit dem Verband. Durch die weite Maschung kann Sekret gut abfließen ohne sich zu stauen und den Wundrand aufzuweichen. Verbandwechsel erfolgen weitgehend schmerzfrei und ohne Irritationen von Wundrand und Wundgrund.

Konventionelle Wundauflagen – Imprägnierte Wundgazen

Indikationen
Sofra-Tüll SINE wird angewendet zur Wundversorgung nach operativen Eingriffen sowie bei Verletzungen der Haut.

Kontraindikationen
Sofra-Tüll SINE darf bei bekannter Überempfindlichkeit gegen Wollwachs nicht angewendet werden.

Nebenwirkungen
Sehr selten treten allergische Hautreaktionen (Kontaktdermatitis) auf. In diesem Fall ist Sofra-Tüll SINE sofort abzusetzen.

Applikation
- Die Peelpackung wird an der mit den Pfeilen gekennzeichneten Stelle geöffnet und der von zwei Pergamentblättern geschützte Sofra-Tüll-SINE-Abschnitt entnommen.
- Bei Bedarf wird der Verband auf Wundgröße zugeschnitten.
- Anschließend wird ein Pergamentblatt abgezogen und die Gaze direkt auf die Wunde aufgebracht. Danach wird auch das zweite Pergamentblatt entfernt.
- Die Gaze wird mit einer sterilen Saugkompresse abgedeckt und der Verband mit Mullbinde, Fixierpflaster oder Fixiervlies fixiert.

3 Hydroaktive Wundauflagen

3.1 Alginate

Beschreibung

Der Rohstoff, aus dem Alginate gewonnen werden, sind Seealgen. Zur Herstellung von Alginat-Wundauflagen benutzt man vorwiegend Calciumalginatfasern, die zu vliesartigen Kompressen oder Fasersträngen verarbeitet werden. Auf der Wunde findet ein Ionenaustausch statt: Die trockene Calciumalginatfaser saugt Natrium-reiches Exsudat auf und wandelt sich unter Abgabe von Calciumionen in lösliches Natriumalginat um, das auf der Wundoberfläche ein feuchtes Gel bildet. Das Gel ist sehr hydrophil und bindet große Mengen Flüssigkeit. Es schließt aufgenommene Bakterien und Zelltrümmer fest ein und unterstützt damit die Wundreinigung. Die freiwerdenden Calciumionen wirken blutstillend.

Tab. 9: Einteilung der Alginat-Kompressen

Calciumalginate	Calcium-Natriumalginate	Zusatz von Carboxymethylcellulose
Algisite M	Comfeel Alginattamponade	Comfeel Alginattamponade
Cutinova alginate	Melgisorb	SeaSorb Soft
Nobaalgin	Kaltostat	Urgosorb
Sorbalgon	SeaSorb Soft	
Sorbsan		
Suprasorb A		
Tegagen		
Trionic		
Urgosorb		

Vorteile

- Alginate sind in der Lage, etwa das 20fache ihres Eigengewichtes an Wasser aufzusaugen.
- Die Gelbildung führt zu einem feuchten Mikroklima auf der Wundoberfläche.

- Der lockere Faserverbund ist sehr weich und flexibel und lässt sich gut drapieren und auch eintamponieren. Durch Quellung passt sich der Verband zerklüfteten und tiefen Wundformen an.
- Durch die Freisetzung von Calciumionen wirken Alginate blutstillend.
- Alginate sind besonders gut zur Behandlung von infizierten Wunden geeignet.

Nachteile
- Zur Gelbildung ist eine ausreichende Exsudatmenge notwendig.
- Bei zu wenig Exsudat besteht die Gefahr, dass das Wundbett austrocknet.
- Bei nässenden Wunden können die Wundränder mazerieren. Die Kompressen sollten daher möglichst nicht Wundrand-überlappend aufgelegt, sondern auf Wundgröße zurechtgefaltet werden.
- Das Aussehen des Gels ist gewöhnungsbedürftig. Je nach Sekreteigenschaften verfärbt es sich gelblich, bräunlich oder grünlich.
- Sekundärabdeckung ist notwendig.

Indikationen
- Mäßig bis stark nässende Wunden.
- Tiefe Wunden, Wundhöhlen, Wundtaschen.
- Infizierte und nicht infizierte chronische Wunden.
- Oberflächliche Wunden in der stark nässenden Reinigungsphase.
- Blutende Wunden.
- Verbrennungen 2. Grades.

Kontraindikationen
- Trockene, nekrotische Wunden.
- Verbrennungen 3. Grades.

Anwendungsweise
Bei flachen Wunden werden die Kompressen möglichst passend auf die Wundgröße zurechtgefaltet, locker aufgelegt und je nach anfallender Sekretmenge mit passenden Sekundärverbänden (z.B. Saugkompresse) hinterlegt und fixiert. Tiefe Wunden oder Wundtaschen werden mit mehrfach

gefalteten Kompressen ausgelegt oder locker austamponiert. Von den Vlieskompressen lassen sich zum Tamponieren kleinerer Höhlungen auch gut Teilmengen mit der Pinzette abzupfen. Für größere Kavitäten werden Tamponadestränge angeboten. Zur Sekundärabdeckung bieten sich je nach anfallendem Exsudat unterschiedliche Möglichkeiten an:

▸ **Stark nässende Wunden:** Saugkompressen (preiswert!), Wechsel einmal täglich.
▸ **Mäßig nässende Wunden:** Saugkompressen, Wechsel nach Bedarf alle 2–3 Tage.
▸ **Schwach sezernierend:** z. B. Folienverband, Hydrokolloid, Wechsel nach Bedarf, spätestens nach 7 Tagen.

Verbandwechsel

Sind Teile des Verbandes beim Wechsel nicht durchfeuchtet, produziert die Wunde zu wenig Sekret. In diesem Fall sollte man das Wechselintervall verlängern oder zu einem anderen Wundauflagentyp übergehen. Bei schwach sezernierenden Wunden besteht auch die Möglichkeit, die Alginate mit Kochsalz- oder Ringerlösung zu befeuchten und in die Wunde einzubringen. Alginat-Wundauflagen sehen voll gesogen wie feuchte Watte aus und lassen sich mit der Pinzette in der Regel in einem Stück entfernen. Gelreste und Fasern, die am Wundrand festkleben, lösen sich in physiologischer Kochsalzlösung und können leicht weggespült werden. Zurückbleibende Fasern sind biologisch abbaubar und daher unbedenklich.

Algisite M

Smith+Nephew

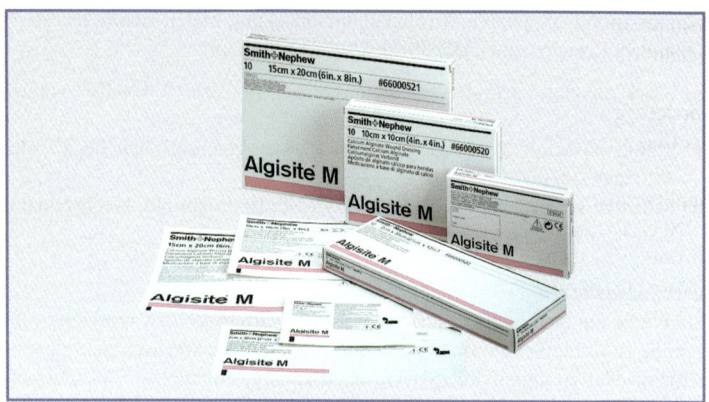

Aufbau / Zusammensetzung
Calciumalginat.

Verpackungseinheiten

Größen	Stück/Packung	Artikelnummer	PZN
5 cm × 5 cm	10	66000519	8798664
10 cm × 10 cm	10	66000520	8798670
15 cm × 20 cm	10	66000521	8818533
Tamponadestreifen 2 cm × 30 cm	5	66000522	8818556

Wirkung
Algisite M ist ein Calciumalginat-Verband, der aus hochaufnahmefähigen Alginatfasern hergestellt wird. Durch spezielle Verarbeitung wird eine gewebeartige Struktur erreicht, wodurch die Faserabgabe in der Wunde minimiert wird.

Indikationen

Unterschiedlich tiefe Defektwunden mit mäßiger bis starker Exsudation, wie z.B. Dekubitus, Ulcus cruris, ischämische und diabetische Fußulzerationen, postoperative Problemwunden sowie infizierte, offene Karzinome. Die Anwendung bei infizierten Wunden sollte unter ärztlicher Kontrolle erfolgen.

Vorsichtsmaßnahmen

Bei Überempfindlichkeit gegenüber Alginaten nicht einsetzen.

Applikation

- Nach Reinigung der Wunde Auswahl einer für die Wunde geeigneten Kompressengröße.
- Die Kompresse sollte nicht über den Rand der Wunde hinausragen (zusammenfalten oder zurechtschneiden). Bei tiefen Wundhöhlen stehen zur Tamponierung Alginatstreifen zur Verfügung. Es ist darauf zu achten, dass Algisite M in direktem Kontakt zum Wundgrund steht und ihn komplett bedeckt.
- Fixierung mit einem atmungsaktiven Sekundärverband (z.B. Folienverband), da über das Alginatgel Feuchtigkeit nach außen abgegeben wird und eine Austrocknung eintreten kann.

Wechsel

- Ein Verbandwechsel ist erforderlich, wenn das Wundexsudat beginnt sich in der Wunde anzusammeln oder wenn der abdeckende Sekundärverband mit Exsudat voll gesaugt ist.
- Täglicher Verbandwechsel bei sehr stark exsudierenden und infizierten Wunden; bei fortgeschrittener Heilung sollte der Verband spätestens einmal wöchentlich gewechselt werden.
- Entfernung der fest zusammenhängenden Gelmasse als Ganzes mit einer Pinzette.
- Alginattamponaden sorgfältig aus Wundhöhlen und Sinusgängen entfernen, so dass keine Rückstände verbleiben.

Comfeel Alginattamponade

Coloplast

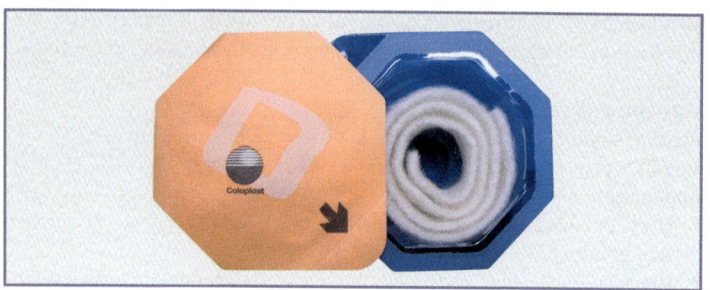

Aufbau/Zusammensetzung
Calcium-Natriumalginat, Carboxymethylcellulose-Natrium.

Verpackungseinheiten

Größen	Stück/Packung	Artikelnummer	PZN
40 cm/2g	6	037400	8444274

Wirkung
Die Tamponade ermöglicht eine einfache Versorgung tiefer, stark nässender Wunden. Die hohe Integrität des aus Calciumalginat bestehenden Materials ermöglicht eine leichte und komplette Entfernung der Tamponade nach dem Gelierungsvorgang.

Indikationen
Vorwiegend anzuwenden zur Wundreinigung bei tiefen sekundär heilenden, mittel bis stark exsudierenden, belegten Wunden z. B. Druckulzera, Beinulzera, klaffende Wundränder, Wundhöhlen, Röhrenwunden. Auch für infizierte Wunden kann Comfeel Alginattamponade verwendet werden. Sie muss jedoch, bis die Infektion unter Kontrolle ist, täglich gewechselt werde.

Kontraindikationen
▸ Bei Allergie gegen den Inhaltsstoff.
▸ Nicht auf trockenen Wunden anwenden.
▸ Wunden, die ausschließlich oder hauptsächlich auf arterieller Insuffizienz beruhen oder komplizierte Wunden bei Diabetikern, besonders am Unterschenkel und am Fuß, sollten regelmäßig durch den Arzt inspiziert werden.

Applikation
▸ Vor Anwendung der Comfeel Alginattamponade sollte die Ausdehnung der Wunde visuell oder durch vorsichtige Untersuchung ermittelt werden.
▸ Die Tamponade kann für die Wunde passend zurechtgeschnitten werden.
▸ Es ist sehr wichtig, die Tamponade nicht zu dicht zu packen. Sie sollte gleichmäßig und lose in die Wunde eingelegt werden, damit die Alginatfasern ein Gel bilden und sich auf die Größe der Wundhöhle ausdehnen können.
▸ Die Comfeel Alginattamponade muss mit einem geeigneten Verband fixiert werden.

Wechsel
▸ Die Tamponade kann durch einfaches Spülen mit isotonischer Kochsalzlösung oder mit der Pinzette schmerzfrei und ohne das neu gebildete Gewebe zu verletzen entfernt werden.
▸ Bei infizierten Wunden muss die Tamponade, bis die Infektion unter Kontrolle ist, täglich gewechselt werden.

Cutinova alginate

Smith+Nephew

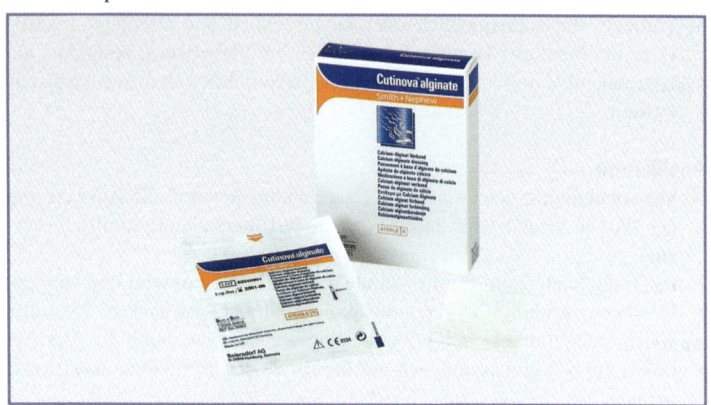

Ab Anfang 2003 außer Handel

Aufbau/Zusammensetzung
Calciumalginat 80 %, Pektin 20 %.

Verpackungseinheiten

Größen	Stück/Packung	Artikelnummer	PZN
5 cm × 5 cm	10	76961	8860943
10 cm × 10 cm	10	76962	8860966
10 cm × 20 cm	5	76963	8860972
Tamponadezopf 30 cm/2g	5	76960	8860989

Wirkung
Cutinova alginate erhält ein feuchtes Wundklima und stimuliert den Heilungsprozess. Die Kompresse verklebt nicht mit der Wunde und erlaubt einen leichten und schmerzlosen Verbandwechsel. Der lokal blutstillende Effekt ist hilfreich bei der Behandlung von stark blutenden Wunden.

Indikationen

Cutinova alginate ist indiziert zur Versorgung von oberflächlichen und tiefen Wunden, z.B. infizierte Wunden, blutende Wunden, chirurgische Wunden, chronische Wunden, Verbrennungen 2. Grades.

Warnhinweise

- Cutinova alginate sollte auf trockene Wunden nur nach vorheriger Anfeuchtung mit 0,9% NaCl-Lösung angewendet werden.
- Im Falle eines Brenngefühls Cutinova alginate mit 0,9% NaCl-Lösung befeuchten.
- Da Calciumalginat-Verbände mit alkalischen Flüssigkeiten inkompatibel sind, sollte die Wunde vorher ggf. mit 0,9% NaCl-Lösung gespült werden.

Applikation

- Cutinova alginate wird nach dem Reinigen der Wunde (Wundgrund **nicht** trockentupfen) direkt auf die Wunde appliziert.
- Die Alginat-Kompresse wird mit einem geeigneten Sekundärverband abgedeckt.

Wechsel

Der Verband sollte spätestens bei Sättigung mit Wundflüssigkeit gewechselt werden, oder wenn dies die klinische Praxis erforderlich macht.

Kaltostat

ConvaTec

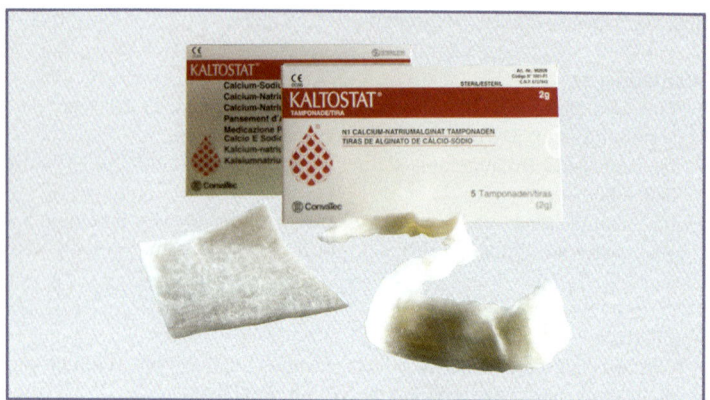

Aufbau/Zusammensetzung
Calcium-Natriumalginat.

Verpackungseinheiten

Größen	Stück/Packung	Artikelnummer	PZN
5 cm × 5 cm	10	962621	6965365
7,5 cm × 12 cm	10	962622	6965313
10 cm × 20 cm	10	962623	6965336
15 cm × 25 cm	10	962624	7511318
30 cm × 60 cm	5	962625	7511324
Tamponade 2g	5	962626	6965359

Wirkung
Kaltostat kann bis zum 19fachen seines Eigengewichtes an Flüssigkeit aufnehmen und geliert bei Kontakt mit Wundexsudat zu einem viskösen Gel. Aufgrund seines hohen Guluronsäure-Anteils bleibt das Produkt formstabil und lässt sich rückstandsfrei entfernen.

Indikationen
- Nässende, leicht nekrotische, stark belegte und infizierte Wunden.
- Chronische Wunden: Dekubitus, venöse, arterielle und diabetische Ulzera.
- Akute Wunden: Riss- und Schürfwunden, oberflächliche Verbrennungen, Spalthautentnahmestellen.

Kontraindikationen
Keine Angaben des Herstellers.

Applikation
- Die Wunde und die umliegende Haut durch Spülen reinigen. Danach umliegende Hautbereiche vorsichtig trocknen.
- Kaltostat auf die entsprechende Größe der Wunde zurechtschneiden und direkt auf den Wundgrund legen.
- Mit einem Sekundärverband abdecken.

Wechsel
- Kaltostat kann bis zu 7 Tagen auf der Wunde verbleiben. Bei Durchfeuchtung des Sekundärverbands früher wechseln.
- Bei Einsatz auf infizierten Wunden täglicher Verbandwechsel bei gleichzeitiger systemischer Antibiotikatherapie erforderlich.

Melgisorb

Mölnlycke

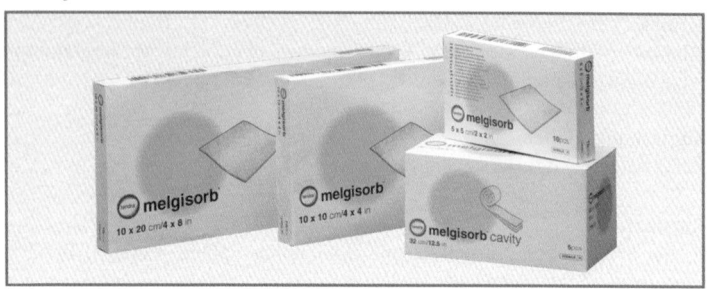

Aufbau / Zusammensetzung
Calcium-Natriumalginat.

Verpackungseinheiten

Größen	Stück/Packung	Artikelnummer	PZN
5 cm × 5 cm	1	250600	8655717
	10	256000	8655700
10 cm × 10 cm	1	251100	8655746
	10	251100	8655723
10 cm × 20 cm	1	251500	8655769
	10	251500	8655752
Cavity Tamponadestreifen 32 cm (2 g)	1	253000	8655781
	5	253000	8655775

Wirkung
Melgisorb besitzt eine sehr hohe Saugfähigkeit, behält aber weitgehend seine Festigkeit und Struktur im nassen Zustand. Das feuchte Gel verklebt nicht mit der Wunde und verringert Trauma und Schmerz während des Tragens und des Verbandwechsels. Melgisorb hat einen Gel-Block-Effekt, d. h. die aufgenommene Flüssigkeit wird im Wundbereich festgehalten. Das Mazerationsrisiko bleibt gering.

Indikationen
Melgisorb kann bei einer Vielzahl, auch infizierter, mittel bis stark exsudierender Wunden angewendet werden, z. B. bei Dekubitalgeschwüren, Ulcera crures, Entnahmestellen für Hauttransplantate, postoperative Wunden, Hautabschürfungen und anderen, externen traumatischen Wunden.

Kontraindikationen
Melgisorb ist für trockene Wunden, Verbrennungen 3. Grades und chirurgische Implantationen nicht geeignet.

Zu beachten:
Wenn der Verdacht einer Wundinfektion vorliegt, sollte die weitere Behandlung gemäß den durch den behandelnden Arzt festgelegten Richtlinien fortgeführt werden.

Applikation
- Nach dem Spülen der Wunde und dem Trocknen der Wundumgebung wird Melgisorb trocken auf die Wunde aufgelegt. Bei flachen Wunden wird eine Kompresse geeigneter Größe ausgewählt und die Wunde damit vollständig bedeckt. Bei Wundhöhlen wird die Tamponade auf die erforderliche Größe zurechtgeschnitten und die Wunde damit locker ausgefüllt.
- Abgedeckt wird mit einem geeigneten Sekundärverband. Die Wahl des Verbandes hängt von der Exsudatmenge ab.
- Falls erforderlich, wird der Sekundärverband mit einem geeigneten Fixiermittel befestigt.
- Melgisorb kann auch in Verbindung mit einer Kompressionstherapie angewendet werden.

Wechsel
- Melgisorb wird gewechselt, wenn sich der Verband mit Wundexsudat voll gesogen hat (Sättigung). In Abhängigkeit vom Wundzustand kann Melgisorb mehrere Tage lang auf der Wunde verbleiben.
- Melgisorb wird mit vorsichtigem Spülen mit 0,9%iger Kochsalzlösung oder einer anderen geeigneten Flüssigkeit entfernt. Jegliche nicht gelierten Teile des Alginatverbandes können nach Anfeuchten mit Kochsalzlösung auf die gleiche Art entfernt werden.

Nobaalgin Tamponade
Nobaalgin-plus Kompresse

NOBA

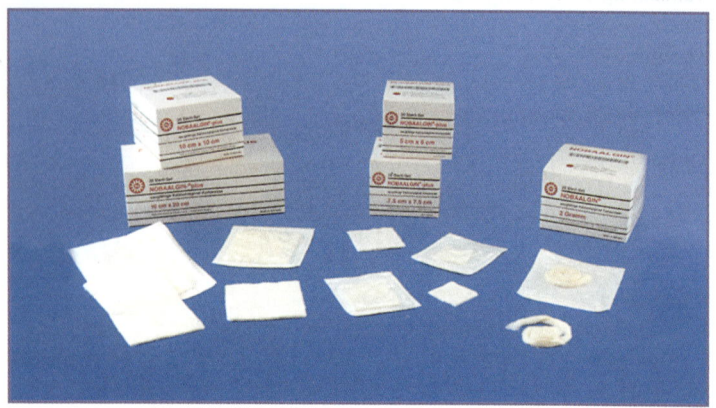

Aufbau/Zusammensetzung
Tamponade: Calciumalginat.
Kompresse: Calciumalginat mit Baumwollträgermaterial verbunden.

Verpackungseinheiten

Größen	Stück/Packung	Artikelnummer	PZN
5 cm × 5 cm	20	795105	7386362
7,5 cm × 7,5 cm	20	795107	7386379
10 cm × 10 cm	20	795110	7386385
10 cm × 20 cm	20	795112	7386391
20 cm × 25 cm	20	795120	7386416
Tamponade 2 g	20	795200	7386422

Wirkung

Bei Nobaalgin-plus Calciumalginat-Kompresse und Nobaalgin Calciumalginat-Tamponade handelt es sich um Wundauflagen, die aus sterilen, weichen und zudem sehr saugfähigen Calciumalginatfasern bestehen. Sobald die Wundauflagen mit Wundsekret in Berührung kommen, findet ein Ionenaustauschprozess statt. Die feste Faser wird in ein feuchtes Gel umgewandelt. Die Nobaalgin Wundauflagen sind leicht anzulegen. Nobaalgin-plus behält seine Struktur, wenn es feucht wird, da auf der Rückseite der Kompresse zusätzlich eine Baumwollfaserstruktur aufgebracht ist.

Indikationen

Nobaalgin Tamponade und Nobaalgin-plus Kompresse werden bei stark sezernierenden oder blutenden Wunden angewendet. Insbesondere sind zu nennen: Ulcus cruris, ulzerierende Karzinome, Dekubitalulzera, Risswunden und Schürfwunden.

Nobaalgin kann auch bei infizierten Wunden verwendet werden.

Kontraindikationen

Keine Angaben des Herstellers.

Applikation

- Gewebereste oder Schorf werden mittels Débridement oder Spülung mit steriler Kochsalzlösung entfernt.
- Es ist darauf zu achten, dass die umgebende Haut trocken und die Wundoberfläche feucht ist.
- Die Gelbildung wird stark beeinträchtigt, wenn im Wundbereich zusätzlich mit Salbenkompressen, Pudern oder sonstigen Cremes oder Lotionen gearbeitet wird. Dieses sollte unbedingt unterbleiben. Zu Beginn der Wundbehandlung sind Reste solcher Mittel zu entfernen.
- Die Nobaalgin-plus Kompresse wird auf Wundgröße zugeschnitten oder entsprechend gefaltet.
- Die dunklen Fasern werden in die feuchte Wunde gelegt.
- Bei mittelstark sezernierenden Wunden müssen die Nobaalgin-plus Kompressen mit steriler Kochsalzlösung angefeuchtet werden. Dadurch wird die Gelbildung erleichtert.

Hydroaktive Wundauflagen – Alginate

- Nobaalgin-plus Kompressen bzw. Nobaalgin Tamponaden müssen mit einem weiteren Verband fixiert werden. Bei stark sezernierenden Wunden sollten saugfähige Wundkompressen verwendet werden. Bei Wunden mit abnehmender Sekretbildung und gesunder angrenzender Haut kann zur Vermeidung der Austrocknung ein transparenter Folienverband verwendet werden.

Wechsel

- Zu Beginn der Wundbehandlung sollte Nobaalgin-plus bzw. Nobaalgin täglich kontrolliert und gewechselt werden.
- Die Wundauflagen sind spätestens zu wechseln, wenn die maximale Saugfähigkeit erreicht ist. Dies erkennt man daran, dass die Kompresse vollständig mit Sekret getränkt ist und das Sekret von dem darüber liegenden Verband aufgenommen wird.
- Sobald die Granulation einsetzt und die Sekretbildung abnimmt sollte der Verbandwechsel alle drei bis vier Tage durchgeführt werden.
- Die Wundauflagen sollten nicht länger als sieben Tage auf der Wunde verbleiben.
- Bei infizierten Wunden ist es zwingend notwendig, dass Nobaalgin und Nobaalgin-plus täglich gewechselt werden.
- Sollten Komplikationen beim Entfernen der Nobaalgin-plus Kompresse bzw. Nobaalgin Tamponade entstehen, so kann das Material mit steriler Kochsalzlösung angefeuchtet werden.

SeaSorb Soft Alginatkompresse

Coloplast

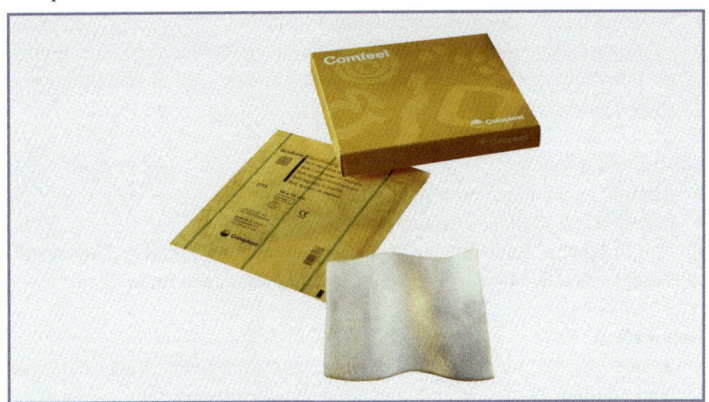

Aufbau/Zusammensetzung
Calcium-Natriumalginat, Carboxymethylcellulose-Natrium.

Verpackungseinheiten

Größen	Stück/Packung	Artikelnummer	PZN
5 cm × 5 cm	30	037050	2480263
10 cm × 10 cm	10	037100	2480286
15 cm × 15 cm	10	037150	2480292

Wirkung
Die SeaSorb Soft Alginatkompresse ist ein hoch saugfähiger Wundverband, der sich aus Alginat und Hydrokolloid (Carboxymethylcellulose-Natrium) zusammensetzt. Die SeaSorb Soft Alginatkompresse ist einfach anzulegen. Sobald sie in Kontakt mit dem Wundexsudat kommt, wandelt sie sich in ein stabiles Gel, das für ein optimal feuchtes Wundmilieu sorgt. Das stabile Gel ermöglicht ein atraumatisches Entfernen der SeaSorb Soft Alginatkompresse.

Indikationen
- Mittelstark bis stark exsudierende Wunden wie Ulcera cruris, Dekubitus, diabetisches Fußsyndrom, Verbrennungen 1. + 2. Grades, usw.
- Insbesondere Wunden in der Entzündungsphase.
- In Kombination mit Comfeel Plus Wundverbänden auch zur Wundgrundkonditionierung bei Defektwunden sowie zur Behandlung von stark exsudierenden Wunden.

Kontraindikationen
- Allergie gegen einen oder mehrere Inhaltsstoffe.
- Für trockene Wunden nicht zu empfehlen.
- Vor längeren Strahlenbehandlungen (Röntgenaufnahmen, Ultraschall, Diathermie, CT, Mikrowellen) soll die Kompresse entfernt werden.

Applikation
- Spülen der Wunde mit Ringerlösung, physiologischer Kochsalzlösung oder sterilem Wasser. Wundumgebung vorsichtig trocknen.
- Die Kompresse 1–2 cm überlappend auflegen. Die Kompresse kann auch auf die Wundgröße zugeschnitten werden.
- Die Kompresse ist nicht selbsthaftend. Daher ist ein Sekundärverband erforderlich.

Wechsel
- Verbandwechsel erfolgt, wenn die Kompresse mit Exsudat voll gesogen ist. Das kann in den ersten Tagen einmal täglich erforderlich sein. Mit Einsetzen der Granulation nimmt die Exsudation ab und es sind seltenere Verbandwechsel erforderlich. Seasorb Soft Alginatkompresse sollte nicht länger als 7 Tage auf der Wunde belassen werden.
- Bei infizierten Wunden muss die Kompresse, bis die Infektion unter Kontrolle ist, in angemessenen Abständen gewechselt werden.

Sorbalgon

Paul Hartmann

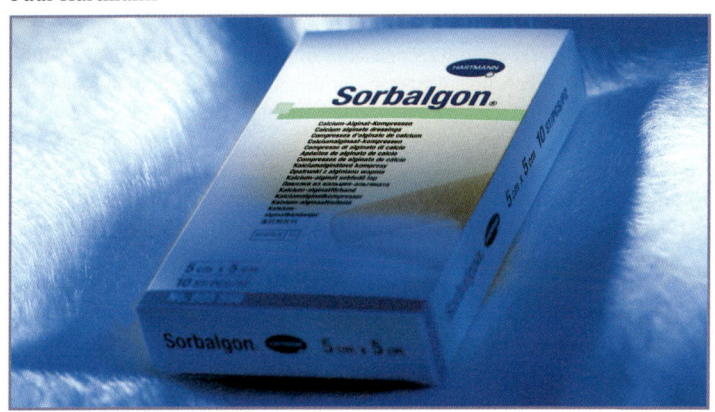

Aufbau/Zusammensetzung
Calciumalginat.

Verpackungseinheiten

Größen	Stück/Packung	Artikelnummer	PZN
5 cm × 5 cm	10	999598/1	3318955
10 cm × 10 cm	10	999595/4	3318949
10 cm × 20 cm	5	999589/1	0884915
Sorbalgon T Tamponadestreifen:			
1 g/30 cm	3	999590/1	0884909
2 g/30 cm	3	999592/1	7355574

Wirkung
Bedingt durch die physikalischen und chemischen Eigenschaften der Alginat-Fasern erhält die Kompresse ein hohes Saugvermögen und ist besonders für die Behandlung von mäßig bis stark sezernierenden Wunden geeignet.

Das Material passt sich schwierigen Wundkonturen und Wundformen an und verhindert ein Austrocknen der Wunde.

Indikationen
Alle mäßig bis stark sezernierenden oder blutenden Wunden, z. B. Dekubitus, Ulcus cruris venosum, Abszesse, Furunkeln, Verbrennungen sowie bei schwierig zu versorgenden Wunden in der Unfall- und Tumorchirurgie.

Kontraindikationen
Es sind keine Kontraindikationen in Verbindung mit der Anwendung von Sorbalgon auf sezernierenden Wunden bekannt.

Applikation
- Die Wunde fachgerecht reinigen.
- Sorbalgon Kompresse einlegen bzw. Tamponade locker eintamponieren und mit einem geeigneten Verband fixieren. Bei trockenen Wunden kann Sorbalgon zuvor mit Ringerlösung angefeuchtet werden.

Wechsel
- Sorbalgon kann je nach Exsudatmenge für längere Zeit (bis zu mehreren Tagen) auf der Wunde belassen werden.
- Ein Verbandwechsel sollte dann erfolgen, wenn die Kompresse vollständig in ein Gel umgewandelt ist.

Sorbsan

B BRAUN

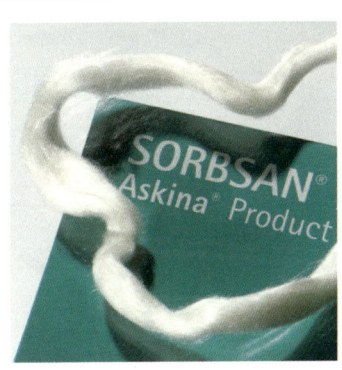

Aufbau / Zusammensetzung
Calciumalginat-Kompresse und Tamponade.

Verpackungseinheiten

Größen	Stück/Packung	Artikelnummer	PZN
5 cm × 5 cm	10	1400 N	7511519
10 cm × 10 cm	10	1410 N	7511525
10 cm × 20 cm	5	1415 N	7511531
Packing Tamponadestrang 30 cm	5	1411 N	7446733
Ribbon Tamponadeband 40 cm plus Applikationshilfe steril 12,5 cm	5	1412 N	7511548

Weitere Informationen siehe Sorbsan Plus S. 63.

Sorbsan SA

B BRAUN

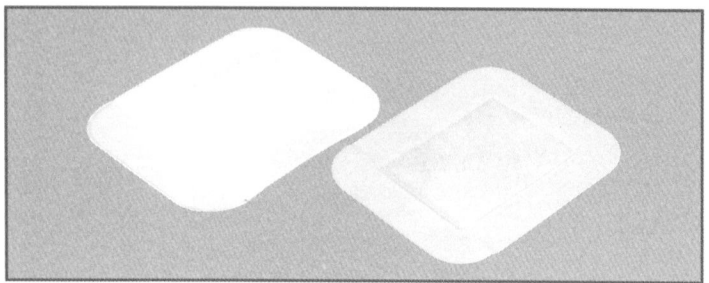

Aufbau / Zusammensetzung
Selbsthaftende Calciumalginat-Kompresse mit einer semipermeablen, adhäsiven Schaumstoffauflage.

Verpackungseinheiten

Größen	Stück/Packung	Artikelnummer	PZN
9 cm × 11 cm	5	2000 N	7511554

Weitere Informationen siehe Sorbsan Plus S. 63.

Sorbsan Plus

B BRAUN

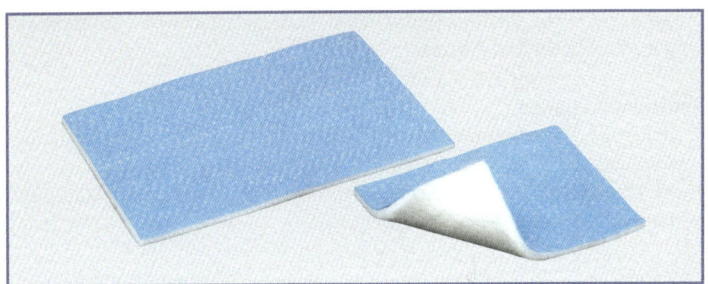

Aufbau / Zusammensetzung
Calciumalginat-Kompresse mit einer absorbierenden sekundären Viskoseauflage.

Verpackungseinheiten

Größen	Stück/Packung	Artikelnummer	PZN
7,5 cm × 10 cm	5	1420 N	7446710
10 cm × 15 cm	5	1421 N	7446727

Wirkung
Je nach vorliegender Exsudatmenge kann man zwischen unterschiedlichen Sorbsan-Produkten wählen: für mäßig nässende Wunden steht Sorbsan zur Verfügung. Die Kombination mit einer saugstarken Vlieskompresse wird als **Sorbsan Plus** bei stark nässenden Wunden eingesetzt und **Sorbsan SA** ist für schwach sezernierende, nicht infizierte Wunden gedacht. Für große, tiefe Wunden gibt es **Sorbsan Packing** als Tamponade. Speziell für kleinere, tiefe Wunden oder Wundsinusse wird **Sorbsan Ribbon Tamponade** angeboten, der eine sterile Applikationshilfe beigefügt ist.

Indikationen
- Chronische Wunden: Ulcus cruris, Dekubitus, diabetisches Ulkus.
- Akute Wunden: in der Chirurgie und der Traumatologie, Riss- und Schürfwunden, Spalthautentnahmestellen, oberflächliche Verbrennungen, für Fisteln und Abszesse.

Kontraindikationen
- Bekannte Überempfindlichkeit gegen Calciumalginat (bisher nicht beschrieben).
- Nicht geeignet für trockene Wunden oder Wunden, die vollständig mit harten, schwarzen Nekrosen belegt sind.

Zu beachten
Falls sich unter der Anwendung von Sorbsan eine Wundinfektion entwickelt, sollte eine entsprechende Antibiotikatherapie eingeleitet werden. Sorbsan kann weiter verwendet werden, wenn die Entwicklung des Wundzustandes unter Aufsicht eines Arztes sorgfältig beobachtet wird.

Applikation
- Nach Reinigen der Wunde und Trocknen der wundumgebenden Haut werden die Sorbsan Kompressen (alle Sorten) direkt auf die Wundoberfläche gelegt. Die Kompressen sollten mindestens 2 mm über den Wundrand überstehen.
- Die Tamponaden werden locker in die Wunde eingelegt und sollten die Wunde ausfüllen. Es muss sichergestellt sein, dass Sorbsan Ribbon so ausreichend verwendet wird, dass es aus der Wundöffnung heraustritt.
- Wenn nötig, werden die Alginat-Wundauflagen mit einem geeigneten Sekundärverband abgedeckt und fixiert.

Wechsel

▶ Verbandwechsel sollten normalerweise durchgeführt werden, wenn Sorbsan dort, wo es die Wunde bedeckt, vollständig geliert ist. Daher hängt die Länge des Intervalls zwischen den Verbandwechseln ganz vom Wundzustand ab.

▶ Bei stark nässenden oder stark belegten Wunden können zu Behandlungsbeginn tägliche Verbandwechsel nötig sein; mit fortschreitender Heilung können die Intervalle verlängert werden. In jedem Fall soll die Wundauflage nicht länger als 7 Tage in der Wunde belassen werden.

▶ Nicht geliertes Gel wird mit 0,9% NaCl-Lösung aus der Wunde gespült.

Suprasorb A Alginat

Lohmann & Rauscher

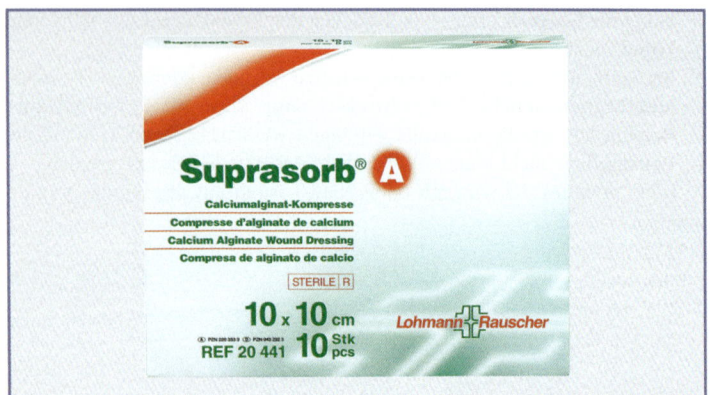

Aufbau / Zusammensetzung
Calciumalginat.

Verpackungseinheiten

Größen	Stück/Packung	Artikelnummer	PZN
5 cm × 5 cm	10	20440	0432917
10 cm × 10 cm	10	20441	0432923
10 cm × 20 cm	10	20442	0432946
Tamponadestreifen 30 cm/2g	5	20445	0432952

Wirkung
Suprasorb A Calciumalginat-Kompressen und -Tamponaden sind sehr weiche, anschmiegsame Wundabdeckungen. Sie schaffen ein ideales Wundklima und sind geeignet für die Versorgung von stark sezernierenden oberflächlichen und tiefen Wunden, die auch infiziert sein können. Die Alginatfasern reagieren mit Wundexsudat oder Blut und bilden ein Gel, das ein feuchtes Wundklima schafft.

Indikationen
- Ulzera und Dekubitalgeschwüre mit starkem Sezernierungsgrad.
- Oberflächliche und tiefe Wunden.
- Infizierte Wunden.
- Brandwunden mit starkem Sezernierungsgrad (1. und 2. Grades).

Kontraindikationen
- Bei trockenen Wundverhältnissen.
- Bei Verbrennungen 3. Grades.

Applikation
- Kompresse auf das feuchte Wundbett auflegen, wenn nötig durch Falten der Wundgröße anpassen.
- Bei schwach sezernierenden Wunden den Verband mit physiologischer Kochsalzlösung anfeuchten.
- Tiefere oder zerklüftete Wunden mit Suprasorb A Tamponade locker tamponieren.
- Je nach anfallendem Exsudat mit geeignetem Verband fixieren.

Wechsel
- Verbandwechsel nach Anweisung des praktizierenden Arztes oder wenn Feuchtigkeit durch den Verband dringt, oder mindestens nach 5–7 Tagen.
- Fixierung entfernen und eventuell in der Wunde zurückbleibendes Gel mit physiologischer Kochsalzlösung ausspülen.

Tegagen

3M Medica

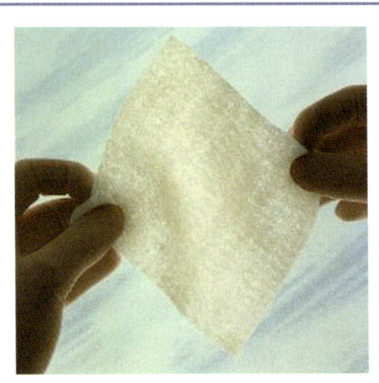

Aufbau / Zusammensetzung
Calciumalginat.

Verpackungseinheiten

Größen	Stück/Packung	Artikelnummer	PZN
5 cm × 5 cm	10	90110	7683717
10 cm × 10 cm	10	90112	7683723
15 cm × 20 cm	5	90114	7683746
Tamponadestreifen 30,4 cm × 2 cm	5	90120	7683752

Wirkung
Tegagen Alginatkompressen sind Verbände, die aus ungewebten Calciumalginatfasern bestehen. Sie sind äußerst komfortable, weiche, absorptionsfähige, sterile Primärwundverbände. Tegagen bildet zusammen mit Wundexsudat eine gallertartige Schicht und schafft auf diese Weise ein feuchtes, heilungsförderndes Wundmilieu.

Indikationen

Tegagen Alginatkompressen sind für die Versorgung von oberflächlichen bis hin zu tiefgehenden Wunden (Dekubitus Stadium 4), bei mäßiger bis starker Exsudatbildung vorgesehen. Sie können bei Dekubitus, arteriellem, venösem, diabetischem Ulkus, Spenderstellen nach Hauttransplantation, traumatischen Wunden und sonstigen Dermalläsionen verwendet werden.

Kontraindikationen

Nicht geeignet für operative Implantationen oder zur Versorgung von Verbrennungen 3. Grades.

Hinweis

Tegagen sollten bei Wunden mit minimaler Exsudatbildung nicht verwendet werden. Unzureichende Exsudation kann ein Verkleben des Verbandes mit der Wunde zur Folge haben.

Applikation

- Nach Spülen der Wunde und Trocknen der wundumgebenden Haut wird eine der Wundgröße entsprechende Kompresse ausgewählt. Tegagen kann bei Bedarf zugeschnitten werden.
- Den Verband mit minimaler Wundrandüberlappung auf die gesamte Wundfläche legen.
- Bei tiefen Wunden die Kompresse locker einlegen.
- Als Sekundärverband empfiehlt sich eine semipermeable Wundfolie oder eine Saugkompresse, die mit Fixierpflaster fixiert wird.

Wechsel

- Der Verband wird alle 2–4 Tage oder bei Bedarf z.B. bei Austritt von Exsudat aus dem Sekundärverband oder nach ärztlicher Anweisung gewechselt.
- Bei infizierten Wunden sollte Tegagen täglich gewechselt werden (bei geeigneten Gegenmaßnahmen).
- Wenn der Verband trocken erscheint, kann er zur leichteren Entfernung mit steriler Kochsalz- oder Ringerlösung angefeuchtet werden.
- Der Verband kann mit einer sterilen Pinzette oder durch Ausspülen entfernt werden.

Trionic Algosteril

Johnson & Johnson

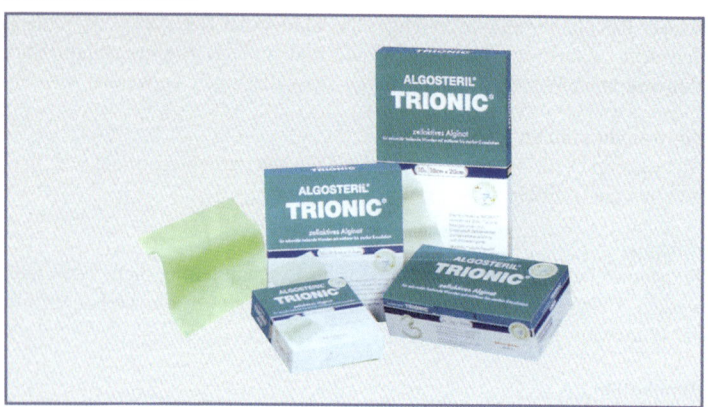

Aufbau / Zusammensetzung
Calcium-Zink-Mangan-Alginat, Chlorophyll.

Verpackungseinheiten

Größen	Stück/Packung	Artikelnummer	PZN
5 cm × 5 cm	10	TRI300	0600869
9,5 cm × 9,5 cm	10	TRI301	0600875
10 cm × 20 cm	10	TRI302	0600881
Tamponade 2 g	6	TRI303	0600898

Wirkung
Bei Kontakt mit Natriumionen-haltigen Lösungen, wie Blut, Wundexsudat, Ringer- und physiologischer Kochsalzlösung bildet Trionic ein stabiles Gel, das Wundsekrete absorbiert. Die Zink-, Mangan- und Calciumionen fördern gemeinsam mit Chlorophyllin die Wundreinigung durch Bindung von Mikroorganismen, stimulieren die Zellaktivität und unterstützen dadurch die Gewebeneubildung.

Indikationen
Alle sekundär heilenden Wunden mit mittlerer bis starker Exsudation. Dekubitus, Ulcus cruris, diabetischer Fuß, Abszess, Amputationsstumpf, Platzbauch, Spalthautentnahmestelle.

Kontraindikationen
Bekannte Überempfindlichkeitsreaktionen gegen einen der Inhaltsstoffe.

Applikation
- Vor der Anwendung wird Trionic mit Ringer- oder physiologischer Kochsalzlösung angefeuchtet. Das entstandene, strukturstabile Gel wird direkt auf die Wunde aufgelegt und mit einem Sekundärverband fixiert.
- Bei nur mäßiger oder zurückgehender Exsudation Trionic vor der Applikation und eventuell auch zwischen den Verbandwechseln anfeuchten, da es nur im feuchten Zustand aktiv ist.

Wechsel
Je nach Exsudation sollte Trionic 1–4 Tage auf der Wunde verbleiben, aber spätestens nach Durchfeuchten des Sekundärverbandes gewechselt werden. Bei einer infizierten Wunde sind tägliche Verbandwechsel sowie eine parallele bakterizide Therapie angezeigt.

URGOsorb

URGO

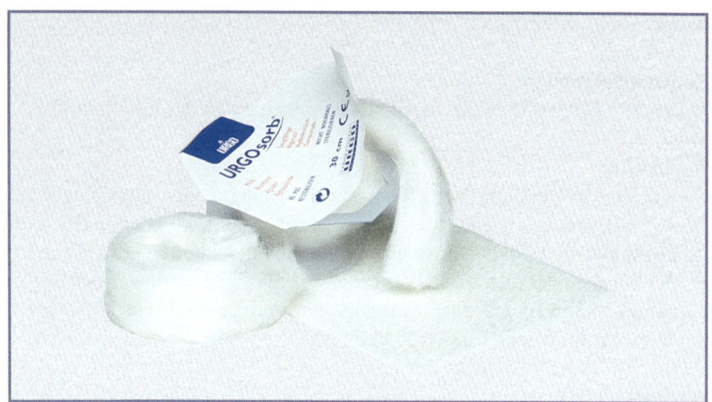

Aufbau/Zusammensetzung
Calciumalginat, Natriumcarboxymethylcellulose.

Verpackungseinheiten

Größen	Stück/Packung	Artikelnummer	PZN
5 cm × 5 cm	10	4095	7626754
10 cm × 10 cm	10	4096	7626760
10 cm × 20 cm	10	4097	1602847
Tamponadestreifen 30 cm	5	4098	7626777

Wirkung
URGOsorb nimmt das Wundsekret schnell auf und bildet ein weiches, feuchtes Gel, das den Heilungsprozess unterstützt. Die Kombination aus Calciumalginat und Natriumcarboxymethylcellulose erhöht die Saugkapazität, das Sekret wird vertikal von unten nach oben gesaugt. Dadurch erfolgt die Gelbildung nur im Bereich der Wunde. Es entsteht keine seitliche Diffusion und somit keine Mazeration des umliegenden Gewebes.

Indikationen
- Mäßig bis stark nässende Wunden, insbesondere Unterschenkel- und Druckgeschwüre in der Reinigungs- und Granulationsphase.
- Wunden mit Anzeichen einer klinischen Infektion, wenn dabei eine Behandlung mit Antibiotika und eine angemessene medizinische Überwachung gewährleistet sind.

Kontraindikationen
- URGOsorb darf nicht als chirurgischer Tupfer verwendet werden.
- Gering nässende Wunden und Verbrennungen 3. Grades.

Applikation
- Nach dem Reinigen die Wundumgebung mit einem sterilen Tupfer trocknen.
- Die Kompresse sollte die Wunde um 1 bis 2 cm überragen. Dies erleichtert später den Verbandwechsel.
- Tamponade locker in die Wunde einbringen, ohne übermäßigen Druck auszuüben.
- Bei mäßiger bis schwacher Exsudation sollte URGOsorb vor dem Auflegen mit Ringer- oder physiologischer Kochsalzlösung angefeuchtet werden, da die hohe Absorptionskraft sonst zu einem zeitweiligen Austrocknen der Wunde führen kann.
- Fixierung mit einem zusätzlichen Verband, z. B. Kompressen und leicht angezogener Binde, um ein Verrutschen zu verhindern.

Wechsel
- Wenn die Saugkraft erschöpft ist, spätestens wenn das Wundsekret den Sekundärverband durchdringt.
- Kompresse und Tamponade lassen sich in einem Stück und ohne Rückstände in der Wunde zu hinterlassen entfernen.
- Häufigkeit: Einmal pro Tag bei infizierten und stark nässenden Wunden, jeden 2. Tag bei weniger nässenden Wunden.

3.2 Hydrofaser-Verbände

Beschreibung
Natriumcarboxymethylcellulose ist ein Hauptbestandteil unterschiedlicher hydroaktiver Wundauflagen. Bei Hydrofaser-Verbänden werden Natriumcarboxymethylcellulose-Fasern zu drapierfähigen, weichen Vlieskompressen und Tamponadestreifen verarbeitet, die den Alginatprodukten sehr ähnlich sehen. Während die Alginate nach Flüssigkeitsaufnahme wie feuchte Watte aussehen, könnte man die Hydrofaser-Verbände als „Instant-Gele" bezeichnen. Sie werden trocken auf die Wunde aufgebracht, saugen rasch Feuchtigkeit auf und werden dabei in ein glasklares, durchscheinendes Gel umgewandelt. Das Gel bleibt formstabil, die Verbände können in einem Stück entfernt werden. Das Wundexsudat wird in vertikaler Richtung angesaugt, nur im Bereich der feuchten Wunde entsteht ein Gel. Wundrand und Wundumgebung bleiben trocken. Die Hydrofasern nehmen Wundsekret und Zelltrümmer direkt in sich auf, die Flüssigkeit wird auch unter Kompression fest in das Gel eingeschlossen.

Vorteile
- Große Saug- und Speicherkapazität für Flüssigkeiten.
- Rasches Ansaugvermögen.
- Minimale laterale Flüssigkeitsausbreitung.
- Die Wunde kann durch das durchsichtige Gel beobachtet werden.
- Aufrechterhalten eines ideal feuchten Mikroklimas.
- Verband lässt sich rückstandsfrei und schmerzarm am Stück entfernen.
- Unter Kompressionsverbänden einsetzbar.

Nachteile
- Zur Gelbildung ist eine ausreichende Exsudatmenge notwendig.
- Bei zu wenig Exsudat könnte die Gefahr bestehen, dass das Wundbett austrocknet.
- Sekundäre Fixierung notwendig.

Indikationen
Versorgung von nässenden akuten und chronischen Wunden.

Anwendungsweise
- Nach Wundreinigung mit physiologischer Kochsalz- oder Ringerlösung wird die wundumgebende Haut getrocknet.
- Die Kompresse mindestens 1 cm den Wundrand überlappend auflegen.
- Je nach Exsudatmenge wird der Hydrofaserverband mit einer Saugkompresse oder einem Hydrokolloidverband abgedeckt.

Verbandwechsel
Je nach Exsudatmenge und Sekundärverband können Hydrofaserverbände bis zu sieben Tage auf der Wunde bleiben.

AQUACEL

ConvaTec

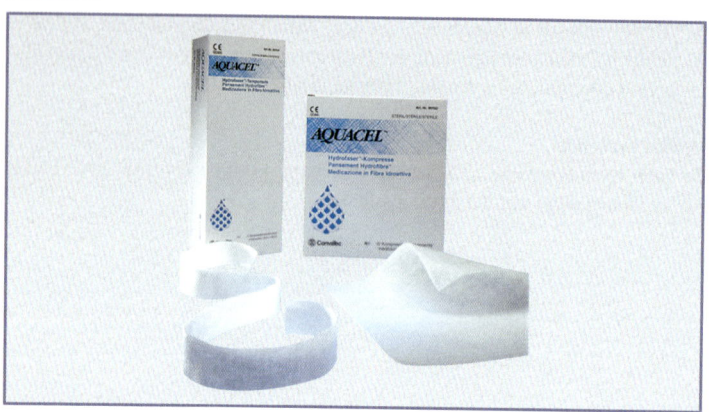

Aufbau / Zusammensetzung
Natriumcarboxymethylcellulose.

Verpackungseinheiten

Größen	Stück/Packung	Artikelnummer	PZN
5 cm × 5 cm	10	961121	7252259
10 cm × 10 cm	10	961122	7252265
15 cm × 15 cm	5	961123	7252271
Tamponadestreifen 2 × 45 cm	5	961124	7252288

Wirkung
AQUACEL ist eine weiche, nicht gewebte Kompresse oder Tamponade aus Natriumcarboxymethylcellulose. Dieser stark absorbierende Verband nimmt Wundsekret auf und bildet ein weiches Gel. Durch das Gel wird die Wunde feucht gehalten, ein optimales Wundheilungsmilieu geschaffen, die Wundreinigung und der Heilungsprozess unterstützt.

Indikationen

AQUACEL ist für die Versorgung von nässenden Wunden geeignet:

- Chronische Wunden, z. B. Ulcus cruris und Dekubitus.
- Akute Wunden, z. B. Spalthautentnahmestellen, Riss- und Schürfwunden, Verbrennungen ersten und zweiten Grades.
- Andere sekundär heilende Wunden, z. B. nach Operationen oder oberflächliche Wunden traumatischer Herkunft.
- Unterstützung der Kontrolle leichter Blutungen, z. B. bei Spalthautentnahmestellen, traumatischen Wunden, Wunden nach chirurgischer Wundreinigung.
- Bei klinisch infizierten Wunden kann AQUACEL unter Aufsicht eines Arztes und unter geeigneter Antibiotikatherapie eingesetzt werden.

Kontraindikationen

Bekannte Überempfindlichkeit gegen den Verband oder seine Bestandteile.

Applikation

- Vor der Anwendung sollte, falls notwendig, eine Wundreinigung vorgenommen werden. Danach wird die Wunde mit einer geeigneten verträglichen Lösung gespült.
- AQUACEL wird direkt auf die Wunde gelegt. Die Tamponadestreifen sind zum Einlegen in tiefe Wunden geeignet. Abgedeckt wird mit einem geeigneten feuchtigkeitshaltenden Sekundärverband.

Wechsel

- AQUACEL soll gewechselt werden, wenn das Sekret den sekundären Verband durchdringt oder sonstige klinische Gründe einen Verbandwechsel notwendig machen. Je nach Wundzustand kann der Verband bis zu sieben Tagen auf der Wunde bleiben.
- Gelegentlich kann eine Spülung der Wunde notwendig sein, um Gelbestandteile zu entfernen und das empfindliche Granulationsgewebe nicht zu verletzen.

Versiva

ConvaTec

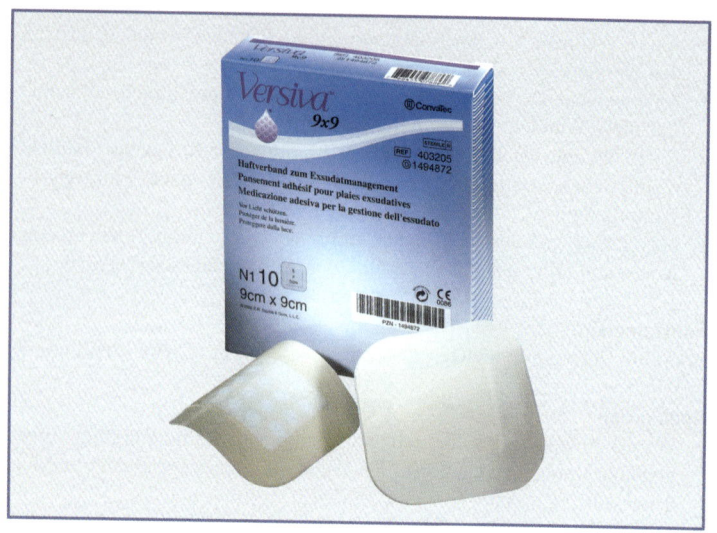

Aufbau/Zusammensetzung
Polyurethan-Film, dünner Polyurethan-Schaum,
Natriumcarboxymethylcellulose, Hydrokolloidklebeschicht.

Verpackungseinheiten

Größen	Stück/Packung	Artikelnummer	PZN
9 cm × 9 cm	10	1494872	1494872
14 cm × 14 cm	10	1494889	1494889
19 cm × 19 cm	5	1494895	1494895
19 cm × 24 cm	5	1494903	1494903
Ferse: 19,5 cm × 18,5 cm	5	2286147	2286147
Sakral: 21 cm × 22,5 cm	5	2286130	2286130

Wirkung
Die äußere Polyurethan-Schaum/-Film-Schicht schützt die Wunde vor externen Kontaminantien und leitet überschüssige Wundflüssigkeit (Wundexsudat) von der Wunde weg in den Verband. Die Faserschicht aus CMC-Vliesstoff absorbiert und schließt das Wundexsudat ein, indem sie ein kohäsives Gel bildet. Die dünne, über der Vliesschicht kreisrund perforierte Klebeschicht aus Hydrokolloid sorgt dafür, dass das Wundexsudat spontan von der Wunde weggeleitet wird und der Verband dabei nicht verrutscht. Die hautfreundliche Klebeschicht des Verbandes und seine Fähigkeit, überschüssige Flüssigkeit einzuschließen, trägt zum Schutz der die Wunde umgebenden Haut bei. Durch Aufnahme der Wundflüssigkeit im Verband entsteht ein feuchtes Milieu, das den körpereigenen Heilungsprozess sowie den Transport von abgestorbenem Gewebe aus der Wunde (autolytisches Débridement) unterstützt, ohne dass neues Gewebe geschädigt wird.

Indikationen
- Leichte Abschürfungen.
- Riss- oder Platzwunden.
- Kleinere Schnittwunden.
- Geringfügige Verbrühungen und Verbrennungen.
- Beingeschwüre (venös, arteriell), diabetische Ulzera und Druckgeschwüre bzw. Dekubitus (oberflächlicher und tiefer Defekt).
- Chirurgische Wunden (für Sekundärheilung, Spalthautentnahmestellen, dermatologische Exzisionen).
- Verbrennungen 2. Grades.
- Traumatische Wunden.

Kontraindikationen
Versiva sollte nicht bei Personen verwendet werden, die auf den Verband oder seine Bestandteile empfindlich reagieren oder bereits eine allergische Reaktion darauf gezeigt haben.

Zu beachten
Bei infizierten Wunden darf der Verband nur unter Betreuung von medizinischem Fachpersonal verwendet werden.

Applikation

- Vor dem Anlegen des Verbandes die Wunde mit einem geeigneten Wundreinigungsmittel oder gewöhnlicher Kochsalzlösung reinigen und die umgebende Haut trockentupfen.
- Größe und Form des Verbandes so wählen, dass das saugfähige Polster größer ist als der Wundbereich, d.h. den Wundbereich überlappt.
- Das Schutzpapier von der Rückseite entfernen, dabei jeden unnötigen Fingerkontakt mit der Klebefläche vermeiden.
- Den Verband über der Wunde halten und die Mitte des Verbandes auf die Mitte der Wunde ausrichten. Das Polster direkt über die Wunde legen.
- Für anatomisch schwierig zu verbindende Stellen wie Ferse oder Sakralbereich können spezial geformte Verbände benutzt werden – u.U. ist eine zusätzliche Befestigung, beispielsweise mit einem Tape, erforderlich.
- Nach Versorgung der Wunde alle nicht verwendeten Teile des Verbandes wegwerfen.

Wechsel

- Der Verband sollte gewechselt werden, wenn es klinisch angezeigt ist oder Flüssigkeit aus dem Verband austritt, spätestens jedoch nach sieben Tagen. Die Wunde sollte in angemessenen Abständen gereinigt werden.
- Die wundumgebende Haut leicht festhalten und eine Ecke des Verbandes vorsichtig anheben, bis er sich von der Haut löst. Auf dieselbe Weise mit allen Ecken fortfahren, bis alle Ränder frei sind. Den Verband vorsichtig abheben.

3.3 Hydrogele

Beschreibung

Die Produkte aus der Gruppe der Hydrogele zeichnen sich durch einen hohen Wassergehalt aus. Zwischen 60 und 95 % kann der Anteil des enthaltenen Wassers betragen. Dadurch sind Hydrogele besonders zum Feuchthalten schwächer sezernierender Wunden geeignet. Sie sind in der Lage Feuchtigkeit abzugeben und dadurch Schorf und Beläge aufzuweichen und das autolytische Débridement zu unterstützen. Angeboten werden Hydrogele in Form von durchsichtigen Kompressen oder als Gel in der Tube bzw. Applikationssystem zum Einbringen in tiefere Wunden.

Vorteile

- Feuchthalten der Wundoberfläche. Schaffung eines ideal feuchten Mikroklimas, besonders bei schwach bis mäßig sezernierenden Wunden.
- Unterstützung der Autolyse bei Wunden mit schmierigen oder nekrotischen Belägen.
- Schmerzfreier Verbandwechsel, ohne Traumatisierung der Wunde.
- Schmerzreduktion bei oberflächlichen Wunden (epidermale Läsionen mit freiliegenden Nervenendigungen).
- Kühlender Effekt bei Verbrennungswunden 1. und 2. Grades.

Zusätzliche Vorteile der Gele in Kompressenform:

- Transparenz der Kompresse ermöglicht Wundbeobachtung, dadurch verminderte Verbandwechselhäufigkeit, verlängerte Wundruhe.
- Polsterwirkung der elastischen Gelplatte.
- Bei Ulcus cruris unter Kompressionsverbänden problemlos einsetzbar.
- Rückstandsfreie Entfernung als vollständige Gelplatte.

Nachteile

- Eingeschränkte Saugkapazität, dadurch Mazeration der Wundränder möglich.
- Nicht alle Produkte sind zur Behandlung infizierter Wunden geeignet.

- Der anfänglich kühlende Effekt wird von Patienten mit Beingeschwüren arterieller Herkunft als schmerzhaft empfunden.
- Transparenz der Gelplatten ist für manche Patienten unangenehm (Mullbinde als Sichtschutz einsetzen).
- Sekundärverband notwendig (Ausnahme: Kompressen mit Fixierrand).

Indikationen
- Zum Aufweichen von Nekrosen und Abtragen von Belägen.
- Schwach bis mäßig sezernierende Wunden in der Granulations- und Epithelisierungsphase, z.B.:
  - Oberflächliche Wunden (Schürfwunden, Spalthautentnahmestellen).
  - Verbrennungen 1. und 2. Grades.
  - Wenig nässende, chronische Wunden (Dekubitalgeschwüre, Ulcera crures).

Kontraindikationen
- Für stark nässende oder akut blutende Wunden ungeeignet.
- Manche Produkte sind bei infizierten Wunden kontraindiziert.

Anwendung

Die **Gelkompresse** wird so aufgebracht, dass sie die Wundränder ringsherum um etwa 2 cm überlappt. Auflagen ohne integrierten Fixierrand werden mit Pflasterstreifen oder elastischen Mullbinden fixiert.

Gel aus der Tube wird mit Hilfe eines sterilen Spatels in einer Schichtdicke von etwa 5 mm auf die Wunde aufgetragen. Kleinere, tiefe Wunden können ganz mit Gel aufgefüllt werden. Die Wahl des Sekundärverbandes hängt von Wundzustand und Exsudatmenge ab:

- Trockene Nekrosen: Semipermeable Wundfolie.
- Beläge, stärkeres Exsudat: Wundgaze plus Saugkompresse.
- Granulation, wenig Exsudat: (Dünnes) Hydrokolloid oder Wundfolie.

Der Sekundärverband ist so auszuwählen, dass einerseits das Gel nicht austrocknet, andererseits die Wundränder und die wundumgebende Haut nicht mazerieren.

Hydroaktive Wundauflagen – Hydrogele

Verbandwechsel

Die **Kompressen** werden je nach Exsudatmenge täglich oder im Abstand von bis zu sieben Tagen gewechselt. Die Transparenz des Verbandes erlaubt eine ständige Wundbeobachtung; unnötig häufige Verbandwechsel können so vermieden werden. Die Aufnahme des Wundsekrets zeigt sich in einer blasenförmigen Verformung. Hat die Blase die Ausdehnung der Wundfläche erreicht, sollte die Kompresse gewechselt werden. Der Verband lässt sich rückstandsfrei von der Wunde entfernen.

Gel aus der Tube kann zwei bis drei Tage auf der Wunde verbleiben. Ein täglicher Verbandwechsel wird bei stärker nässenden Wunden oder zur Aufweichung von Nekrosen und Belägen empfohlen. Gelreste lassen sich mit physiologischer Kochsalzlösung oder Ringerlösung entfernen.

Elasto-Gel Gelkompressen

Southwest Technologies, Vertrieb: Velo

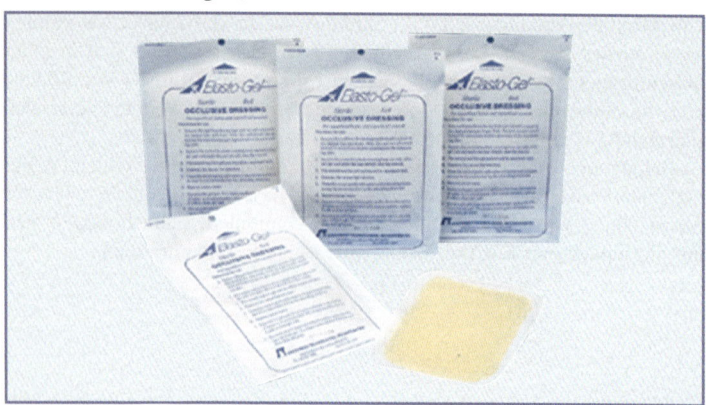

Aufbau / Zusammensetzung
Gel: Glycerin 65,0%, Wasser 17,5%, Polyacrylamid 17,5%, textiles Trägermaterial.

Verpackungseinheiten

Größen	Stück/Packung	Artikelnummer	PZN
5 cm × 7,5 cm	5	DR-8200	1796490
10 cm × 10 cm	5	DR-8000	1796509
15 cm × 20 cm	5	DR-8600	1796515
20 cm × 40 cm	5	DR-8800	1796538
20 cm × 20 cm Sacrum	5	DR-9051	–
30 cm × 30 cm	5	DR-8700	1796521
Comfort Aid (selbstklebend)			
7,5 cm × 10 cm	3	DR-8175	1796544
Toe-Aid (T-förmig, selbstklebend)			
3 cm × 3 cm	3	DR-8450	1796550

Wirkung

Elasto-Gel (pH-Wert: 5,6) wirkt durch seinen hohen Glyceringehalt bakteriostatisch und fungistatisch. Der Feuchtigkeitsgehalt der Haut wird stabilisiert und Mazeration verhindert. Elasto-Gel polstert die Wunde und reduziert Druck, Reibung und Scherkräfte. Die Ödemrückbildung wird unterstützt und einer Hypergranulation entgegengewirkt. Die Bildung von hypertrophen Narbengewebe kann durch Elasto-Gel verhindert werden. Die kühlende Wirkung des Dressings lindert Schmerzen. Elasto-Gel ermöglicht einfache und schmerzfreie Verbandwechsel, da es nicht austrocknet und nicht mit der Wunde verklebt. Die Bestandteile des Dressings verflüssigen sich nicht in die Wunde, daher lässt sich Elasto-Gel schnell und restlos entfernen. Die Wundkontrolle kann jederzeit erfolgen, ohne dass dies automatisch einen Verbandwechsel bedingt. Durch die gleichzeitig hohe Aufnahmekapazität sind lange Verbandwechselintervalle möglich. Erfahrungen zeigen, dass die Geruchsentwicklung bei kontaminierten und chronischen Wunden durch den Einsatz von Elasto-Gel erheblich vermindert oder ganz beseitigt wird.

Indikationen
- Traumatische Wunden.
- Wundverschluss nach Vakuumversiegelung.
- Versorgung von Spalthautentnahmestellen.
- Versorgung von Hauttransplantaten.
- Verbrennungen 1. und 2.(a) Grades.
- Chronische Wunden.
- Infizierte Wunden.
- Bestrahlungsschäden.
- Narbenbehandlung.

Kontraindikationen
- Stark nässende Wunden.
- Vor der Anwendung bei infizierten Wunden sollte zuerst ärztlicher Rat eingeholt werden.

Applikation

- Elasto-Gel entsprechend der Wundgröße auswählen. Das Dressing sollte die Wunde ringsum 2,5 bis 5 cm überdecken.
- Wundauflage aus der Sterilverpackung entnehmen und die Kunststofffolie entfernen. Der textile Rücken wird nicht entfernt.
- Muss das Dressing zugeschnitten werden, sollte die Folie noch auf dem Gel verbleiben und erst anschließend entfernt werden.
- Mit der Gelseite auf die vorher gereinigte Wunde applizieren. Die Wundränder sollten trocken sein.
- Elasto-Gel enthält keine Klebestoffe und weist daher nur leicht adhäsive Eigenschaften auf (bei trockener Haut). Bei Kontakt mit Feuchtigkeit verliert es seine Haftung.
- Fixieren mit Fixierpflaster, Klebeband, elastischer Kohäsivbinde, Idealbinde oder Netzschlauchverband. Ist ein wasserdichter Verband erforderlich, empfiehlt sich die Befestigung mit einem semipermeablen Folienverband. Der textile Rücken von Elasto-Gel sollte dabei vorher entfernt werden.

Wechsel

- Ein Wechsel des Dressings ist erst erforderlich, wenn es vollständig flüssigkeitsgesättigt ist.
- Bei Behandlungsbeginn (stark exsudierende Wunden; Ödemrückbildung) ist gegebenenfalls ein häufigerer Verbandwechsel notwendig.
- In der Regel erfolgt der Wechsel in Abhängigkeit von der Wundsekretion alle 3–7 Tage.
- Bei geringer Wundsekretion kann Elasto-Gel bis zu 7 Tagen auf der Wunde verbleiben.
- Elasto-Gel vor dem Duschen oder Baden entfernen, bzw. mit einer semipermeablen Wundfolie abdecken.

Geliperm Feucht-Gel Platten
Geliperm perforiert Feucht-Gel Platten

Yamanouchi

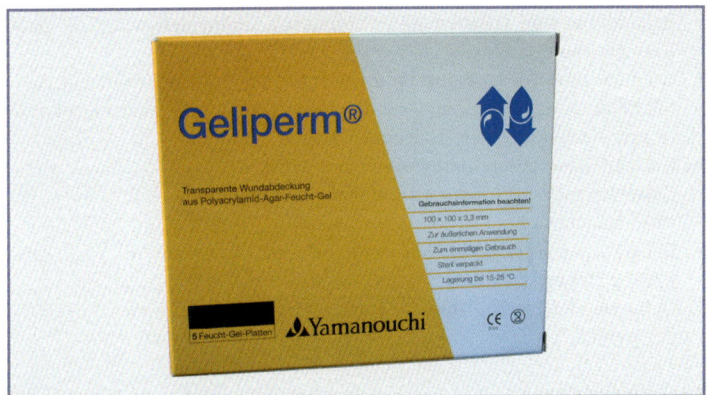

Aufbau/Zusammensetzung
Agar, Polyacrylamid, Wasseranteil etwa 95%. Lagerung: 15–25 °C.

Verpackungseinheiten

Größen	Stück/Packung	Artikelnummer	PZN
Feucht-Gel-Platten			
10 cm × 10 cm	20	9241	3450459
26 cm × 12 cm	10	9243	3450407
Feucht-Gel-Platten perforiert			
10 cm × 10 cm	20	9246	3450465
26 cm × 12 cm	10	9248	3450413

Wirkung
Geliperm ist ein transparenter Gelverband in Platten von 3,3 mm Dicke. Der Wasseranteil von 95% ist sehr hoch, trotzdem ist der Verband in der Lage

eine gewisse Menge Wundsekret zu absorbieren. Die Wundoberfläche wird ideal feucht gehalten, die zellulären und biochemischen Vorgänge der Wundheilung können ungestört ablaufen.

Indikationen
- Behandlung von frischen und chronischen Epitheldefekten, z. B. nach Dermabrasion.
- Granulationsförderung und Epithelisierung bei chronischen Ulzera.
- Spalthautentnahmestellen; Wundkonditionierung vor Hauttransplantationen; Abdeckung von Hauttransplantaten.
- Umschriebene Verbrennungswunden 2. Grades.
- Gewebeschutz vor Austrocknung (bradytrophe Gewebe, z. B. Sehnen, Periost, Knochen).
- Bei stark nässenden Wunden werden **Geliperm perforierte** Feucht-Gel-Platten eingesetzt.
- Geliperm Gel-Platten können unter Kompressionsverbänden angewendet werden.

Kontraindikationen
- Nekrotisierende Ulzerationen, bei denen der Verdacht auf Anaerobierbefall besteht.
- Trockene Nekrosen.
- Verbrennungswunden 3. Grades vor Demarkierung bzw. vor Beseitigung der Nekrosen.
- Tiefe, zerklüftete Wunden.
- Bekannte Überempfindlichkeit gegenüber einem Bestandteil der Wundauflage.
- Infizierte Wunden sollten nur in Kombination mit antimikrobiell wirkenden Externa versorgt werden.

Applikation
- Nach Aufreißen der Packung kann die Geliperm Platte mit Hilfe einer sterilen Pinzette und Schere zurechtgeschnitten werden.
- Geliperm kann unter Überlappen des Wundrandes aufgelegt werden oder nach Zurechtschneiden in die Wunde eingelegt werden.

- Bei stark nässenden Wunden sollte nur **Geliperm perforiert** verwendet werden.
- Die Abdeckung erfolgt mit saugfähigen Kompressen, die Fixierung mit elastischen Binden oder Fixiervlies.

Wechsel
- Der Verbandwechsel erfolgt je nach Wundzustand 1 bis 2-mal täglich, spätestens jedoch nach 24 bis 48 Stunden.
- Bei schwächer sezernierenden Wunden kann Geliperm mit physiologischer Kochsalz- oder Ringerlösung nachgefeuchtet werden.
- Geliperm, das auf der wundumgebenden Haut angetrocknet ist, kann nach Befeuchten mit physiologischer Kochsalzlösung nach wenigen Minuten leicht entfernt werden.

Hydrosorb Gel-Verband
Hydrosorb comfort Gel-Verband mit Fixierfolie

Paul Hartmann

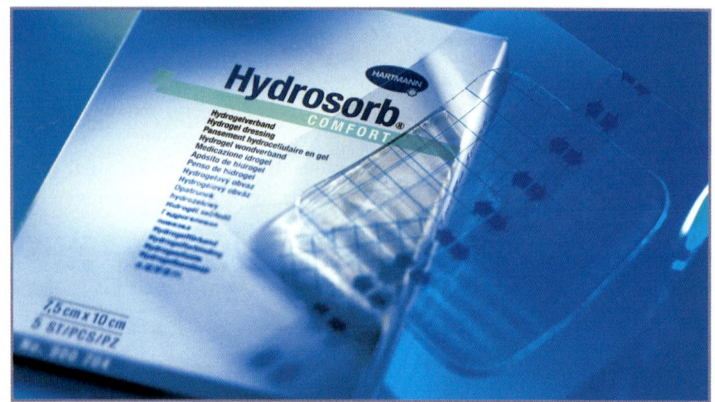

Aufbau / Zusammensetzung
Polyurethan-Gel, Wasseranteil etwa 60%. Träger: Polyurethan-Folie.

Verpackungseinheiten

Größen	Stück/Packung	Artikelnummer	PZN
Hydrosorb			
5 cm × 7,5 cm	5	900850/1	4426629
10 cm × 10 cm	5	900851/1	4426635
20 cm × 20 cm	3	900852/1	4426641
Hydrosorb comfort mit Fixierfolie			
4,5 cm × 6,5 cm	5	900708/6	0256509
7,5 cm × 10 cm	5	900704/1	7721197
12,5 cm × 12,5 cm	5	900705/9	7721205
21,5 cm × 24 cm	3	900707/7	0256515

Wirkung

Hydrosorb ist ein saugfähiger, transparenter Gel-Verband mit semipermeabler, keimdichter Deckfolie aus Polyurethan. Ein Wasseranteil von etwa 60 % sorgt für ein ausgewogen feuchtes Wundmilieu, das die Granulation und Epithelisierung fördert. In der Reinigungsphase wird nekrotisches Gewebe aufgeweicht, abgelöst und in die Gelstruktur aufgenommen.

Indikationen

Hydrosorb ist geeignet zur feuchten Wundbehandlung, insbesondere zur Versorgung klinisch nicht infizierter Wunden in der Granulations- und Epithelisierungsphase, bei Ulcus cruris oder Dekubitus; zur Behandlung chronischer Wunden mit stagnierender Reinigungsphase; zur Versorgung von Verbrennungen 2. Grades sowie zur Förderung der Reepithelisierung von Spalthautentnahmestellen nach vorausgegangener adäquater Blutstillung. Hydrosorb Kompressen können unter Kompressionsverbänden angewendet werden.

Kontraindikationen

- Nicht anwenden im Bereich freiliegender Knochen, Muskeln und Sehnen.
- Klinisch infizierte Wunden.
- Brandwunden 3. Grades.
- Durch chronische Infektionen hervorgerufene Geschwüre infolge von Tuberkulose, Syphilis oder tiefen Pilzinfektionen.

Applikation

- Entsprechend der Wundverhältnisse kann vor dem Anlegen von Hydrosorb eine chirurgische Nekrosenentfernung oder eine lokale Desinfektion notwendig werden.
- Die Größe so auswählen, dass der Verband die Wundränder um mindestens 2 cm überragt. Bei größeren Wunden können mehrere Hydrosorb-Verbände überlappend nebeneinander appliziert werden.
- Schutzpapier abziehen, Kompresse auflegen und gut andrücken; das Gel ist leicht selbsthaftend, muss jedoch mit Fixierpflaster oder Mullbinden befestigt werden.

Hydrosorb comfort Kompressen sind mit einer Klebefolie versehen. Nach dem Auflegen der Kompresse werden die Kleberänder gut angedrückt und danach die Trägerfolie abgezogen. Der Verband ist wasserfest, der Patient kann damit duschen.

Wechsel
- Die Aufnahme des Wundsekrets zeigt sich in einer blasenförmigen Verformung. Der Wechsel erfolgt, wenn die Blase in etwa die Größe der Wundfläche erreicht hat.
- Je nach Wundverhältnissen kann Hydrosorb bis zu 7 Tagen auf der Wunde bleiben. Der Verband lässt sich rückstandsfrei entfernen.
- Die Folie bei **Hydrosorb comfort** an einer Ecke anheben und den Verband vorsichtig abziehen.

Nobagel Hydrogel-Wundauflage

NOBA

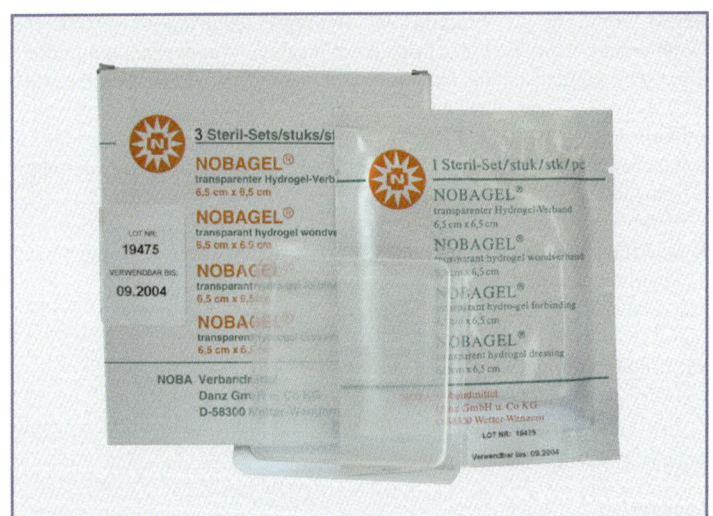

Aufbau/Zusammensetzung
Polymermatrix, Wasseranteil: etwa 30%.

Verpackungseinheiten

Größen	Stück/Packung	Artikelnummer	PZN
6,5 cm × 6,5 cm	5	775065	7386310
9,5 cm × 9,5 cm	5	775095	7386327
9,5 cm × 15 cm	5	775150	7386333
19 cm × 19 cm	5	775190	7386356

Wirkung
Durch einen Wassergehalt von ca. 30% ist Nobagel in der Lage, größere Mengen an Wundexsudat aufzunehmen.

Nobagel ist transparent und ermöglicht somit eine Wundkontrolle ohne Verbandwechsel. Der Verbandwechsel erfolgt atraumatisch und damit schmerzfrei. Nobagel hinterlässt keine Rückstände in der Wunde, da alle aufgenommenen Stoffe in der Struktur des Hydrogels eingelagert werden. Die Wundheilung wird durch das Prinzip der feuchten Wundbehandlung unterstützt. Die Epithelisierung und Granulation werden dadurch beschleunigt.

Indikationen
- Flächenhafte, chronische Wunden (z. B. Ulcus cruris, Dekubitalgeschwüre).
- Verbrennungen 2. Grades.
- Oberflächliche Defekte der Epidermis (z. B. Schürfwunden, Wunden nach Spalthautentnahme).
- Wunden in der Epithelisierungsphase.

Kontraindikationen
- Infizierte Wunden.
- Bei tiefreichenden Wunden sollte Nobagel nur in Kombination mit einer Alginattamponade eingesetzt werden.

Applikation
- Je nach Zustand der Wunde kann eine Reinigung oder Desinfektion notwendig sein.
- Die Größe der Kompresse so auswählen, dass der Verband die Wundränder um mindestens 2 cm überragt.
- Nobagel ist der Packung steril zu entnehmen.
- Die Schutzfolie entfernen und mit dieser Seite auf die Wunde aufbringen.
- Zur Fixierung eignet sich eine wasserdampfdurchlässige Polyurethan-Folie. Sie bietet Schutz vor Wasser und pathogenen Keimen.

Wechsel
Der Verband kann bei komplikationslosem Verlauf mehrere Tage auf der Wunde verbleiben.

Suprasorb G Gel-Kompresse

Lohmann & Rauscher

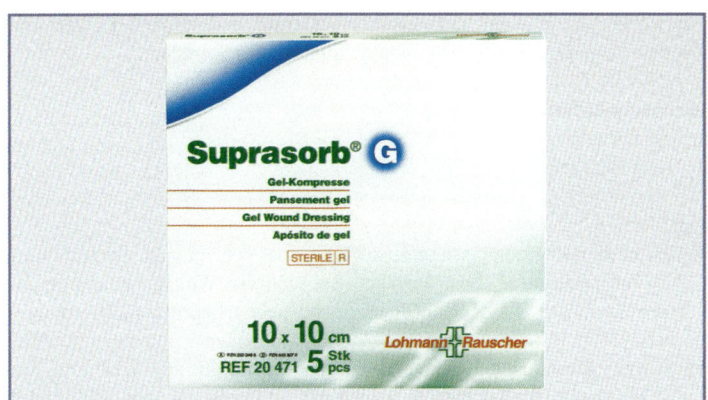

Aufbau/Zusammensetzung
Polyurethan-Gel, Wasseranteil etwa 60%. Träger: Polyurethan-Folie

Verpackungseinheiten

Größen	Stück/Packung	Artikelnummer	PZN
5 cm × 7,5 cm	5	20470	0433064
10 cm × 10 cm	5	20471	0433070
20 cm × 20 cm	3	20472	0433087

Wirkung
Suprasorb G Gel-Kompressen schaffen ein anhaltend feuchtes Wundklima. Durch den hohen Wassergehalt werden Nekrosen schonend aufgelöst, bei Verbrennungswunden wird der kühlende Effekt als angenehm und schmerzlindernd empfunden.

Indikationen

Suprasorb G Gel-Kompressen werden bei oberflächlichen, nekrotischen Wunden eingesetzt, bei oberflächlichen Verbrennungen 2. Grades und bei oberflächlichen Wunden mit geringer Sekretion. Suprasorb G Kompressen können unter Kompressionsverbänden angewendet werden.

Kontraindikationen

- Infizierte Wunden.
- Tiefe Wunden.

Applikation

- Die Größe der Kompresse so auswählen, dass der Verband die Wundränder um mindestens 2 cm überragt. Bei größeren Wunden können mehrere Suprasorb G Verbände überlappend nebeneinander appliziert werden.
- Schutzpapier abziehen, Kompresse auflegen und gut andrücken; das Gel ist leicht selbsthaftend, muss jedoch mit Fixierpflaster oder Mullbinden befestigt werden.

Wechsel

- Die Aufnahme des Wundsekrets zeigt sich in einer blasenförmigen Verformung. Der Wechsel erfolgt, wenn die Blase in etwa die Größe der Wundfläche erreicht hat.
- Je nach Wundverhältnissen kann Suprasorb G bis zu 7 Tagen auf der Wunde bleiben. Der Verband lässt sich rückstandsfrei entfernen.

Textus Hydro

Southwest Technologies (s. Elasto-Gel), Lizenz: BioCell

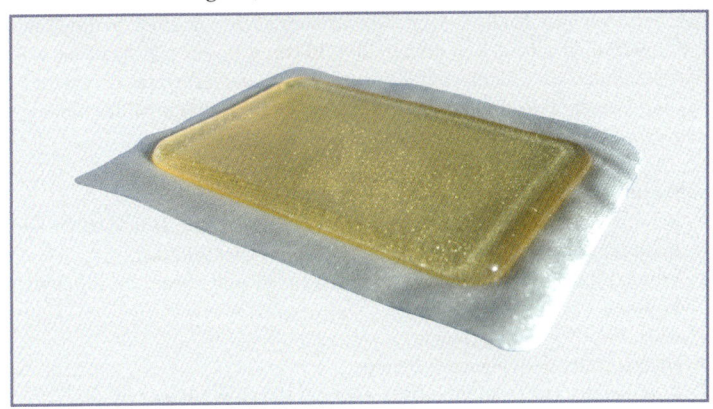

Aufbau/Zusammensetzung
Gel: Glycerin 65,0%, Wasser 17,5%, Polyacrylamid 17,5%, textiles Trägermaterial

Verpackungseinheiten

Größen	Stück/Packung	Artikelnummer	PZN
5 cm × 7,5 cm	5	8925016	8925016
10 cm × 10 cm	5	8925022	8925022
15 cm × 20 cm	5	8925039	8925039
20 cm × 20 cm Sacrum	5	0913752	0913752
30 cm × 30 cm	5	8925045	8925045
Comfort Aid (selbstklebend)			
7,5 cm × 10 cm	3	1609068	1609068

Hydroaktive Wundauflagen – Hydrogele in Kompressenform

Wirkung
Textus Hydro Hydrogelkompresse ist ein in sich bakteriostatisches Hydrogel. Textus Hydro gibt Feuchtigkeit an die Wunde ab, wenn diese in der Epithelisierungsphase benötigt wird. Nimmt aber auch – deutlich verlangsamt – Wundexsudat auf: d.h. 8 ml bei 10 × 10 cm, d.h. 3,5-mal mehr als z.B. Hydrokolloide. Gleichbleibende Konsistenz auf quervernetzter Polymermatrix mit hohem Glycerinanteil lässt die Wunden in feuchtem Milieu abheilen und verhindert überschießendes Granulationsgewebe.

Indikationen
- Schutzpolstermaterial unter Gipsverbänden, Schienen, Druckstellen und Kleidung, Masken und Verbänden, stabilisierenden Stützen.
- Wundauflage bei schlecht heilenden Wunden und chronisch infizierten Wunden.
- Nach Hauttransplantationen.
- Ulcera cruris verschiedener Genese.
- Zum Schutz vor Dekubitalulzera oder bei Dekubitalulkus.
- Behandlung diabetischer Gangrän.
- Verbrennungswunden 2. Grades.

Kontraindikationen
- Stark nässende Wunden.
- Die Kompresse sollte nicht täglich gewechselt werden, mindestens nach 4 Tagen wechseln.

Nebenwirkungen
- Allergische Reaktionen sind bisher nicht beobachtet worden.
- Subjektives Empfinden von leichtem Hautbrennen möglich, keine Therapieunterbrechung angezeigt.

Wechselwirkungen
- Produkt nicht befeuchten, da sonst schlechtere Exsudatabsorption.
- Keine Salben unter der Kompresse verwenden! Kontakt zum Wundgrund gewährleisten.

Applikation

- Textus Hydro entsprechend der Wundgröße auswählen. Das Dressing sollte die Wunde ringsum 2,5 bis 5 cm überdecken.
- Wundauflage aus der Sterilverpackung entnehmen und die Kunststofffolie entfernen. Muss das Dressing zugeschnitten werden, sollte die Folie noch auf dem Gel verbleiben und erst anschließend entfernt werden.
- Der textile Rücken wird nicht entfernt, es sei denn, beidseitige Klebung ist erwünscht, wie z. B. zur Fixierung einer Schiene, oder zur Wundkontrolle.
- Mit der Gelseite auf die vorher gereinigte Wunde applizieren. Die Wundränder sollten trocken sein.
- Fixieren mit Fixierpflaster, Klebeband, elastischer Kohäsivbinde, Idealbinde oder Netzschlauchverband. Ist ein wasserdichter Verband erforderlich, empfiehlt sich die Befestigung mit einem semipermeablen Folienverband. Der textile Rücken von Textus Hydro sollte dabei vorher entfernt werden.
- Bei Ulcus cruris venosum wird zusätzlich das Anlegen eines Kompressionsverbandes empfohlen.

Wechsel

- In den ersten Behandlungstagen können bei stärker nässenden Wunden kürzere Wechselintervalle erforderlich sein, jedoch nicht täglich.
- Ansonsten nach mindestens 4 bis zu 7 Tagen wechseln.
- Vor dem Baden, Duschen oder Schwimmen wird die Wundauflage entfernt und kann danach wieder aufgelegt werden.

Askina Gel

B BRAUN

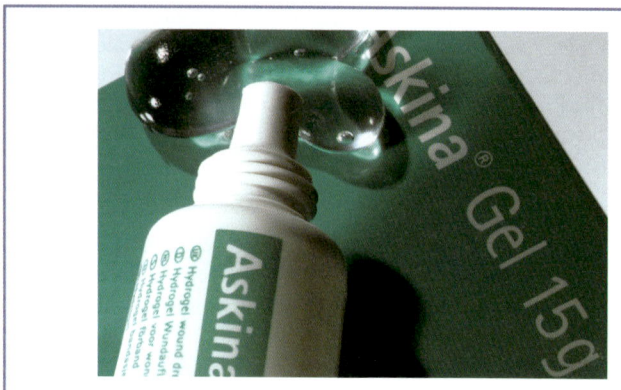

Aufbau/Zusammensetzung
Modifiziertes Stärkepolymer, Propylenglykol, Glycerin, Wasseranteil 75,5 %.
Lagerung: trocken, unter 25 °C, nicht einfrieren.

Verpackungseinheiten

Größen	Stück/Packung	Artikelnummer	PZN
Tube 15 g	5	1419 S	0755129
Tube 15 g	10	1419 N	0638665

Wirkung
Askina Gel ist ein klares, dickflüssiges, steriles Gel, das bei der Applikation nicht verläuft. Es haftet sehr gut auf der Wundoberfläche, so dass es auch an schwierig zu verbindenden Körperstellen und in Hautfalten angewendet werden kann. Abhängig vom Zustand der Wunde rehydriert Askina Gel trockenes, nekrotisches Gewebe, fördert das Débridement trockener Wunden und kann Schorf und Exsudat von wenig nässenden Wunden aufnehmen.

Indikationen
Askina Gel ist geeignet für die meisten Ulzera, Dekubitalgeschwüre und andere Wunden mit geringer Sekretbildung und aufsitzenden Belägen.

Kontraindikationen
- Bekannte Überempfindlichkeit gegen das Gel oder den darin enthaltenen Substanzen.
- Verbrennungen 3. Grades.
- Nicht anwenden, wenn die Tube beschädigt oder die Versiegelung aufgebrochen ist.

Sicherheitshinweis
- Askina Gel ist ausschließlich zur lokalen Anwendung bestimmt.
- Bei Wundinfektionen sollte der Patient unter ärztlicher Kontrolle behandelt werden. Die notwendig erscheinende systemische Behandlung sollte den Empfehlungen entsprechend durchgeführt werden. Askina Gel kann unter ärztlicher Aufsicht und Anweisung weiter angewendet werden.

Applikation
- Wunde reinigen mit steriler 0,9 %iger Kochsalzlösung oder Ringer-Spüllösung. Umgebende Haut trockentupfen.
- Deckel der Tube abschrauben, Applikatorröhrchen mit einem Alkoholtupfer abwischen und das blaue Siegel entfernen.
- Mit dem Applikatorröhrchen Abstand zum Wundbett halten und sanft das Gel herausdrücken, so dass die Wunde mit einem mindestens 5 mm dicken Gelfilm bedeckt ist.
- Die Wunde mit einem geeigneten Deckverband bedecken.
- Der Tubeninhalt ist jeweils für eine Anwendung bei einem Patienten vorgesehen.
- Das restliche Gel verwerfen.

Wechsel
- Zur Entfernung von aufgebrachtem Askina Gel spülen Sie die Wunde mit steriler 0,9 %iger Kochsalzlösung oder Ringer-Spüllösung.
- Die Häufigkeit des Verbandwechsels hängt von der Beschaffenheit der Wunde ab.
- Askina Gel kann bis zu 3 Tagen auf der Wunde belassen werden.
- Es sollte auf jeden Fall gewechselt werden, wenn Exsudat aus dem Deckverband ausläuft.

Cutinova gel

Smith+Nephew

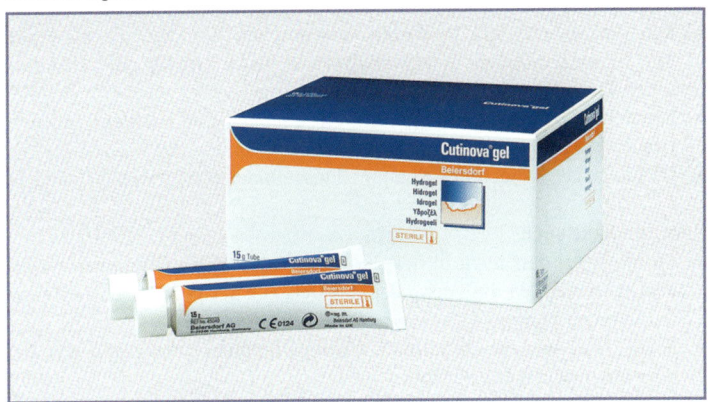

Ab Anfang 2003 außer Handel

Aufbau / Zusammensetzung
Guargum, Propylenglykol, Wasseranteil > 70 %.

Verpackungseinheiten

Größen	Stück/Packung	Artikelnummer	PZN
Tube 15 g	10	45040	8735706

Wirkung
Durch Hydratation von nekrotischem, trockenem Gewebe erzeugt Cutinova gel ein feuchtes Wundmilieu, welches den physiologischen Heilungsprozess stimuliert. Es fördert die natürliche Wundreinigung, indem es gelösten Schorf und Exsudat in die Gelmatrix aufnimmt. Das Gel verklebt nicht mit der Wunde und kann aus der Wunde gespült werden, ohne neu gebildetes Gewebe zu schädigen.

Indikationen

Cutinova gel ist indiziert zur Versorgung von oberflächlichen und tiefen Wunden, z. B. für folgende Indikationen:

- Rehydratisierung von trockenen, nekrotischen Wunden, die als Folge von Beinulzerationen, Dekubitalulzera 2. bis 4. Grades oder chirurgischen Eingriffen entstanden sein können.
- Feuchthalten sowie Kühlung von Verbrühungen und Verbrennungen 2. Grades.
- Cutinova gel kann unter Kompressionsverbänden angewendet werden.

Kontraindikationen

- Cutinova gel darf nicht in tiefe Kavitäten mit kleinen Öffnungen eingebracht werden, da das Ausspülen des Gels aus der Wunde Schwierigkeiten bereiten könnte.
- Nicht anwenden bei bekannten Überempfindlichkeiten gegen das Gel oder einen seiner Inhaltsstoffe.

Applikation

- Reinigung der Wunde durch Spülen mit physiologischer Kochsalz- oder Ringerlösung. Sorgfältiges Abtrocknen der Wundumgebungshaut, um Mazerationen vorzubeugen und ein optimales Haften der Sekundärabdeckung zu gewährleisten.
- Nach dem Öffnen der Tube wird der Inhalt der Tube direkt in die Wunde eingebracht. Nicht verwendetes Gel sollte verworfen werden.
- Als Sekundärverband wird ein geeigneter, flexibler Wundverband gewählt. Er sollte selbstklebend und hydroaktiv sein, die Wunde schützen und die Wundumgebungshaut nicht durch Mazeration schädigen.

Wechsel

Cutinova gel lässt sich mit Hilfe von Kochsalz- oder Ringerlösung aus der Wunde spülen. Nach erneutem Abtrocknen der Wundumgebung können Cutinova gel und ein neuer Wundverband appliziert werden.

IntraSite Gel

Smith+Nephew

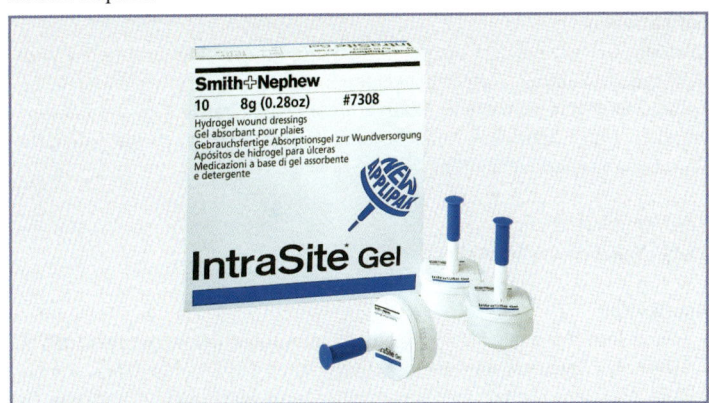

Aufbau / Zusammensetzung
Carboxymethylcellulose 2,3%, Propylenglykol 20%, Wasseranteil 77,7%.

Verpackungseinheiten

Größen	Stück/Packung	Artikelnummer	PZN
8 g	10	7308	7537252
15 g	10	7311	7537269
25 g	10	7313	7537275

Wirkung
IntraSite Gel sorgt durch Autolyse für natürliche Wundreinigung, indem es nekrotischem Gewebe behutsam Wasser zuführt. Gleichzeitig werden durch Aktivierung körpereigener Wundreinigungsmechanismen Schorf und Wundexsudat gelöst und in die Gelmatrix aufgenommen. Das Gel passt sich an die jeweilige Wundsituation an. Eine trockene Umgebung wird feucht gehalten, überschüssiges Exsudat wird gebunden. Durch Aufrechterhaltung eines

idealfeuchten Wundmilieus wird die Bildung von Granulationsgewebe gefördert.

Indikationen
IntraSite Gel ist indiziert für die Versorgung von flachen und tiefen Wunden, z.B. Dekubitus, Unterschenkelgeschwüre, postoperative Wunden, onkologische Wunden, partielle Hautverbrennungen, sowie Riss- und Schürfwunden. Unter ärztlicher Aufsicht kann IntraSite Gel auch auf infizierten Wunden angewendet werden.

Kontraindikationen
Keine Angaben des Herstellers.

Applikation
- Nach Entfernen der blauen Schutzkappe sollten der Verschluss und die Düse des Spenders mit einem antiseptischen Tupfer abgerieben werden. Die markierte Spitze der Spenderdüse wird abgebrochen und das Gel durch Zusammendrücken des Spenders in einer Schichtdicke von etwa 0,5 cm aufgetragen.
- Je nach Wundsituation und Exsudatmenge wird das Gel mit einem geeigneten Sekundärverband abgedeckt und fixiert.

Wechsel
- Die Verbandwechselhäufigkeit richtet sich nach der Wundsituation.
- Bei infizierten oder nekrotisch belegten Wunden sollte ein täglicher Verbandwechsel durchgeführt werden.
- Altes Gel kann mit Ringerlösung ausgespült werden.

Normlgel

Mölnlycke

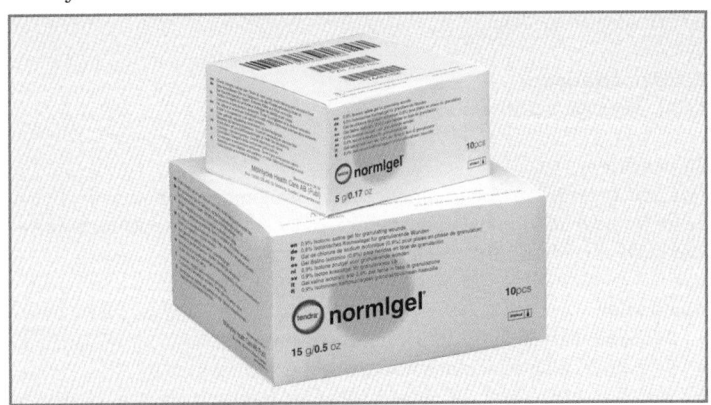

Aufbau/Zusammensetzung
Xanthan Gummi, Wasser, NaCl 0,9 %.

Verpackungseinheiten

Größen	Stück/Packung	Artikelnummer	PZN
Tube 5 g	1	370500	8445859
	10	370500	7733504
Tube 15 g	1	371500	8445836
	10	371500	7733496

Wirkung
Normlgel erhält das feuchte Wundmilieu aufrecht, wodurch neues Granulationsgewebe geschützt und der natürliche Heilungsprozess gefördert wird. Das feuchte Wundmilieu unterstützt auch das autolytische Débridement.

Indikationen
Normlgel kann bei allen granulierenden und offenen Wunden, wie beispielsweise Ulcus cruris, Dekubitus, Verbrennungen (2. Grad) und OP-Wunden eingesetzt werden.

Kontraindikationen
Keine Angaben des Herstellers.

Zu beachten
Nur zur äußerlichen Anwendung. Zur Vorbeugung von Kontaminationen sollte Normlgel als Einmalprodukt eingesetzt werden und angebrochene Tuben nach einmaligem Gebrauch verworfen werden.

Applikation
- Der Sekundärverband wird entfernt und entsorgt.
- Falls notwendig wird mit isotoner Kochsalzlösung gespült.
- Sofern indiziert wird die wundumgebende Haut mit einer wasserabweisenden Creme oder Salbe geschützt.
- Öffnen der Tube.
- Eine 2–3 mm dicke Schicht wird auf die gesamte Wundfläche aufgebracht. Der Kontakt zur umgebenden Haut ist zu vermeiden.
- Zur Abdeckung und Fixierung wird ein semiokklusiver Absorptionsverband benutzt.
- In tiefen Wunden wird ein geeignetes absorbierendes Verbandmaterial als Tamponade verwendet.

Wechsel
Normlgel wird alle 48 Stunden, bzw. wenn es durch den Wundzustand indiziert ist, gewechselt.

NU-GEL

Johnson & Johnson

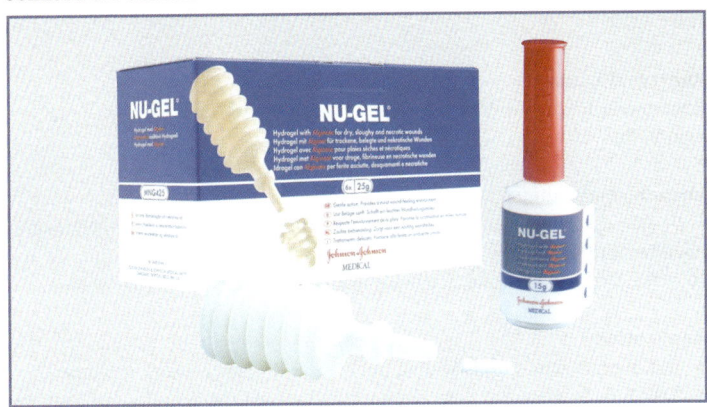

Aufbau/Zusammensetzung
Carboxymethylcellulose, Hydroxyetylcellulose, Natriumalginat, Natriumchlorid (0,3 %), Wasseranteil 70 %.

Verpackungseinheiten

Größen		Stück/Packung	Artikelnummer	PZN
Faltenbalg-Spender	15 g	10	MNG415	7222554
	25 g	6	MNG425	7222560

Wirkung
NU-GEL ist ein transparentes, hydroaktives, amorphes Gel, das Natriumalginat enthält. Das Hydrogel schafft ein physiologisches Wundheilungsmilieu. Es reguliert den Feuchtigkeitsgehalt in der Wunde und ihrer Umgebung, so dass ein natürliches, autolytisches Débridement gefördert wird. Die Alginat-Komponente erhöht zusätzlich die Absorptionsfähigkeit des Gels. Das Gel kann zum Einweichen von Wundschorf und Fibrinbelägen verwendet werden, da es die Zufuhr von Feuchtigkeit in die Wunde erleichtert (Rehydratisierung).

Indikationen
NU-GEL ist für das Débridement von Wunden und das Abtragen von Belägen indiziert. Nu-GEL kann dabei in allen Stadien der Wundheilung eingesetzt werden.

Kontraindikationen
Bekannte Überempfindlichkeit gegenüber dem Gel oder einem seiner Bestandteile.

Vorsichtsmaßnahmen
Falls sich die Wunde im Laufe der Behandlung infiziert, sollte eine entsprechende antimikrobielle Therapie eingeleitet werden. Die Behandlung mit NU-GEL kann dabei unter ärztlicher Aufsicht weiter fortgesetzt werden.

Applikation
- Die Wunde wird durch Spülen mit steriler Kochsalzlösung gesäubert.
- Das Etikett wird von dem ziehharmonikaförmigen Spender entfernt, indem an der Lasche entsprechend der Kennzeichnung gezogen wird.
- Die Spitze des Verschlusses wird mit einer geeigneten antiseptischen Kompresse abgewischt.
- Der Verschluss wird entfernt.
- Der ziehharmonikaförmige Spender wird in einer Hand gehalten. Das Gel wird auf die Wunde gegeben, indem mit Daumen oder Handballen auf den Boden der Verpackung gedrückt wird. Die Spitze sollte die Wundoberfläche nicht berühren.
- NU-GEL wird mit einer Schichtdicke von mindestens 5 mm auf die Wunde aufgetragen.
- Die Wunde wird entsprechend der Stärke der Wundexsudation mit einem geeigneten Sekundärverband bedeckt.
- Nicht verbrauchtes Gel sollte nicht weiter verwendet werden.

Wechsel
In Abhängigkeit von der Exsudatmenge kann NU-GEL bis zu 3 Tagen ungestört auf der Wunde verbleiben, muss aber spätestens gewechselt werden, wenn der Sekundärverband durchgeweicht sein sollte.

Purilon Gel

Coloplast

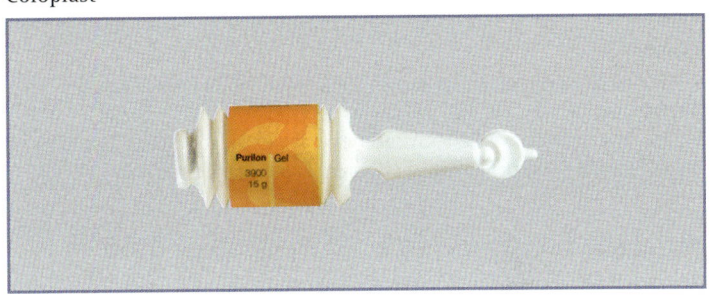

Aufbau/Zusammensetzung
Carboxymethylcellulose, Calciumalginat, Wasseranteil 90%.

Verpackungseinheiten

Größen	Stück/Packung	Artikelnummer	PZN
Tube 8 g	10	039060	0951356
Tube 15 g	10	039000	8753555
Tube 25 g	10	039030	8753549

Wirkung
Purilon Gel ist ein klares, amorphes Hydrogel für ein wirksames autolytisches Débridement nekrotischen Gewebes.

Indikationen
Hauptsächlich zur Behandlung von nekrotischen und belegten Wunden, z.B. Ulcera cruris, Dekubitus und bei diabetischem Fußsyndrom. Das Gel kann auch für alle anderen Wundtypen (Ausnahme s. Kontraindikationen) zur Schaffung eines feuchten Wundheilungsmilieus während des gesamten Heilungsprozesses eingesetzt werden. Purilon kann bei infizierten Wunden unter ärztlicher Aufsicht angewendet werden.

Kontraindikationen
Verbrennungen 3. Grades oder bei Patienten mit Allergie gegen die angegebenen Inhaltsstoffe.

Applikation
- Wunde mit geeigneten Lösungen spülen, die Wundumgebung vorsichtig trocknen.
- Das Etikett von der Faltenbalgflasche abziehen, die Spitze der Flasche mit einem geeigneten antiseptischen Tupfer abwischen und den Verschluss abreißen.
- Behutsam auf den Boden der Faltenbalgflasche drücken, um die benötigte Menge Purilon Gel aufzutragen. Die Wunde soll maximal auf Niveau der Hautumgebung aufgefüllt werden.
- Die Wunde wird mit einem geeigneten Sekundärverband abgedeckt.

Wechsel
- Bei nekrotischen oder belegten Wunden erfolgt der Wechsel mindestens alle drei Tage, bei sauberen Wunden hängt das Wechselintervall von der Exsudatmenge ab.
- Das Gel kann aus der Wunde durch Spülen mit Ringerlösung, physiologischer Kochsalzlösung oder sterilem Wasser entfernt werden.

Suprasorb G Amorphes Gel

Lohmann & Rauscher

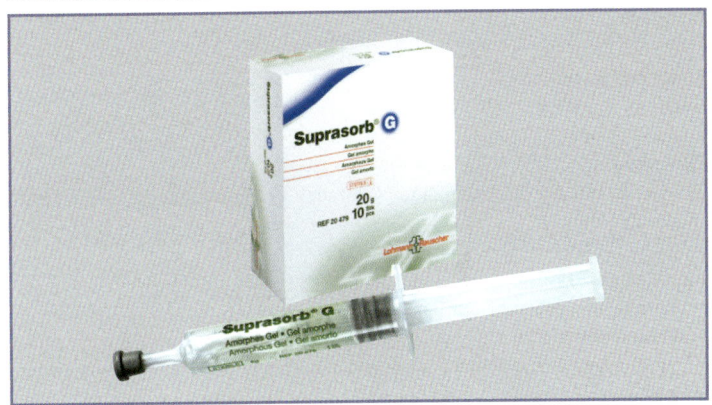

Aufbau / Zusammensetzung

Carboxymethylcellulose-Polymer, Propylenglykol, Natriumcitratpuffer, Wasseranteil 96%.

Verpackungseinheiten

Größen		Stück/Packung	Artikelnummer	PZN
Applikationsspritze	6 g	10	20478	1600593
	20 g	10	20479	1600630

Wirkung

Suprasorb G Amorphes Gel rehydriert trockene, nekrotische Wunden und bindet gleichzeitig überschüssige Exsudatmengen. Dadurch entsteht ein ideal feuchtes Wundmilieu, das die körpereigenen Wundreinigungsprozesse unterstützt: Trockene Nekrosen werden schonend aufgelöst, Gewebetrümmer zuverlässig im Gel eingeschlossen und beim Verbandwechsel sicher aus der Wunde entfernt.

Indikationen

Das Suprasorb G Amorphes Gel, steril, ist für das Auflösen von nekrotischem Gewebe und das Abtragen von Belägen indiziert, vor allem bei tiefen Wunden.

Kontraindikationen

Infizierte Wunden.

Zu beachten

Das Gel ist nur für den einmaligen Gebrauch bestimmt und darf nicht resterilisiert werden.

Applikation

- Wunde wie gewohnt reinigen.
- Blisterpackung an vorgesehener Stelle öffnen.
- Sterile Spritze entnehmen und Schutzkappe vom Spritzenkonus entfernen.
- Gel direkt in die Wunde einbringen.
- Das Suprasorb G Amorphe Gel mit einem geeigneten Verband abdecken (je nach Wundzustand, z.B. mit einem Hydrokolloid oder Folienverband).

Wechsel

- Das Gel kann bis zu 3 Tagen auf der Wunde belassen werden. Der Verbandwechsel muss spätestens dann durchgeführt werden, wenn die Aufnahmekapazität des Sekundärverbandes erschöpft ist.
- Vor dem Auftragen des neuen Verbandes die Wunde durch Spülen (z.B. mit physiologischer Kochsalz- oder Ringerlösung) sorgfältig reinigen.

URGO hydrogel

URGO

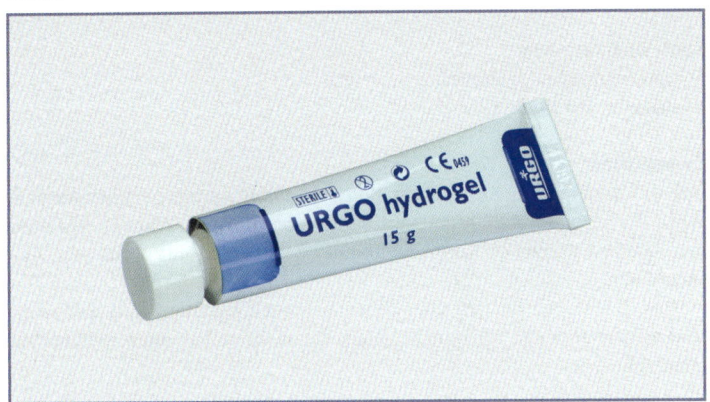

Aufbau/Zusammensetzung
Guargummi, Propylenglykol, Wasseranteil über 80%. Lagerung: Raumtemperatur bis 25 °C.

Verpackungseinheiten

Größen	Stück/Packung	Artikelnummer	PZN
Tube 15 g	10	4102	0300015

Wirkung
URGO hydrogel begünstigt die Selbstreinigung der Wunde, indem es die nekrotischen Hautstellen mit Feuchtigkeit versorgt und so das allmähliche Ablösen des abgestorbenen Gewebes erleichtert. Bei chronischen Wunden (Ulcus cruris, Dekubitus), die in der Granulationsphase nur schwach nässen oder austrocknen, bildet URGO hydrogel ein feuchtes Milieu, das den Heilungsprozess unterstützt.

Indikationen
URGO hydrogel dient der lokalen Versorgung chronischer Wunden (Ulcus cruris, Dekubitus) in der Reinigungs- oder Granulationsphase.

Kontraindikationen
- Verbrennungen 3. Grades.
- Infektionsbedingte Ulzera.

Zu beachten
Das Gel darf auf superinfizierten Wunden nur dann angewendet werden, wenn der Verband täglich erneuert wird! Superinfizierte Wunden bedürfen der täglichen ärztlichen Kontrolle und der Behandlung mit geeigneten Antibiotika.

Das Gel ist nur für den einmaligen Gebrauch bestimmt und darf nicht resterilisiert werden. Tubeninhalt nicht für mehrere Patienten gleichzeitig benutzen!

Applikation
- Vor Gebrauch die Unversehrtheit der Tube überprüfen.
- Anwendung auf nekrotischen Hautstellen:
  - Reinigung der Wunde mit physiologischer Kochsalzlösung.
  - URGO hydrogel 5 mm dick auf die Wunde auftragen und dabei den Kontakt mit gesunden Hautstellen vermeiden.
  - Als Sekundärverband einen extra dünnen Hydrokolloidverband anlegen.
- Anwendung bei chronischen, wenig nässenden Wunden:
  - Reinigen der Wunde mit physiologischer Kochsalzlösung.
  - URGO hydrogel dünn auftragen und mit einem handelsüblichen Hydrokolloidverband abdecken.
  - Darauf achten, dass das Gel nicht mit gesunder Haut in Berührung kommt.

Wechsel
- Bei nekrotischen Wunden wird der Verband alle 2 bis 3 Tage gewechselt. Dabei ist die Wunde jeweils mit physiologischer Kochsalzlösung zu reinigen und nekrotisches Gewebe vorsichtig so zu entfernen, dass weder Blutungen auftreten noch Schmerzen verursacht werden. In den ersten Tagen der Behandlung kann sich die Wunde scheinbar vergrößern. Dies ist normal und dadurch bedingt, dass nekrotisches Gewebe nach und nach entfernt wird.
- Bei chronischen Wunden ist eine Erneuerung des Verbandes im Allgemeinen alle 3 bis 4 Tage erforderlich und richtet sich nach der Stärke des Wundexsudats.

Varihesive Hydrogel

ConvaTec

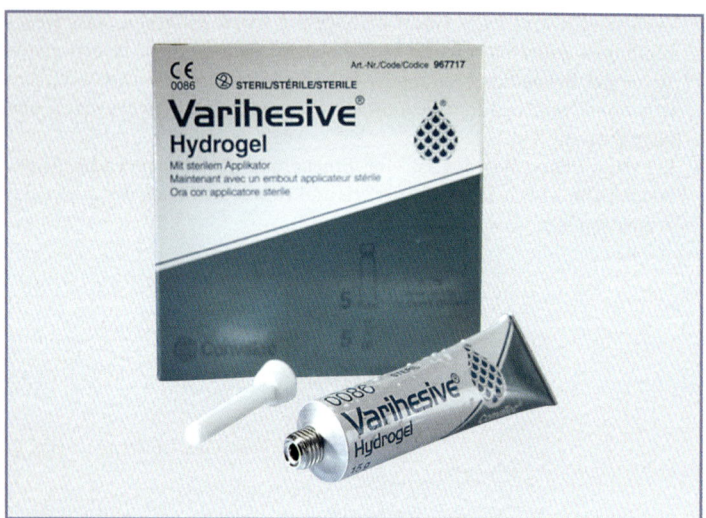

Aufbau / Zusammensetzung
Pektin, Natriumcarboxymethylcellulose, Propylenglykol, Wasser.

Verpackungseinheiten

Größen	Stück/Packung	Artikelnummer	PZN
Tuben à 15 g	5	967717	0040689
	10	967718	0040672

Wirkung
Varihesive Hydrogel unterstützt die natürliche Wundreinigung durch Lösen von nekrotischem Gewebe und Fibrinbelägen. Zum Stillstand gekommene Wundheilung in der Granulations- oder Epithelisierungsphase kann durch Zuführen von Feuchtigkeit wieder angeregt werden.

Indikationen

Versorgung von oberflächlichen und halbtiefen Wunden (wie z.B. Ulcus cruris und Dekubitus) zur Unterstützung der natürlichen Wundreinigung oder zum Befeuchten trockener Wunden. Klinisch infizierte Wunden können mit Varihesive Gel behandelt werden, wenn die Entwicklung der Wunde unter Aufsicht eines Arztes sorgfältig beobachtet wird.

Kontraindikationen

- Bekannte Überempfindlichkeit gegen das Gel oder seine Bestandteile.
- Anwendung wird bei anaeroben Infektionen nicht empfohlen.

Applikation

- Nach dem Reinigen der Wunde und Trocknen der wundumgebenden Haut wird das Gel direkt in die Wunde eingebracht.
- Der beigefügte sterilisierte Applikator kann auf dem Tubenhals befestigt werden und erleichtert das Einbringen des Gels in tiefere Wunden. Die Wunde soll nur bis zum Wundrandniveau und nicht darüber hinaus aufgefüllt werden.
- Durch die Abdeckung mit einem Hydrokolloidverband wird ein optimales feuchtes Wundheilungsmilieu erzeugt.

Wechsel

- Bei belegten, nekrotischen Wunden wird ein Wechsel alle drei Tage empfohlen, bei sauberen, granulierenden Wunden alle sieben Tage.
- Wechsel spätestens, wenn der Sekundärverband undicht wird.

3.4 Hydrokolloide

Beschreibung
Hydrokolloid-Verbände bestehen aus einem dünnen Polyurethan-Film oder einem Schaumstoff, auf dem eine selbstklebende Masse aufgebracht ist. Diese enthält stark quellende Partikel. Dies sind meist Carboxymethylcellulose, Pektin, Karaja-Gummi oder Gelatine, eingebettet in eine Trägersubstanz aus synthetischen Kautschukarten wie Polyisobutylen, die der Masse Elastizität und Klebrigkeit verleihen. Durch die Haftkraft dieser Elastomere können Hydrokolloide ohne zusätzliche Fixierung direkt auf die Wunde geklebt werden. Unter Aufnahme von Exsudat quillt die Hydrokolloidmasse über dem Wundgebiet und bildet ein feuchtes, zähflüssiges Gel, das dort keine Haftkraft mehr besitzt. Je nach Produkt werden die quellenden Partikel mehr oder weniger stark aus der Trägersubstanz herausgelöst. Das entstehende Gel hält die Wundoberfläche feucht und muss beim Verbandwechsel von der Wunde gespült werden.

Vorteile
- Geben Feuchtigkeit ab und unterstützen das autolytische Débridement.
- Aufrechterhalten eines ideal feuchten Wundklimas.
- Schmerzarme Verbandwechsel.
- Selbstklebende Wundauflagen, Sekundärabdeckung nicht notwendig.
- Undurchlässig für Schmutz und Bakterien.
- Duschen ist mit dem Verband möglich.
- Hydrokolloide können bis zu 7 Tagen auf der Wunde bleiben.

Nachteile
- Irritationen oder Allergien der wundumgebenden Haut sind nicht selten.
- Starke Haftung auf trockener Haut. Vorsichtige Ablösung bei empfindlicher Haut!
- Haften schlecht auf feuchter Haut (Schwitzen, Inkontinenz).
- Dickere Kompressen rollen sich vom Rand her auf.
- Geruchsentstehung unter dem Verband möglich.
- Das entstandene Gel kann leicht mit Eiter verwechselt werden.
- Verbandwechsel ist durch das notwendige Entfernen von Gelresten aufwändig.

Indikationen

Hydrokolloid-Verbände werden in unterschiedlichen Schichtdicken von etwa 0,5–2,5 mm angeboten. Entsprechend ihres Exsudataufsaugevermögens sind sie daher für leicht bis stark sezernierende Wunden geeignet. Durch ihre hydroaktiven Eigenschaften sind sie auch in der Lage, fibrinöse, schmierige Beläge aufzuweichen und abzulösen.

Hydrokolloide können in allen Wundheilungsphasen eingesetzt werden.

Kontraindikationen

Hydrokolloide dürfen wegen der relativen Hypoxie unter dem Verband sicherheitshalber nicht bei klinisch infizierten Wunden, Wunden mit freiliegenden Muskeln, Sehnen oder Knochen und bei ischämischen Ulzera eingesetzt werden.

Anwendungsweise

Der selbsthaftende Verband wird nach dem Entfernen der Schutzfolie vorsichtig der Form der Wunde entsprechend angedrückt. Da Körperwärme die Haftkraft des Verbandes erhöht, wird manchmal empfohlen, ihn durch sanftes Andrücken mit flach aufgelegten Händen zu fixieren. Um ein Undichtwerden zu vermeiden, sollte er möglichst faltenfrei aufgebracht und wo nötig (z. B. Gesäßfalte) den Körperformen sorgfältig anmodelliert werden. Für eine ausreichende Haftung sollte der Verband die Wundränder wenigstens 3 cm überlappen und die wundumgebende Haut trocken und fettfrei sein. Bei Bedarf können auch mehrere Verbände überlappend aufgeklebt werden. Eine eventuell notwendige Pflasterfixierung sollte nur an den Rändern der Wundauflage erfolgen.

Verbandwechsel

Das sich auf der Wunde bildende Gel ist durch das Verbandmaterial hindurch als Blase sichtbar. Erreicht die Blase Wundgröße oder läuft das Exsudat aus, muss der Verband gewechselt werden. Bei stärker sezernierenden Wunden kann dies einmal pro Tag notwendig werden, bei mäßig sezernierenden Wunden erfolgt der Wechsel in mehrtägigem (bis zu sieben Tagen) Abstand.

Algoplaque Film

URGO

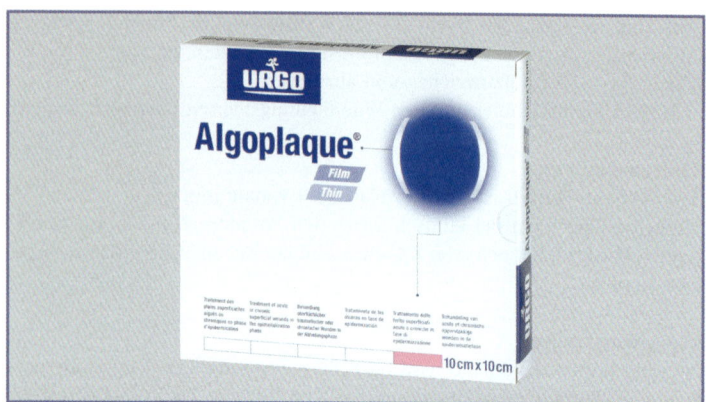

Aufbau/Zusammensetzung
Carboxymethylcellulose, Polyisobutylen, Polyurethan-Film.

Verpackungseinheiten

Größen	Stück/Packung	Artikelnummer	PZN
5 cm × 10 cm	10	5718	7278135
5 cm × 20 cm	10	5726	1602830
10 cm × 10 cm	10	5719	7278106
15 cm × 15 cm	5	5721	7278112
20 cm × 20 cm	5	5722	7278129

Wirkung
Algoplaque Film ist ein selbsthaftender steriler, transparenter, anpassungsfähiger und wasserdurchlässiger Verband aus Hydrokolloiden. Er bildet durch den Kontakt mit der Wunde ein feuchtes Gel, das den Heilungsprozess unterstützt. Algoplaque Film ist transparent und ermöglicht somit die Überwachung der Wunde.

Indikationen
Algoplaque Film dient zur lokalen Versorgung von oberflächlichen Wunden (oberflächliche Ulzera und Druckgeschwüre, traumatische Wunden) sowie von Wunden gegen Ende des Heilungsprozesses und von genähten Wunden.

Um der Bildung von Druckgeschwüren entgegenzuwirken kann Algoplaque Film auch vorbeugend auf gesunder Haut eingesetzt werden.

Kontraindikationen
Infizierte Wunden.

Zu beachten
Nicht bei stark nässenden Wunden einsetzen.

Den Verband nicht stellenweise abheben, etwa zur Wundkontrolle. Dies kann die Haftfähigkeit beeinträchtigen.

Applikation
- Reinigen und Spülen der Wunde z. B. mit physiologischer Kochsalzlösung und anschließendes Trocknen der Wundränder mit einer sterilen Kompresse.
- Die Größe des Verbandes so auswählen, dass der Verband etwa 2 bis 3 cm über die Wunde hinausragt.
- Die Schutzfolie von der Rückseite des Verbandes abziehen und den Verband auf die Wunde auflegen, möglichst ohne die Kleberänder zu berühren und ohne den Verband zu dehnen.
- Den Verband über der Wunde vorsichtig glatt streichen, an den Wundrändern etwas fester andrücken.

Wechsel
- Die Häufigkeit des Verbandwechsels richtet sich nach der Art der Wunde und nach dem Stadium der Wundheilung.
- Im Allgemeinen wird der Verband alle 4 bis 6 Tage erneuert.
- Ein Verbandwechsel sollte nicht innerhalb der ersten 48 Stunden erfolgen.

Algoplaque

URGO

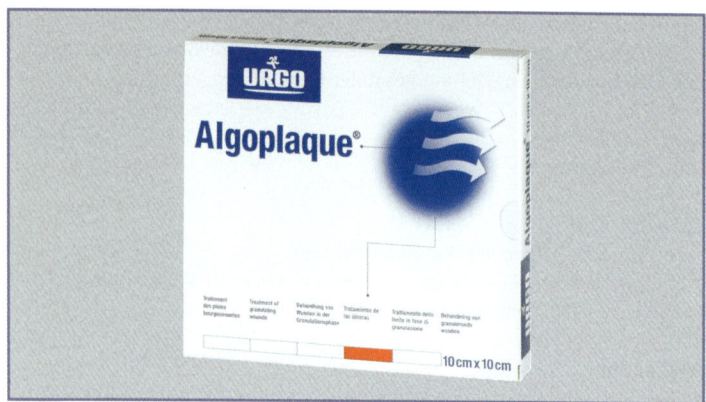

Aufbau / Zusammensetzung
Carboxymethylcellulose, Polyisobutylen, Polyurethan-Film.

Verpackungseinheiten

Größen	Stück/Packung	Artikelnummer	PZN
10 cm × 10 cm	5	5768	7278075
10 cm × 10 cm	10	5769	8589966
10 cm × 10 cm	16	5772	8764783
15 cm × 15 cm	5	5770	7278081
20 cm × 20 cm	5	5771	7278098
Algoplaque Border 10 cm × 10 cm	5	5138	7626731
Algoplaque Sacrum 12 cm × 14 cm	5	5139	7626748

Wirkung
Algoplaque verflüssigt sich in Verbindung mit dem Wundsekret und bildet ein feuchtes Gel. Dies wirkt sich günstig auf die Wundheilung aus. Algoplaque ist ein hypoallergener, flexibler Verband, der sich ausgezeichnet der

Körperform anpasst und besonders für Wunden in Problemzonen geeignet ist. Algoplaque ist transparent und ermöglicht die ständige Beobachtung des Heilungsprozesses und der Gelbildung (Brandwunden, Hautabschürfungen).

Indikationen
Algoplaque dient der lokalen Behandlung von Unterschenkel- und Druckgeschwüren.

Kontraindikationen
Infizierte Wunden.

Zu beachten
Ein Einsatz von Hydrokolloidverbänden bei Diabetikern sollte unter ständiger ärztlicher Kontrolle stattfinden, da Störungen vom Patienten häufig nicht rechtzeitig selbst wahrgenommen werden.

Applikation
- Reinigen und Spülen der Wunde z.B. mit physiologischer Kochsalzlösung und anschließendes Trocknen der Wundränder mit einer sterilen Kompresse.
- Die Schutzfolie von der Rückseite abziehen.
- Den Verband auf die Wunde legen, möglichst ohne die Klebefläche zu berühren.
- Den Verband über der Wunde vorsichtig glatt streichen, an den Wundrändern etwas fester andrücken.

Wechsel
- Auf einer sauberen, von abgestorbenem Gewebe gereinigten Wunde kann der Verband 6 bis 7 Tage verbleiben.
- Der Verbandwechsel sollte häufiger erfolgen, wenn die Wunde sich nicht im Stadium der Selbstreinigung befindet und noch Reste von schwer entfernbarem, abgestorbenem Gewebe anhaften.
- Bei stark nässenden Wunden soll Algoplaque gewechselt werden, sobald Gelmasse über dem Rand des Verbandes auftritt.

Askina Biofilm Transparent

B BRAUN

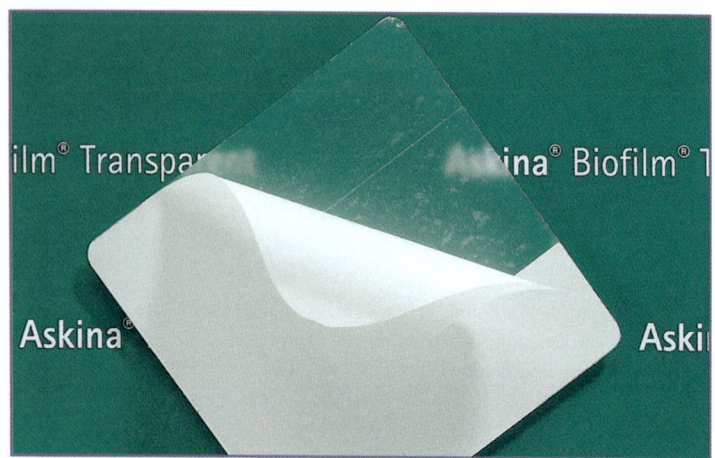

Aufbau / Zusammensetzung
Carboxymethylcellulose, Gelatine, Polyisobutylen, Polyurethan-Film.

Verpackungseinheiten

Größen	Stück/Packung	Artikelnummer	PZN
5 cm × 20 cm	10	F72095	7281077
10 cm × 10 cm	10	F72090	7281048
15 cm × 15 cm	5	F72091	7281054
20 cm × 20 cm	5	F72092	7281060

Wirkung
Askina Biofilm ist eine transparente, hydroaktive, selbsthaftende Wundauflage zur feuchten Wundbehandlung. Askina Biofilm erhält ein feuchtes Wundmilieu, das die physiologischen Heilungsprozesse fördert. Der Verband

ist sehr flexibel und gut durchlässig für Gase, aber nicht für Flüssigkeiten und Bakterien. Der Verband ist transparent und ermöglicht die Beobachtung der Wunde ohne Verbandwechsel.

Indikationen
Behandlung von leicht nässenden, chronischen und akuten Wunden, z. B.
- Oberflächliche chronische Wunden (Ulcus cruris, Dekubitus).
- Oberflächliche akute Wunden (Verbrennungen, Abschürfungen, Spalthautentnahmestellen).
- Postoperative Wunden.
- Chronische Wunden in der Epithelisierungsphase.
- Dekubitusprophylaxe.

Kontraindikationen
- Geschwüre, die durch chronische Infektionen hervorgerufen wurden (Tuberkulose, tiefe Pilzinfektionen, Syphilis).
- Arteriopathien im Stadium IV.
- Bisswunden und tiefe Verbrennungen.

Zu beachten
Wunden mit klinischen Zeichen einer Infektion (Fieber, Eiterbildung, Entzündungszeichen) sollten unter ärztlicher Kontrolle behandelt werden, bevor Askina Biofilm Transparent eingesetzt werden kann.

Applikation
- Wunde mit Ringer- oder physiologischer Kochsalzlösung und sterilen Kompressen reinigen, Wundumgebung trocknen, Salbenreste, Cremes und ölige Substanzen entfernen.
- Größe des Verbandes so wählen, dass er mindestens 2 bis 3 cm über die Wundränder hinausgeht. Reicht die Größe eines Verbandes nicht aus, können auch mehrere Verbände überlappend angewendet werden.
- Das bedruckte Schutzpapier entfernen.

- Verband mit der haftenden Seite auf die Wunde auflegen. Danach äußeres Schutzpapier entfernen und den Verband vorsichtig glatt streichen.
- Eine zusätzliche Fixierung ist nicht erforderlich.
- Askina Biofilm Transparent kann in Verbindung mit einer Kompressionstherapie angewendet werden.

Wechsel
- Askina Biofilm Transparent kann bis zu 7 Tagen auf der Wunde verbleiben.
- Der Verband sollte gewechselt werden, wenn sich eine Gelblase im Verband gebildet hat und ungefähr die Größe der Wunde erreicht hat.
- Bei postoperativen Wunden wird der Verband gewechselt, wenn die Fäden gezogen werden.

Askina Hydro

B BRAUN

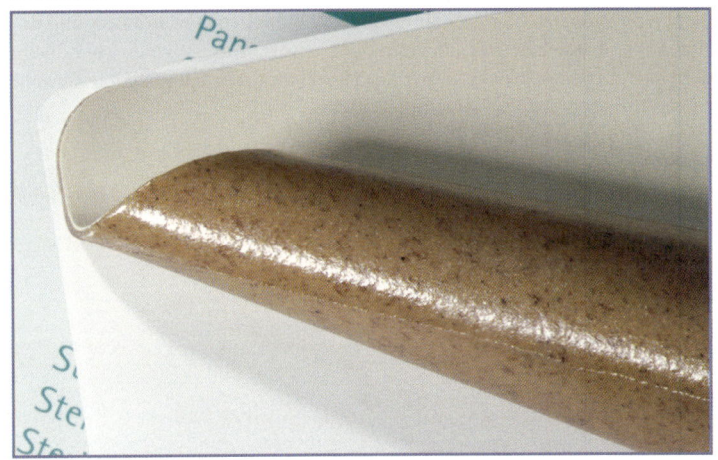

Aufbau / Zusammensetzung
Psyllium Husk, Carboxymethylcellulose, Polyisobutylen, Polyurethan-Schaum.

Verpackungseinheiten

Größen	Stück/Packung	Artikelnummer	PZN
10 cm × 10 cm	5	F72048	0574356
10 cm × 10 cm	10	F72041	0574362
15 cm × 15 cm	5	F72044	0574385
20 cm × 20 cm	5	F72046	0574391

Wirkung
Askina Hydro ist ein anpassungsfähiger, steriler und selbsthaftender Wundverband bestehend aus einer Hydrokolloidschicht (Polyisobutylenmatrix, die ein Carbohydropolymer namens „Psyllium Husk" und Carboxymethyl-

cellulose enthält) und dünnem Polyurethan-Schaum als verstärkendes Material. Askina Hydro absorbiert Wundabsonderungen und ist durchlässig für Sauerstoff und Wasserdampf, aber nicht für Bakterien. Es bildet sich ein zusammenhängendes Gel, das ein feuchtes Wundmilieu gewährleistet und dadurch die natürliche Wundheilung unterstützt. Das gebildete Gel bleibt formstabil, es haftet nicht an der Wunde, so dass das neu gebildete Gewebe beim Entfernen des Verbandes nicht verletzt wird.

Indikationen

Askina Hydro eignet sich für die Behandlung von mittel bis stark nässenden oberflächlichen bis tiefer reichenden Wunden, z. B.

- Spalthautentnahmestellen.
- Dekubitusgeschwüre.
- Venöse Geschwüre an den Beinen.
- Arterielle Geschwüre.
- Verbrennungen ersten und zweiten Grades.
- Abrasionswunden.

Kontraindikationen

- Geschwüre, die durch chronische Infektionen hervorgerufen wurden (Tuberkulose, tiefe Pilzinfektionen, Syphilis).
- Arterielle Verschlusskrankheit im Stadium IV.
- Bisswunden und Verbrennungen dritten Grades.

Zu beachten

Wunden mit klinischen Zeichen einer Infektion (Fieber, Eiterbildung, Entzündungszeichen) sollten unter ärztlicher Kontrolle behandelt werden, bevor Askina Hydro eingesetzt werden kann.

Applikation

- Wunde mit Ringer- oder physiologischer Kochsalzlösung und sterilen Kompressen reinigen, Wundumgebung trocknen, Salbenreste, Cremes und ölige Substanzen entfernen.

- Größe des Verbandes so wählen, dass er mindestens 2 bis 3 cm über die Wundränder hinausgeht. Reicht die Größe eines Verbandes nicht aus, können auch mehrere Verbände überlappend angewendet werden.
- Das bedruckte Schutzpapier entfernen.
- Verband direkt auf die Wunde auflegen und den Verband vorsichtig glatt streichen, die Ränder leicht andrücken.
- Eine zusätzliche Fixierung ist nicht erforderlich.
- Bei venösen Beingeschwüren kann in Verbindung mit der Askina Hydro-Behandlung auf Anweisung des Arztes eine gestaffelte Kompressionstherapie angewandt werden.

Wechsel
- Askina Hydro sollte in einem Zeitraum zwischen 24 Stunden und 7 Tagen gewechselt werden.
- Der Verband sollte gewechselt werden, wenn sich eine weißliche Blase im Verband bildet, die sich zu den Verbandrändern hin ausbreitet, oder wenn überschüssiges Exsudat an den Rändern des Wundverbandes austritt.

CombiDERM

ConvaTec

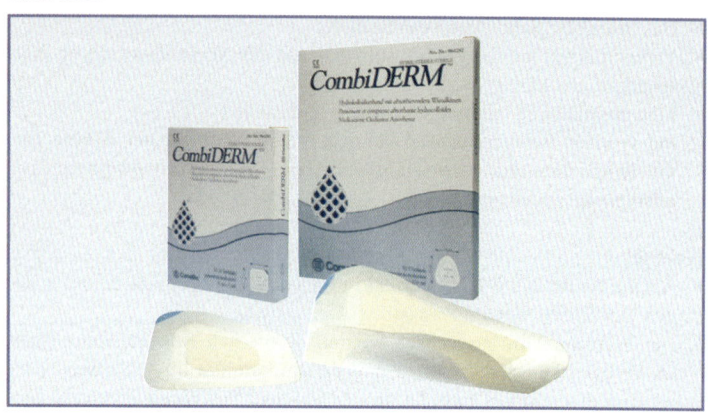

Aufbau/Zusammensetzung

Hydrokolloid-Adhäsivschicht aus Gelatine, Pektin, Carboxymethylcellulose, Polyurethan-Film als Trägerfolie, Wundkissen mit einer Polypropylenauflage, Hydrogranulat aus Cellulose-Polyacrylat.

Verpackungseinheiten

Größen	Stück/Packung	Artikelnummer	PZN
CombiDERM			
5 cm × 5 cm	10	964786	7538777
7,4 cm × 7,4 cm	10	964785	7538760
12,7 cm × 12,7 cm	5	964783	8817628
Tropfenform 8,2 cm × 10,8 cm	5	964787	7538783
Tropfenform 12,7 cm × 15,2 cm	5	964784	8817634
CombiDERM N			
7,5 cm × 7,5 cm	10	969198	0044457
14 cm × 14 cm	10	969200	8643536

Wirkung

CombiDerm ist ein flexibler Verband mit einer extra dünnen Klebeschicht aus Hydrokolloiden. Es besitzt ein zentrales, absorbierendes Wundkissen, das mit einem Polypropylengewebe abgedeckt ist und nicht mit der Wundoberfläche verklebt. Hydrogranulat nimmt extrem viel Flüssigkeit auf und speichert sie im Wundkissen. Mazeration der Wundränder wird vermieden. Es erfolgt keine Gelbildung, der Verband kann rückstandsfrei gewechselt werden. Durch die Polyurethan-Filmoberfläche ist der Verband abwaschbar, für Wasser und Bakterien undurchlässig.

CombiDERM N absorbiert und speichert ebenfalls Wundsekret, hat aber keinen Hydrokolloid-Haftrand.

Durch die Wechselwirkungen der hydrokolloidalen Bestandteile mit dem Wundexsudat entsteht ein feuchtes Milieu. In diesem Milieu können die Wundheilungsprozesse optimal und ungestört ablaufen.

Indikationen

CombiDERM:
- Chronisch nässende Wunden wie z.B. Druckgeschwüre, diabetische Geschwüre, Unterschenkelgeschwüre venöser, arterieller oder anderer Genese.
- Akute Wunden wie Abschürfungen, Platzwunden, Biopsien oder postoperative Wunden.

CombiDERM N:
- Akute und chronische Wunden mit mäßiger bis starker Sekretion.
- Wunden mit geschädigten Hautarealen z.B. durch Cortisongabe, bei Pergament- oder Altershaut, Hautirritationen.
- Chronische Wunden unter Kompressionstherapie.

Kontraindikationen

Bekannte Überempfindlichkeit gegen den Verband oder seine Bestandteile.

Applikation

- Die Wunde und umliegende Hautbereiche durch Spülen reinigen, danach umliegende Hautbereiche sorgfältig trocknen.

- Die Größe des Verbandes so wählen, dass das in der Mitte befindliche absorbierende Wundkissen größer als die Wunde ist. **Den Verband nicht zerschneiden!**
- CombiDERM mit der unteren Seite, in der das Wundkissen eingearbeitet ist, direkt oder bei tiefen Wunden über einen Wundfüller auf die Wunde legen.

Wechsel
- CombiDERM kann bis zu 7 Tage auf der Wunde verbleiben.
- Der Verband sollte gewechselt werden, wenn ein klinischer Grund dafür vorliegt oder spätestens wenn das Wundexsudat über das Wundkissen hinaus oder aus dem Verband austritt.
- Zum Entfernen des Verbandes wird leicht gegen die Haut gedrückt und die blaue Ecke des Verbandes angehoben. Danach werden nach und nach alle Ecken des Verbandes abgelöst und dann der gesamte Verband vorsichtig abgezogen.

Comfeel Plus

Coloplast

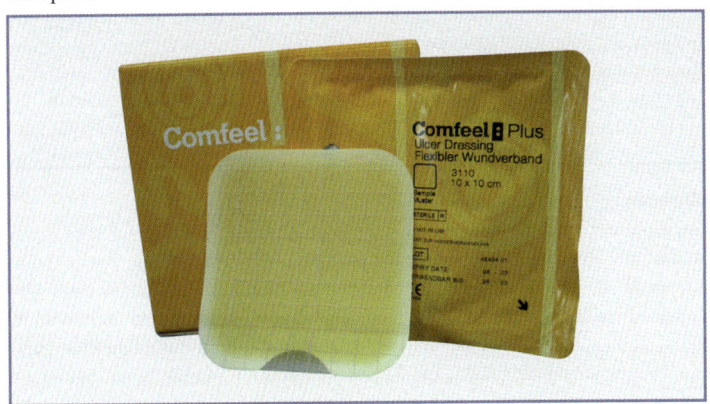

Aufbau / Zusammensetzung
Calciumalginat, Carboxymethylcellulose, synthetisches Blockpolymer, Haftmittel, Plastifizierer. Trägermaterial: Polyurethan-Folie. (Transparenter Verband: **ohne** Calciumalginat)

Verpackungseinheiten

Größen	Stück/Packung	Artikelnummer	PZN
Flexibler Wundverband			
10 cm × 10 cm	15	031105	–
15 cm × 15 cm	5	031150	7210321
20 cm × 20 cm	5	031200	7210338
Transparenter Verband			
5 cm × 7 cm	10	035300	8532305
5 cm × 7 cm	50	035301	6183421
5 cm × 15 cm	10	035470	7453354
5 cm × 25 cm	10	035480	6183450
9 cm × 14 cm	30	035360	6183438
15 cm × 20 cm	10	035420	6183444

Größen	Stück/Packung	Artikelnummer	PZN
Contourierter Verband			
6 cm × 8 cm	5	032800	7210290
9 cm × 11 cm	5	032830	7210309
Druckentlastender Verband (mit Schaumstoffringen aus Polyethylen)			
10 cm rund	10	033530	7210278
15 cm rund	10	033560	7210284
Schmetterlingsform 7 cm	10	033500	7210261

Wirkung

Bei Comfeel Hydrokolloid-Verbänden bleibt auch bei starker Exsudataufnahme die Kohäsion des Verbandes bestehen. Die hydrophobe Polymermatrix zerfließt nicht, wenn sie Feuchtigkeit aufnimmt. Dadurch sinkt das Mazerationsrisiko, es bleiben praktisch keine Gelrückstände in der Wunde. Comfeel Plus Hydrokolloid-Verbände bilden und erhalten ein feuchtes, thermostabiles Wundmilieu, das die Regeneration des Gewebes beschleunigt.

Indikationen

Comfeel Plus Flexibler Wundverband:
- Sekundär heilende Wunden.
- Wenig bis mittelstark exsudierender Dekubitus und Ulcus cruris.
- Verbrennungen 1. und 2. Grades.
- Spalthautentnahmestellen.
- Postoperative Wunden.
- Hautabschürfungen.

Comfeel Plus Transparenter Wundverband:
- Oberflächliche, akute Wunden mit geringem Exsudat.
- Verbrennungen 1. und 2. Grades.
- Spalthautentnahmestellen.
- Postoperative Wunden.
- Abschürfungen.
- Chronische Wunden im letzten Heilungsstadium.

Comfeel Plus Druckentlastender Wundverband:
- Behandlung und Prophylaxe von Dekubitus.

Comfeel Plus Contourierter Wundverband:
- Zur Versorgung von Dekubitus an schwierig zu verbindenden Stellen, wie Ferse, Ellenbogen oder Sacrum.

Kontraindikationen
- Komplizierte, diabetische, ischämische Wunden z. B. bei Amputationsgefahr.
- Bisswunden.
- Verbrennungen 3. Grades, tiefe Wunden mit freiliegenden Knochen, Muskeln oder Sehnen.
- Patienten mit Allergie gegen Inhaltsstoffe.
- Comfeel Plus Druckentlastenden Wundverband nicht bei tiefen, unterminierten Ulzera verwenden.

Zu beachten
Wunden mit klinischen Zeichen einer Infektion sollten vom Arzt behandelt werden, bevor Comfeel Plus Verbände angewendet werden.
Vor längeren Strahlenbehandlungen (Röntgen, Ultraschall, Diathermie, CT, Mikrowellen) sollten Comfeel Plus Wundverbände entfernt werden.

Applikation
- Die Wunde mit Ringerlösung, physiologischer Kochsalzlösung oder sterilem Wasser spülen.
- Die Größe des Verbandes so wählen, dass er 1 bis 2 cm über die Wundränder übersteht.
- Schutzfolie entfernen.
- Den Verband auf die Wunde legen und vorsichtig andrücken.

Wechsel
- Wenn Comfeel Plus Wundverbände Wundsekret absorbieren, entsteht ein weißliches Gel.
- Comfeel soll gewechselt werden, wenn sich das durch die Absorption gebildete Gelkissen den Verbandrändern nähert. Bei Undichtigkeit ist der Verband immer zu wechseln.
- Beim Gebrauch des Druckentlastenden Verbandes soll die Dicke des Schaumstoffes regelmäßig kontrolliert werden. Der Verband muss gewechselt werden, wenn der Schaumstoff auf die Hälfte seiner ursprünglichen Dicke zusammengepresst ist.

Comfeel Paste und Puder (steril)

Coloplast

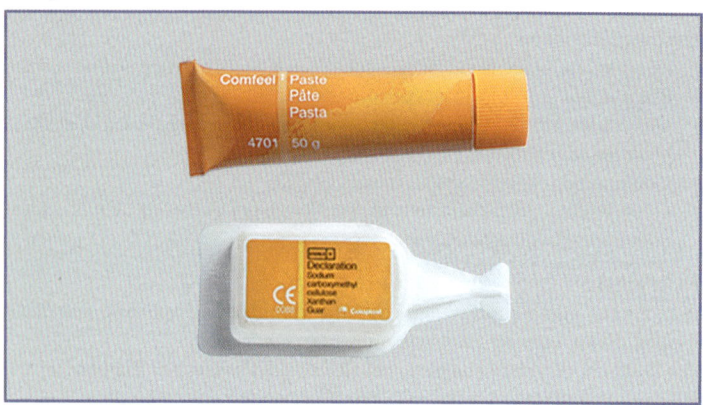

Aufbau/Zusammensetzung
Comfeel Paste:
Carboxymethycellulose-Natrium synthetisches Blockpolymer, Guar Gum, Cetystearylalkohol, Vaseline, Paraffin.

Comfeel Puder:
Carboxymethycellulose-Natrium, Guar Gum, Xanthan Gum.

Verpackungseinheiten

Größen	Stück/Packung	Artikelnummer	PZN
Comfeel Paste			
Tube á 50 g	1	047010	3965465
Portionspackungen á 12 g	8	047081	7155906
Comfeel Puder			
Blisterkapseln á 6 g	10	047060	3965519

Wirkung

Comfeel Paste und Puder sind Ergänzungen zum gewählten Comfeel Plus Wundverband. **Comfeel Paste** dient dazu, ein Zusammenfallen von unterminierten Wunden zu vermeiden. **Comfeel Puder** ist hoch saugfähig. Dadurch kann er die Tragezeit des Wundverbandes verlängern.

Indikationen

- **Comfeel Paste** wird zur Behandlung von tiefen, schwach exsudierenden Wunden, trockenen Wunden oder mit Nekrosen belegten Wunden verwendet. Dadurch erhält die Wunde eine zusätzliche Festigkeit und zwischen Wundbett und Verband wird ein Kontakt hergestellt.
- **Comfeel Paste** sollte immer zusammen mit einem Comfeel Plus Wundverband verwendet werden, um ein feuchtes Wundmilieu zu gewährleisten.
- **Comfeel Puder** wird auf oberflächlichen, stark exsudierenden Wunden verwendet.

Kontraindikationen

- Komplizierte, diabetische, ischämische Wunden z. B. bei Amputationsgefahr.
- Bisswunden.
- Verbrennungen 3. Grades, tiefe Wunden mit freiliegenden Knochen, Muskeln oder Sehnen.
- Patienten mit Allergie gegen Inhaltsstoffe.

Zu beachten

Wunden mit klinischen Zeichen einer Infektion sollten vom Arzt behandelt werden, bevor Comfeel Paste und Puder angewendet werden.

Vor längeren Strahlenbehandlungen (Röntgen, Ultraschall, Diathermie, CT, Mikrowellen) sollten Comfeel Paste und Puder entfernt werden.

Applikation

- Die Wunde wird zu etwa einem Drittel mit **Comfeel Paste** aufgefüllt. Zum vollständigen Entleeren wird der Tubenschlüssel verwendet. Bei Verwendung der Einzeldosis wird die Paste an einer Ecke herausgedrückt.

- Bei **Comfeel Puder** wird vorsichtig auf die Blisterpackung gedrückt, um den Puder ins Wundbett zu blasen.
- **Comfeel Puder** wird zusammen mit einem Comfel Plus Wundverband verwendet, um die Tragezeit des Verbandes zu verlängern.

Wechsel
Comfeel Paste und Comfeel Puder sollten zusammen mit dem Wundverband gewechselt werden.

Hydrocoll

Paul Hartmann

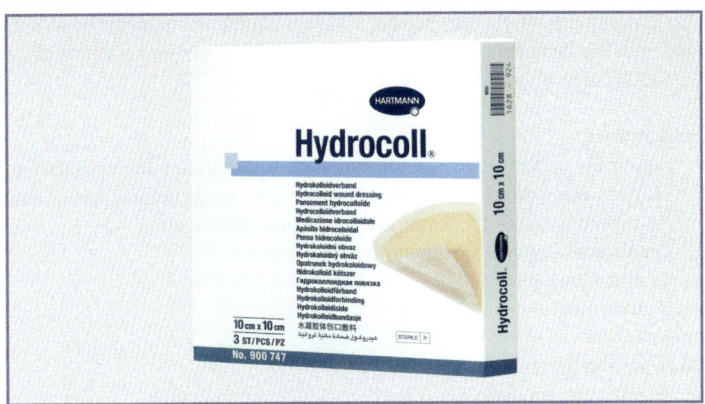

Aufbau / Zusammensetzung

Natriumcarboxymethylcellulose, synthetisches Elastomer, Klebkraftvermittler auf pflanzlicher Basis, Paraffinöl. Trägermaterial: Polyurethan-Folie.

Verpackungseinheiten

Größen	Stück/Packung	Artikelnummer	PZN
Hydrocoll			
5 cm × 5 cm	10	900740	1690633
7,5 cm × 7,5 cm	10	900742	1690656
10 cm × 10 cm	10	900744	4419865
15 cm × 15 cm	5	900748	4419871
20 cm × 20 cm	5	900749	7547658
Hydrocoll concave 8 cm × 12 cm	10	900756	1690745
Hydrocoll sacral 12 cm × 18 cm	5	900755	7547664
Hydrocoll thin			
7,5 cm × 7,5 cm	10	900757	1690751
10 cm × 10 cm	10	900758	7547670
15 cm × 15 cm	5	900760	7547687

Wirkung

Hydrocoll ist ein selbsthaftender, schmutz- und wasserabweisender Verband. Bei Aufnahme von Wundexsudat durch das Hydrokolloid kommt es zur Bildung eines Gels, das für ein feuchtes Wundmilieu sorgt. Hydrocoll lässt sich in einem Stück ablösen, in der Wunde verbleiben praktisch keine Gelrückstände.

Indikationen

- Gering bis mäßig sezernierende Wunden, insbesondere bei chronischen Wunden mit schlechter Heilungstendenz und langwierigem Granulationsaufbau wie z.B. Ulcus cruris oder Dekubitalgeschwür.
- Zur Versorgung von Verbrennungen 2. Grades.
- Spalthautentnahmestellen.
- Hautabschürfungen.

Kontraindikationen

- Wunden mit freiliegenden Knochen, Muskeln und Sehnen.
- Klinisch infizierte Wunden.
- Durch mykotische Infektionen manifestierte Geschwüre.
- Brandwunden 3. Grades.

Applikation

- Hydrocoll sollte auf jeder Seite mindestens 1 cm größer sein als die Wunde.
- Schutzpapier abziehen, Hydrocoll auf die Wunde legen und an den Rändern vorsichtig andrücken.

Wechsel

- Hydrocoll kann bis zu 7 Tage auf der Wunde bleiben.
- Hydrocoll soll gewechselt werden, wenn eine sichtbare Verfärbung des Verbandes entstanden ist und die Blasenbildung etwa die Größe der Wunde erreicht hat.

Nobacolloid
Nobacolloid transparent

NOBA

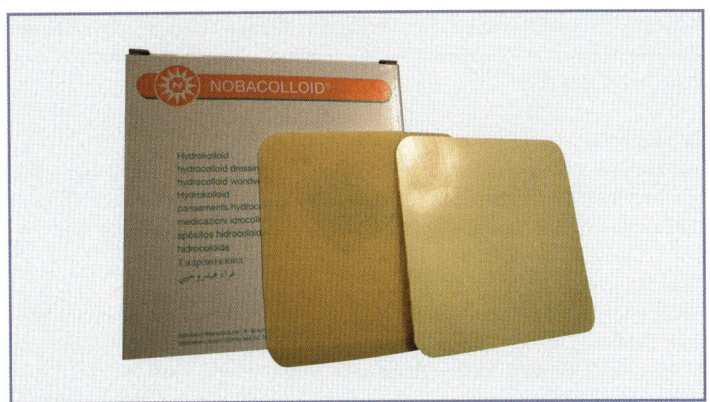

Aufbau/Zusammensetzung

Carboxymethylcellulose, Polyisobutylenmatrix, Polyurethan-, Polyester-Vlies.
Transparent: Carboxymethylcellulose, Polyisobutylenmatrix, Gelatine, Polyurethan-Trägerfolie.

Verpackungseinheiten

Größen	Stück/Packung	Artikelnummer	PZN
Nobacolloid			
10 cm × 10 cm	5	790110	0985711
15 cm × 15 cm	5	790115	0985728
20 cm × 20 cm	5	790120	0985740
Nobacolloid transparent			
10 cm × 10 cm	5	791110	0985757
15 cm × 15 cm	5	791115	0985763
20 cm × 20 cm	5	791120	0985786

Hydroaktive Wundauflagen – Hydrokolloide

Wirkung
Nobacolloid ist ein hydroaktiver, selbsthaftender Wundverband zur feuchten Wundbehandlung. Die körpereigene Wundreinigung wird unterstützt, das ideal feuchtwarme Wundmilieu aufgebaut und damit die natürliche Wundheilung gefördert. Nobacolloid ist durchlässig für Gase aber nicht für Flüssigkeiten und Bakterien. Der Verband verklebt nicht mit der Wunde und ermöglicht einen schmerzlosen Verbandwechsel ohne Schädigung von neugebildetem Gewebe.

Zu beachten
Nobacolloid transparent ermöglicht die Beobachtung der Wunde ohne Verbandwechsel. Der Verband ist sehr flexibel und daher besonders geeignet für Körperstellen, die erhöhter Reibung und Bewegung ausgesetzt sind.

Indikationen
Nobacolloid wird eingesetzt bei mittel bis stark nässenden Spalt- oder Vollhautwunden, z.B.
- Venöse Geschwüre an den Beinen.
- Arterielle Geschwüre.
- Dekubitalgeschwüre.
- Verbrennungen ersten und zweiten Grades.
- Spalthautentnahmestellen.
- Abrasionswunden.

Nobacolloid transparent wird verwendet bei leicht nässenden, chronischen und akuten Hautwunden, z.B.
- Oberflächliche chronische Wunden (Ulcus cruris, Dekubitus).
- Oberflächliche akute Wunden (Verbrennungen, Abschürfungen, Spalthautentnahemstellen).
- Postoperative Wunden.
- Chronische Wunden in der Epithelisierungsphase.
- Dekubitusprophylaxe.

Nobacolloid kann in Verbindung mit einer Kompressionstherapie angewendet werden.

Kontraindikationen
▶ Geschwüre infolge chronischer Infektionen (Tuberkulose, tiefe Pilzinfektionen, Syphilis).
▶ Arterielle Verschlusskrankheit im Stadium IV.
▶ Bisswunden und Verbrennungen dritten Grades.

Wunden mit klinischen Zeichen einer Infektion (Fieber, Eiterbildung, Entzündungszeichen) sollten unter ärztlicher Kontrolle behandelt werden, bevor Nobacolloid eingesetzt werden kann.

Anwendung
▶ Wunde mit Ringer- oder physiologischer Kochsalzlösung und sterilen Kompressen reinigen.
▶ Wundumgebung trocknen.
▶ Salbenreste, Cremes und ölige Substanzen entfernen.
▶ Größe des Verbandes so wählen, dass er mindestens 2–3 cm über die Wundränder hinausgeht. Reicht die Größe eines Verbandes nicht aus, so können mehrere Verbände überlappend angewendet werden.
▶ Schutzpapier entfernen. Verband mit der haftenden Seite auf die Wunde auflegen. Danach äußeres Schutzpapier entfernen und den Verband vorsichtig glattstreichen.
▶ Eine zusätzliche Fixierung ist nicht erforderlich.

Wechsel
▶ Nobacolloid kann bis zu sieben Tagen auf der Wunde verbleiben.
▶ Der Verband sollte gewechselt werden, wenn sich eine Gelblase im Verband gebildet hat und ungefähr die Größe der Wunde erreicht hat. Sollte überschüssiges Exsudat an den Wundrändern austreten, sollte der Verband unverzüglich gewechselt werden.
▶ Den Verband vorsichtig abziehen.
▶ Verbliebenes nekrotisches Gewebe oder Gel mit Hilfe von Spülungen (sterile Kochsalzlösung oder Ringerlösung) und feuchten Kompressen von der Wunde entfernen.

Restore

Hollister

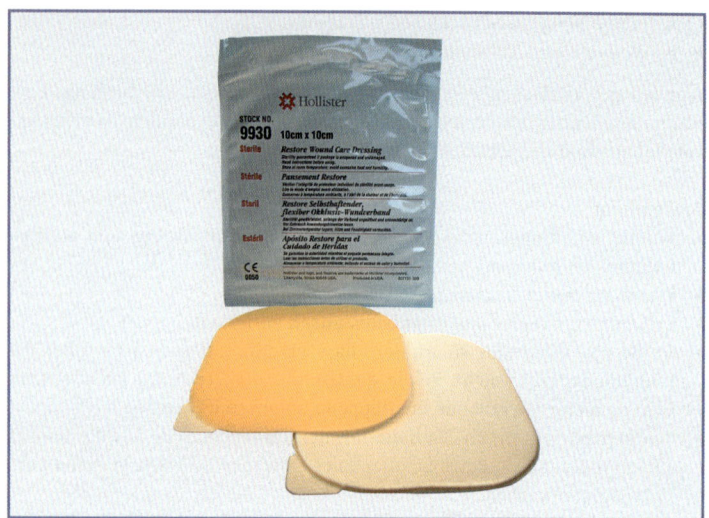

Aufbau / Zusammensetzung
Gelatine, Cellulose, Pektin, Fasermaterial (Baumwolle), Polyisobutylen.

Verpackungseinheiten

Größen	Stück/Packung	Artikelnummer	PZN
Restore Wundverband			
10 cm × 10 cm	5	9930	–
20 cm × 20 cm	3	9935	–
Restore CX spezial Wundverband			
10 cm × 10 cm	5	9931	–
20 cm × 20 cm	3	9936	–

Wirkung
Restore ist ein steriler Okklusivverband mit geschmeidiger Außenseite, die gegenüber Mikroorganismen, Urin, Exkrementen undurchlässig ist. Die selbsthaftende Innenschicht sorgt für eine feuchte Wundumgebung, wobei überschüssiges Exsudat absorbiert wird, um einen Flüssigkeitsstau zu verhindern.

Indikationen
Versorgung von Hautgeschwüren und partiell belegten Wunden mit mäßigem Exsudat. **Restore CX** ist u. a. zur Wundversorgung am Kreuzbein und Steißbein ausgelegt.

Kontraindikationen
- Akute Gefäßentzündung.
- Geschwüre, die sich auf die Muskeln, Sehnen oder Knochen ausdehnen.
- Patienten mit schwerwiegenden systemischen Infektionen.
- Akute lokale Infektion im Bereich der Wunde (Erytheme, Zellgewebsentzündung, eitriger Ausfluss).

Applikation
- Den Verband so wählen, dass er mindestens 25 mm über den Wundrand hinausreicht. Dabei können die Verbände zugeschnitten werden oder so angebracht werden, dass sie sich teilweise überlappen.
- Bedruckte Schutzfolie entfernen, ohne die Haftränder zu berühren.
- Den Verband zentriert auf die Wunde legen, glätten und vorsichtig 30 bis 60 Sekunden andrücken, um die bestmögliche Haftung zu gewährleisten.

Wechsel
Den Verband wechseln, wenn:

- Exsudat am Rand durchsickert.
- Das aufgenommene Exsudat zu einer weißlichen Verfärbung des Verbandes über der Wunde führt und sich die Ränder des Verbandes lösen.
- Die Haut empfindlich wird und Infektionszeichen bestehen.
- Keine klinische Notwendigkeit mehr für den Verband besteht.
- 7 Tage verstrichen sind.

Suprasorb H Hydrokolloid

Lohmann & Rauscher

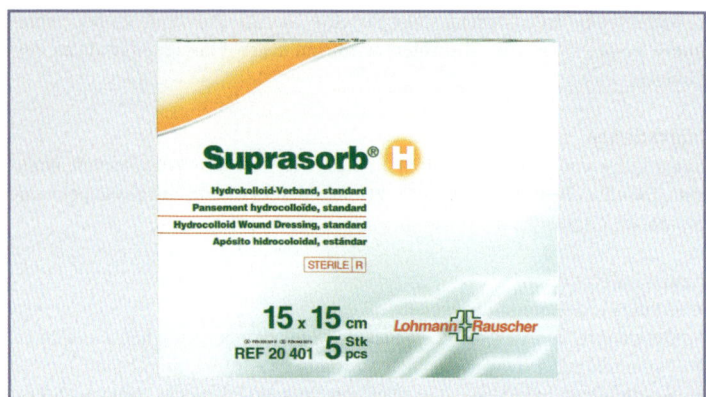

Aufbau / Zusammensetzung
Carboxymethylcellulose u. a., Polyisobutylen-Elastomernetzwerk, Polyurethan-Folie.

Verpackungseinheiten

Größen	Stück/Packung	Artikelnummer	PZN
Suprasorb H Hydrokolloid standard			
10 cm × 10 cm	5	20400	0432656
15 cm × 15 cm	5	20401	0432679
20 cm × 20 cm	5	20402	0432828
14 cm × 16 cm (Sacrum)	5	20430	0432900
14 cm × 14 cm (Border)	5	20420	0432892
Suprasorb H Hydrokolloid dünn			
5 cm × 10 cm	10	20410	0432834
5 cm × 20 cm	10	20411	0432840
10 cm × 10 cm	10	20412	0432857
15 cm × 15 cm	5	20413	0432863
20 cm × 20 cm	5	20414	0432886

Suprasorb H Hydrokolloid

Wirkung
Suprasorb H Hydrokolloid-Verband ist ein selbsthaftender, gelartiger, semiokklusiver Hydrokolloid-Verband, der die Heilung von Problemwunden wie Dekubitalgeschwüre und Ulzera fördert. Der Verband bildet in Verbindung mit dem Wundsekret ein Gel und schafft somit günstige Bedingungen für eine optimale Heilung.

Indikationen
Zur Anwendung bei leicht bis mittel sezernierenden, oberflächlichen Wunden wie z. B. Druckgeschwüre, arterielle Geschwüre, venöse Unterschenkelgeschwüre, diabetische Geschwüre, Spalthautentnahmestellen.

Suprasorb extra dünn ist für schwach sezernierende Wunden geeignet.

Kontraindikationen
Infizierte Wunden.

Applikation
- Die Wunde reinigen und mit einer Kompresse trockentupfen.
- Schutzfolie entfernen.
- Suprasorb H Hydrokolloid-Verband auf die Wunde auflegen, möglichst ohne die Klebeflächen zu berühren.
- Verband auf der Wunde glatt streichen und die Ränder vorsichtig festdrücken.

Wechsel
- Auf einer sorgfältig gereinigten Wunde, von der alle nekrotischen Gewebsreste entfernt wurden, kann der Verband 5 bis 7 Tage verbleiben.
- Bei Wunden, die noch nicht vollständig gereinigt sind, muss der Verband öfters gewechselt werden.
- Der Verband muss gewechselt werden, wenn in den Randbereichen Gel austritt.

SureSkin II

medi Bayreuth

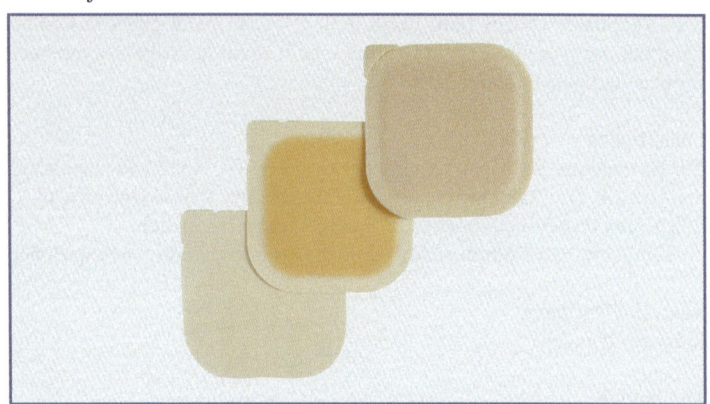

Aufbau / Zusammensetzung
Natriumcarboxymethylcellulose, synthetisches Harz, Silikon u. a.
Trägermaterial: Polyurethan-Folie, bzw. Polyurethan-Schaum.

Verpackungseinheiten

Größen	Stück/Packung	Artikelnummer	PZN
Border			
5 cm × 5 cm	20	8950001	2430673
10 cm × 10 cm	10	8950002	2430733
15 cm × 15 cm	5	8950003	2430756
20 cm × 20 cm	5	8950004	2430762
Sakral	5	8950005	2430779
Ferse/Ellbogen	5	8950006	2430785
Thin			
5 cm × 5 cm	20	8951001	2430791
10 cm × 10 cm	10	8951002	2430816
15 cm × 15 cm	5	8951003	2430822

Größen	Stück/Packung	Artikelnummer	PZN
Standard			
10 cm × 10 cm	5	8952002	2430839
20 cm × 20 cm	5	8952004	2430845

Wirkung

Die sterilen Hydrokolloid-Wundverbände SureSkin II fördern die lokale Wundheilung in einer ideal feuchten Umgebung. Es kommt zu einer Wechselwirkung zwischen dem Verbandmaterial und dem Wundexsudat, die zur Bildung eines weichen Gels führt. Aufgrund der einzigartigen Zusammensetzung wird dieses Gel nahezu vollständig mit dem Verband entfernt. **SureSkin II Border** ist flexibel und mit einer reibungsarmen Deckschicht versehen und weist rundum abgeflachte Ränder auf. Diese Ränder bestehen ebenfalls aus hautfreundlichem hydrokolloiden Material. **SureSkin II Standard** mit einer Rückseite aus Schaumstoff weist bis zum Rand hin gleichmäßig dicke und abgerundete Ecken auf. Das semi-transparente **SureSkin II Thin** ist hochflexibel und weist eine reibungsarme Deckschicht auf. Es erlaubt eine mühelose Kontrolle des Heilungsverlaufes und zwar ohne Entfernen des Verbandes.

Indikationen

SureSkin II Border und **Standard** sind in erster Linie indiziert bei leichten bis mittleren exsudativen Druck- und Unterschenkelgeschwüren. **SureSkin II Thin** ist für oberflächliche, trockene und leicht exsudierende Wunden, postoperative Wunden, oberflächliche Wunden, und Hautabschürfungen indiziert. Es ist ebenfalls nützlich bei kleineren Wunden gegen Ende des Heilungsprozesses.

Kontraindikationen

Hautulzerationen unter Beteiligung von:

- Muskeln, Sehnen und freiliegenden Knochen.
- Infektionen wie Tuberkulose, Syphilis oder tiefen Pilzinfektionen.
- Verbrennungen 3. Grades.
- Wunden mit hohem Infektionsrisiko (z.B. diabetische Ulzera).
- Klinisch infizierten Wunden.

Applikation
- Die Wunde mit physiologischer Kochsalzlösung, Ringerlösung oder sterilem Wasser spülen/säubern.
- Einen Verband passender Größe und Form auswählen. Der Verband sollte die Wundränder mindestens 1,5 bis 2,0 cm überlappen.
- Nach Anlegen des Verbandes sicherstellen, dass die Ränder vollständig haften.
- Nun die Hand eine Minute auf den Verband legen, um ihn auf Körpertemperatur zu erwärmen. Durch diese Maßnahme wird die Haftwirkung des Verbandes (Adhäsion) verbessert.
- Gelegentlich kann es notwendig sein, den Verband zusätzlich rundum mit medizinischem Klebeband zu befestigen.

Wechsel
- Der Verband sollte so lange wie möglich auf der Wunde verbleiben. Im Falle eines Auslaufens von Wundexsudat oder Hydrokolloidmaterial sollte der Verband umgehend gewechselt werden. Den Verband nach spätestens 7 Tagen oder wenn die Grenze des Aufnahmevermögens (Blasenbildung in der Mitte des Verbandes) erreicht ist, wechseln.
- Zum Entfernen des Verbandes die Haut etwas hinunterdrücken und den Verband vorsichtig an einer Ecke beginnend vorsichtig anheben. Zur Mitte hin von der Wunde abziehen, bis der ganze Verband entfernt ist.
- Wenn notwendig reinigen/spülen. Generell ist es nicht notwendig, alle auf der umgebenden Haut verbleibenden Verbandmaterialreste zu entfernen, da diese harmlos sind.

Tegasorb

3M Medica

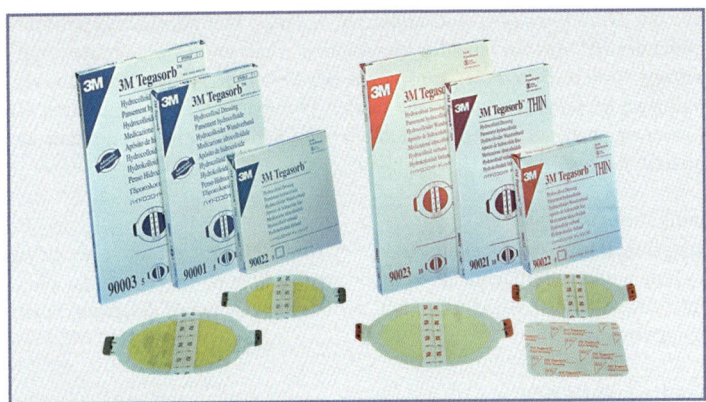

Aufbau/Zusammensetzung
Carboxymethylcellulose, Polymermatrix aus Polyisobutylen, Polyisopren.
Trägermaterial: Polyurethan-Folie.

Verpackungseinheiten

Größen	Stück/Packung	Artikelnummer	PZN
Tegasorb			
oval 7 cm × 9 cm	5	90001	7428126
oval 10 cm × 12 cm	5	90003	7428132
oval 17 cm × 14 cm	3	90004	7428149
quadratisch 10 cm × 10 cm	5	90002	7428155
quadratisch 15 cm × 15 cm	3	90005	7128161
Tegasorb THIN			
oval 7 cm × 9 cm	10	90021	4999880
oval 10 cm × 12 cm	10	90023	4999905
oval 17 cm × 14 cm	6	90024	4999911
quadratisch 10 cm × 10 cm	5	90022	4999897
quadratisch 15 cm × 15 cm	3	90025	4999928

Wirkung
Tegasorb ist ein steriler, hypoallergener Hydrokolloid-Verband, der für Wasserdampf, aber nicht für Wasser und Bakterien durchlässig ist. Er reagiert mit der Wundflüssigkeit und bildet ein weiches, halbtransparentes, absorbierendes Gel, das ein feuchtes Wundmilieu erhält und damit den Heilungsprozess fördert. Durch die Transparenz der Verbände können die Wundverhältnisse beobachtet werden. Die ovalen Wundverbände können durch die Klebezone auch an schwer zu verbindenden Stellen schnell und sicher appliziert werden.

Indikationen
Tegasorb ist für stark exsudierende, **Tegasorb Thin** für schwach bis mäßig exsudierende, oberflächliche Wunden geeignet, z. B. Ulcera cruris, oberflächliche Wunden, Abschürfungen, Verbrennungen 1. und 2. Grades, Spalthautentnahmestellen.

Kontraindikationen
Keine Angaben des Herstellers.

Zu beachten
- Tegasorb darf bei klinischen Zeichen einer Wundinfektion nur unter ärztlicher Aufsicht eingesetzt werden.
- Bei der Behandlung muss ein Arzt hinzugezogen werden, wenn sich die Wunde nach dem ersten Verbandwechsel vergrößert, Reizungen oder Mazerationen der wundumgebenden Haut, Hypergranulationen oder keine Anzeichen einer Abheilung auftreten.

Applikation
- Vermehrten Haarwuchs entfernen, um ein späteres schmerzhaftes Abnehmen des Verbandes zu vermeiden.
- Die Wunde reinigen und anschließend die Haut trocknen lassen.
- Die Größe des Verbandes so wählen, dass der Verband 2,5 cm über die Wundränder hinausreicht.
- Die obere Abdeckfolie von der Rückseite des Verbandes abziehen.

- Die Papierabdeckfolie vom Verband abziehen, möglichst ohne die Klebefläche zu berühren.
- Den Verband auf die Wunde legen und von innen nach außen glatt streichen, aber nicht dehnen.
- Die Verbandränder können mit Pflasterstreifen zusätzlich fixiert werden.

Wechsel
- Der Verband kann bis zu 7 Tage auf der Wunde verbleiben.
- Der Verband muss gewechselt werden, wenn er undichte Stellen aufweist oder abfällt.
- Vorsichtig die Verbandränder von der Haut hochziehen. Wenn sich der Verband nur schwierig anheben lässt, kann ein kleines Stück normalen Rollenpflasters auf den Rand aufgebracht und der Verband mit diesem Pflaster angehoben werden.
- Die Ränder weiterhin hochziehen, bis sie von der Hautoberfläche entfernt sind.
- Den Verband langsam abziehen und gleichzeitig übereinander legen. Den Verband vorsichtig in die Richtung des Haarwuchses ziehen.

Traumasive

Hexal

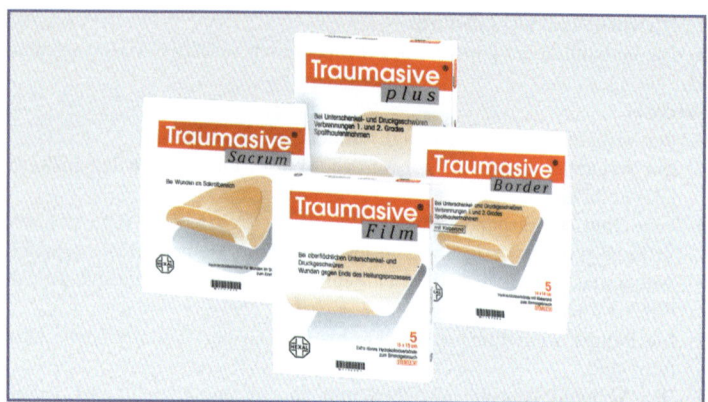

Aufbau / Zusammensetzung
Carboxymethylcellulose, Polyisobutylen, Polyurethan-Film.

Verpackungseinheiten

Größen	Stück/Packung	Artikelnummer	PZN
Traumasive plus			
10 cm × 10 cm	5	8455354	8455354
10 cm × 10 cm	10	8704278	8704278
15 cm × 15 cm	5	8545360	8545360
20 cm × 20 cm	5	8601058	8601058
Border 14 cm × 14 cm	5	1797006	1797006
Sacrum 14 cm × 16 cm	5	1797012	1797012
Traumasive Film			
5 cm × 10 cm	10	1796969	1796969
10 cm × 10 cm	10	1796975	1796975
15 cm × 15 cm	5	1796981	1796981
20 cm × 20 cm	5	1796998	1796998

Wirkung
Bei Traumasive Wundauflagen ist auf die selbsthaftende Polyurethan-Unterlage eine Schicht aufgetragen, die aus natürlichen Hydrokolloiden besteht. Sie verbindet sich mit dem Wundsekret zu einem Gel, das nicht mit der Wundfläche verkleben kann. Durch die luft- und wasserdampfdurchlässige Struktur des Gels werden günstige Vorraussetzungen für den Heilungsprozess geschaffen. Reizungen der Wundfläche und Verletzungen des neugebildeten Gewebes werden bei einem Verbandwechsel vermieden.

Traumasive ist wasserundurchlässig und kann daher auch beim Baden und Duschen getragen werden.

Indikationen
Traumasive plus ist geeignet für die Versorgung von nässenden Wunden wie z. B.
- Unterschenkelgeschwüre (z. B. verursacht durch venöse Stauungen, Durchblutungsstörungen, Zuckerkrankheit oder Verletzungen).
- Druckgeschwüre (Dekubitus).
- Verbrennungen 1. + 2. Grades.
- Spalthautentnahmestellen.

Traumasive Film
- Oberflächliche Unterschenkelgeschwüre.
- Oberflächliche Druckgeschwüre (Dekubitus).
- Abschürfungen.
- Gegen Ende des Heilungsprozesses.
- Genähte Wunden.

Hinweise
- Wenn bei der Reinigung Muskeln, Knochen oder Sehnen sichtbar werden, darf die Wundversorgung mit Traumasive nur unter ärztlicher Aufsicht fortgesetzt werden.
- Falls sich unter Traumasive eine Wundinfektion entwickelt, sollte sofort ein Arzt aufgesucht werden, der den Wundzustand beurteilen und entsprechende Maßnahmen einleiten kann.
- Unterschenkel- und Druckgeschwüre sollten unter Anleitung medizinisch geschulten Fachpersonals mit Traumasive versorgt werden.

Kontraindikationen
- Geschwüre als Folge infektiöser Erkrankungen (z. B. Tuberkulose, Syphilis, tiefreichende Pilzinfektionen).
- Verbrennungen 3. Grades.
- Infizierte Wunden.
- **Traumasive Film:** stark nässende Wunden.

Applikation
- Vor der Anwendung von Traumasive sollte die Wunde sorgfältig mit steriler Ringerlösung gespült und anschließend die Wundränder mit einer sterilen Kompresse gut getrocknet werden.
- Die wundumgebende Haut sollte sauber und fettfrei sein.
- Nach Öffnen der Einzelverpackung wird die Kompresse sofort verwendet. Nicht gebrauchte Teilstücke des Verbandes sollten nicht zu einem späteren Zeitpunkt verwendet werden, da die Sterilität nicht mehr gegeben ist.
- Beim Entfernen des Abziehpapiers die Klebeschicht nur ganz am Rand berühren.
- Danach den Verband ohne ihn zu dehnen mit der Klebeschicht auf die Wunde legen und ihn langsam und vorsichtig glatt streichen.
- Der Verband sollte rundherum mindestens 3 cm über den Wundrand hinausgehen, damit er auf gesunder Haut halten kann.

Wechsel
- Traumasive wird immer dann gewechselt, wenn die Wölbung über der Wunde durch die Gelbildung deutlich sichtbar wird oder die Verfärbung des Verbandes etwa die Größe der Wunde erreicht hat.
- Wenn Gel unter dem Verband hervortritt, sollte der Verband umgehend gewechselt werden.
- Bei sauberen Wundverhältnissen kann der Verband 3 bis 4 Tage auf der Wunde bleiben, sollte jedoch spätestens nach 7 Tagen gewechselt werden.
- Zur Entfernung des Verbandes legt man eine Hand auf die gesunde Haut und löst mit der anderen rundherum die Ränder des Verbandes. Dann

hebt man den Verband vorsichtig entlang der Hautoberfläche von den Rändern zur Mitte hin von der Wunde ab.
- Ein Abziehen vertikal nach oben sollte vermieden werden, da sonst bereits geschlossene Wundareale verletzt werden können.
- Durch vorzeitiges Entfernen des Verbandes könnte gesunde Haut in Mitleidenschaft gezogen werden. Daher sollte sich der Verband stellenweise von selbst gelöst haben, bevor ein Verbandwechsel vorgenommen wird.
- Nach Reinigung der Wunde wird ein neuer Verband angelegt.

Urgotül

URGO

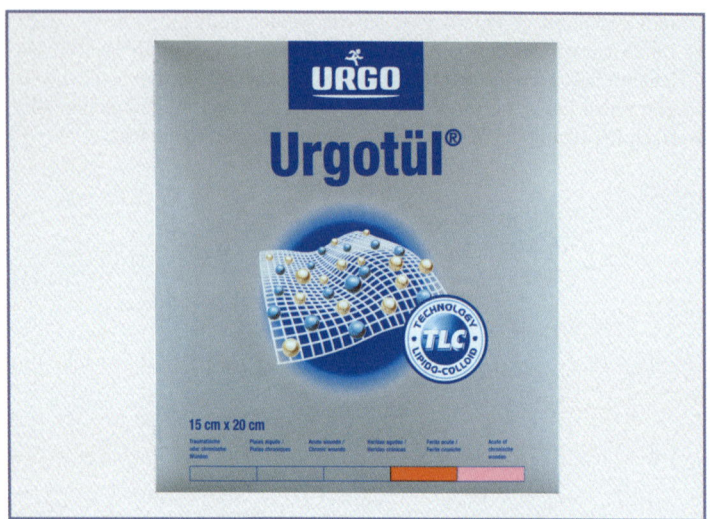

Aufbau / Zusammensetzung
Polyestergitter getränkt mit Carboxymethylcellulose und Vaseline.

Verpackungseinheiten

Größen	Stück/Packung	Artikelnummer	PZN
5 cm × 5 cm	10	7918	1259326
10 cm × 10 cm	5	5821	0879498
10 cm × 10 cm	10	5822	0879506
15 cm × 20 cm	5	1261	1303010

Wirkung
Urgotül ist ein nicht haftender, nicht okklusiver Hydrokolloid-Verband aus einem Polyesterfasernetz, das mit Hydrokolloidpartikeln und Vaseline getränkt ist. In Verbindung mit dem Wundsekret bildet sich ein Gel aus Hydrokolloidpartikeln, das mit der Vaseline eine lipidokolloide Grenzschicht bildet. Dies wirkt sich günstig auf die Wundheilung aus durch Bildung eines feuchten Wundmilieus. Urgotül enthält Fette, ohne beim Anfassen fettig zu sein. Urgotül verklebt nicht mit der Wunde oder den Wundrändern.

Indikationen
Lokale oberflächliche Wunden z. B. Verbrennungen, Hautabschürfungen, traumatische Wunden sowie chronische Wunden z. B. Ulcus cruris, Dekubitus in der Granulations- und Epithelisierungsphase.

Kontraindikationen
Lokale Infektion.

Applikation
- Die Wunde mit physiologischer Kochsalzlösung spülen.
- Die Schutzfolie abziehen.
- Bei Bedarf kann Urgotül mit einer sterilen Schere auf die passende Größe zurecht geschnitten werden (der Verband darf nicht gefaltet werden).
- Den Verband direkt in einer Lage auf die Wunde legen.
- Abschließend Urgotül mit einer sterilen Saugkompresse abdecken und mit einer elastischen Binde fixieren.

Wechsel
Je nach Art der Wunde und dem Heilungsprozess muss Urgotül alle 2 bis 3 Tage gewechselt werden.

Varihesive E

ConvaTec

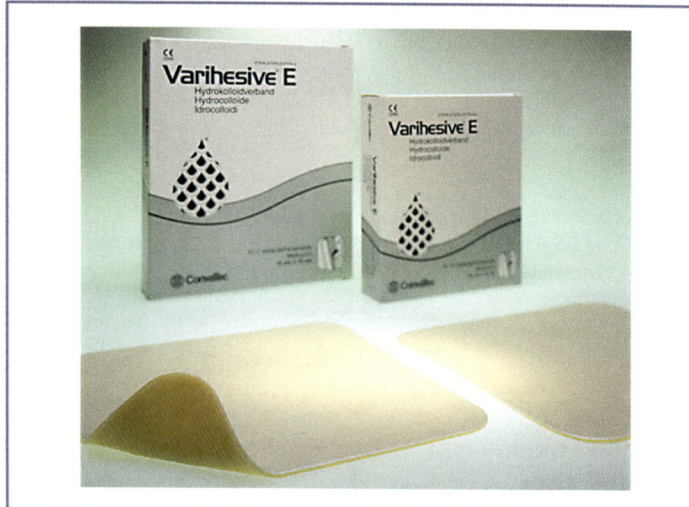

Aufbau / Zusammensetzung

Carboxymethylcellulose, Pektin, Gelatine, elastomere Polymere, Polyurethan-Folie.

Verpackungseinheiten

Größen	Stück/Packung	Artikelnummer	PZN
Varihesive E			
10 cm × 10 cm	10	965246	7522807
15 cm × 15 cm	5	965243	3817701
20 cm × 20 cm	3	965244	3817718
20 cm × 30 cm	3	965245	3817724

Größen	Stück/Packung	Artikelnummer	PZN
Varihesive E Border			
6 cm × 6 cm	5	965251	4474700
10 cm × 10 cm	5	965253	4474717
15 cm × 15 cm	5	965254	4474746
Tropfenform 10 cm × 18 cm	5	965255	4474723
Tropfenform 15 cm × 18 cm	5	965257	4474752
Varihesive Extra dünn			
5 cm × 10 cm	10	967657	3892677
7,5 cm × 7,5 cm	5	967651	389264
10 cm × 10 cm	5	967653	3892654
10 cm × 20 cm	10	967658	3892683
15 cm × 15 cm	5	967655	3892660
oval 10 cm × 15 cm	5	960034	6869928

Wirkung

Varihesive Wundverband verbindet sich mit dem Wundsekret zu einem Gel, das ein optimales feuchtes Milieu für die Wundheilung schafft. Die kontrollierte Gelbildung ermöglicht hohen Tragekomfort, verlängert die Tragezeit und gewährleistet schmerzarme Verbandwechsel. **Varihesive E** ist für wenig bis mäßig sezernierende Wunden, besonders für die Behandlung von Unterschenkelgeschwüren geeignet. Sobald die Bildung von Wundsekret nachlässt, kann die Behandlung auch mit **Varihesive Extra** dünn fortgesetzt werden. Die abgeflachten Ränder und der zusätzliche Fixierrand von **Varihesive E Border** geben festen Halt auch an schwierig zu verbindenden Stellen.

Indikationen

Varihesive E, Varhesive E Border werden verwendet bei leicht bis mäßig exsudierenden Wunden als Primärverband oder in Kombination mit Alginaten oder Hydrofasern auch als Sekundärverband, z. B. bei:

- Spalthautentnahmestellen.
- Verbrennungen zweiten Grades.
- Kleine Verbrennungen dritten Grades (< 2% der gesamten Körperoberfläche).

- Schürfwunden, Oberflächenwunden.
- Druckgeschwüre.
- Unterschenkelgeschwüre.
- Prätibiale Verletzungen.
- Verletzungen der Fingerspitzen.

Varihesive Extra dünn dient der Versorgung von oberflächlichen, trockenen bis leicht exsudierenden Wunden oder als Hautschutz.

Kontraindikationen
Durch chronische Infektionen hervorgerufene Geschwüre (Tuberkulose, Syphilis, tiefe Pilzinfektionen).

Zu beachten
Wunden im Bereich von Muskeln, Sehnen oder Knochen sollten nur unter ärztlicher Aufsicht behandelt werden.

Wundinfektionen sind keine Kontraindikation für die Verwendung von Varihesive. Jedoch sollten die erforderlichen Schritte unternommen werden, um die Infektion zu kontrollieren.

Applikation
- Gründliches Reinigen der Wunde. Anschließend mit physiologischer Kochsalzlösung abspülen, die Haut trocknen. Gegebenenfalls dafür sorgen, dass keine Salbenreste, Cremes oder ölige Substanzen zurück bleiben.
- Die Größe des Verbandes so wählen, dass er mindestens 3 cm über die Wundränder hinaus reicht.
- Entfernen des Abziehpapiers, möglichst ohne die Adhäsivschicht zu berühren.
- Den Verband mit einer rollenden Bewegung aufbringen, ohne ihn zu dehnen.
- Den Verband besonders an den Rändern vorsichtig glätten.

Wechsel

- Der Verband sollte gewechselt werden, wenn die durch die Sekretaufnahme entstehende Blase oder eine sichtbare Verfärbung des Verbandes etwa die Größe der Wunde erreicht hat.
- Zum Entfernen des Verbandes wird mit der einen Hand auf die Haut gedrückt und mit der anderen Hand vorsichtig eine Ecke des Verbandes angehoben. Der Verband wird langsam abgezogen, bis alle Enden von der Hautoberfläche entfernt sind. Nun kann der Verband vorsichtig von der Wunde abgehoben werden.

3.5 Kollagen-Wundauflagen

Beschreibung

Durch Gefriertrocknung von wässrigen Kollagendispersionen entstehen poröse, schwammartige Wundauflagen. Die offenporige Struktur bewirkt eine ausgeprägte Kapillaraktivität, dadurch werden Exsudat und Zelltrümmer angesaugt. Neben der rein physikalisch reinigenden Wirkung werden den Kollagenprodukten in der Behandlung chronischer Wunden zusätzliche Eigenschaften zugesprochen: Die lokale Applikation von nativem Kollagen stimuliert die Synthese und Organisation von körpereigenem Kollagen im Wundgebiet. Granulation und Epithelisierung werden beschleunigt, das neugebildete Narbengewebe weist eine höhere Belastbarkeit und bessere kosmetische Ergebnisse auf.

Vorteile
- Hohe Saugkapazität, reinigender Effekt.
- Vollständige Resorption.

Nachteile
- Müssen bei schwach sezernierenden Wunden mit physiologischer Kochsalzlösung angefeuchtet werden.
- Das Kollagen wird aus tierischem Material gewonnen. Die Hersteller sind für die Sicherheit der Produkte verantwortlich.
- Benötigen einen Sekundärverband.

Indikationen
- Chronische, sekundär heilende Wunden z.B. Ulcus cruris, diabetische Ulzera, Dekubitalgeschwüre.
- Zur Blutstillung geeignet.

Kontraindikationen
- Infizierte Wunden.
- Für trockene Nekrosen ungeeignet.

Anwendungsweise
- Die porösen Kollagenschwämme werden auf die erforderliche Größe zusammengefaltet bzw. mit einer steriler Schere zurechtgeschnitten. Die feuchte Wunde wird mit den Kompressen abgedeckt bzw. bei tieferen Defekten aufgefüllt.
- Für eine optimale Wirkung sollte das Kollagen durch leichtes Andrücken in engen Kontakt mit dem Wundgrund gebracht werden.
- Bei geringer oder fehlender Sekretion werden die Kollagenschwämme vor der Anwendung mit physiologischer Kochsalz- oder Ringerlösung angefeuchtet.
- Je nach Exsudatmenge wird als Sekundärverband eine Wundauflage gewählt, die die Aufrechterhaltung eines feuchten Wundmilieus gewährleistet und verhindert, dass das Kollagenprodukt austrocknet, z. B. Saugkompresse, Hydrokolloid-Verband, Schaumstoffkompresse, semipermeable Wundfolie.

Verbandwechsel
Kollagenprodukte werden nicht gewechselt, sondern bleiben bis zur vollständigen Resorption auf der Wunde. Je nach Exsudatmenge kann das mehrere Tage in Anspruch nehmen. Noch nicht resorbiertes Kollagen wird bei Wechsel des Sekundärverbandes auf der Wunde belassen.

Nobakoll

NOBA

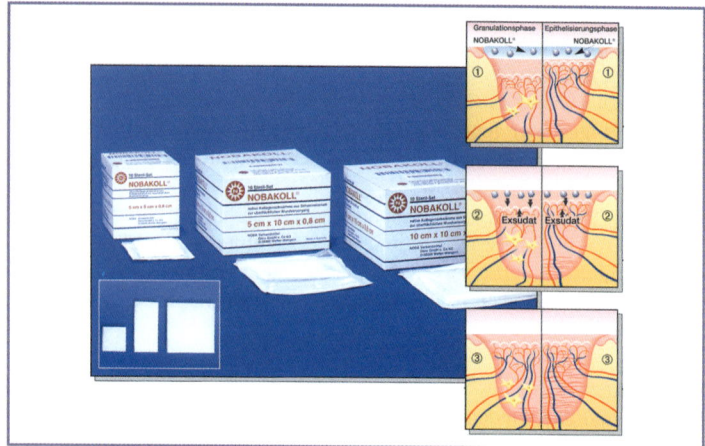

Aufbau/Zusammensetzung
Kollagen aus Schweinekorium.

Verpackungseinheiten

Größen	Stück/Packung	Artikelnummer	PZN
5 cm × 5 cm	10	781055	7572082
5 cm × 10 cm	10	781105	0273608
10 cm × 10 cm	5	781110	0558742

Wirkung
Das native Kollagen wird unter strengen veterinär-medizinischen Kontrollen aus dem Korium von Schweinen gewonnen. Es eignet sich für feuchte Wunden, da die poröse Struktur des Kollagens durch das Wundsekret aufgelöst werden muss, um in der Wunde wirken zu können. Die poröse Struktur des Kollagenschwamms sorgt für eine kapillare Sogwirkung und dadurch

für die Aufnahme des Wundsekrets. Das Wundsekret löst die Struktur auf und setzt das native Kollagen frei. Dieses wirkt in der Granulationsphase beschleunigend auf die Neubildung von Granulationsgewebe. Das zugeführte Kollagen nimmt in der Epithelisierungsphase- bzw. der Regenerationsphase durch Stimulation der körpereigenen Kollagensynthese indirekt Einfluss, wodurch die Epithelisierung rasch voranschreitet.

Indikationen
▶ Wunden mit Wundheilungsstörungen, die nicht infiziert sind.
▶ Sekundär heilende Wunden in der Granulationsphase.
▶ Wunden in der Epithelisierungsphase.

Kontraindikationen
Anwendung bei infizierten Wunden.

Applikation
▶ Ein der Wundgröße entsprechender Kollagenschwamm wird unter aseptischen Bedingungen auf bzw. in die feuchte Wunde gelegt.
▶ Bei sehr schwacher oder fehlender Exsudation wird es notwendig, Nobakoll mit physiologischer Kochsalz- oder Ringerlösung anzufeuchten.
▶ Nobakoll sollte nicht mit chlorabspaltenden Antiseptika oder eiweißfällenden Substanzen (Silbernitrat, Gerbstoffe) kombiniert werden oder mit Antiseptika getränkt als Feuchtverband eingesetzt werden.
▶ Um ein feuchtes Wundmilieu zu erhalten, hat es sich bewährt, den Schwamm mit einer transparenten Wundfolie abzudecken.
▶ Die Wundabdeckung kann auch mit Mull oder Saugkompressen erfolgen.

Wechsel
Die Häufigkeit des Verbandwechsels hängt von der Stärke der Wundsekretion ab.

▶ Bei starker Sekretion: mehrmals täglich.
▶ Bei mäßiger Sekretion: einmal täglich.
▶ Bei schwacher Sekretion: nach mehreren Tagen (vorausgesetzt, dass keine Entzündungszeichen vorhanden sind).

Promogran

Johnson & Johnson

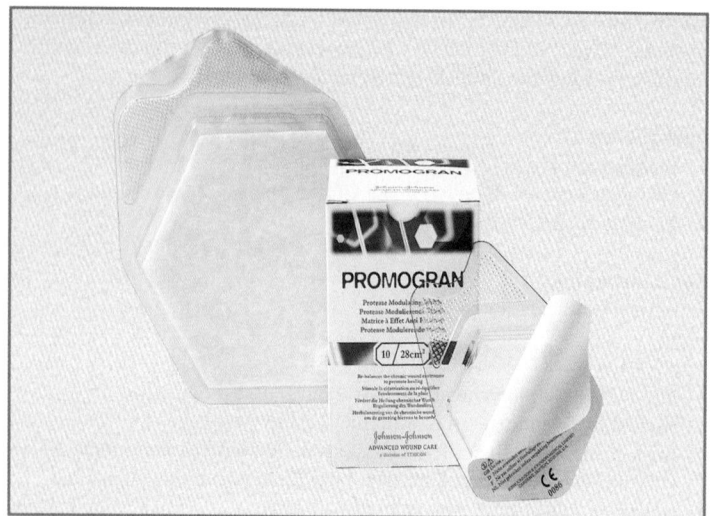

Aufbau / Zusammensetzung
Kollagen (Rind) 55%, oxidierte, regenerierte Cellulose 45%.

Verpackungseinheiten

Größen	Stück/Packung	Artikelnummer	PZN
28 cm²	10	M772028	1532354
123 cm²	10	M772123	1532360

Wirkung
Promogran ist eine sterile, gefriergetrocknete Kombination aus oxidierter, regenerierter Cellulose (OCR) und Kollagen: Bei Vorhandensein von Exsudat verändert sich die Promogran Matrix in ein weiches, anpassungsfähiges re-

sorbierbares Gel und gewährleistet so Kontakt mit allen Bereichen der chronischen Wunde. Promogran moduliert und beeinflusst das Milieu in der Wunde durch Bindung und Deaktivierung von Proteasen, deren übermäßige Präsenz in chronischen Wunden sich als nachteilig erwiesen hat. Gleichzeitig werden natürlich vorkommende Wachstumsfaktoren gegenüber dem Abbau durch überschüssige Proteasen geschützt.

Indikationen
Promogran ist angezeigt als resorbierbares Therapeutikum für alle chronischen Wunden, die frei von nekrotischem Gewebe und sichtbaren Infektionszeichen sind, z. B. Ulcus cruris, diabetisches Fußsyndrom, Dekubitus.

Promogran hat blutstillende Eigenschaften und kann auch bei Kompressionsbehandlung eingesetzt werden.

Kontraindikationen
Bekannte Unverträglichkeit gegenüber einem der Inhaltsstoffe.

Applikation
- Vor dem Einsatz von Promogran muss nekrotisches Gewebe chirurgisch, enzymatisch oder autolytisch entfernt werden. Besteht vor oder während der Behandlung der Verdacht auf eine Infektion, sollte eine antiinfektiöse Therapie eingeleitet werden.
- Zur Hydratisierung von Promogran auf trockenen Wunden ist Promogran vor oder nach der Applikation mit Ringer- oder physiologischer Kochsalzlösung gut anzufeuchten.
- Zur optimalen Wirkung sollte Promogran auf das gesamte Wundbett aufgebracht werden. Es kann unter aseptischen Bedingungen der Wundgröße entsprechend zurechtgeschnitten oder gefaltet werden.
- Bei Kontakt mit Wundsekret bzw. nach Anfeuchten wandelt sich Promogran in ein Gel um, das die Wunde komplett auskleidet und vom Körper innerhalb von 2–3 Tagen resorbiert wird.
- Je nach Exsudationsmenge sollte der Sekundärverband so gewählt werden, dass ein feuchtes Wundmilieu aufrechterhalten wird. Empfohlen

werden z.B. Polyurethan-Schaumstoffkompressen, Wundgazen oder feuchte Kompressen.
▶ Ebenso ist die Verwendung einer elastischen Baumwollbinde möglich (auch im Rahmen einer Kompressionsbehandlung).

Wechsel
Promogran wird vom Körper innerhalb 2–3 Tage vollständig resorbiert und abgebaut. Danach sollte Promogran erneut aufgebracht werden. Noch nicht resorbiertes Promogran muss bei erneuter Applikation nicht entfernt werden.

Suprasorb C Kollagen

Lohmann & Rauscher

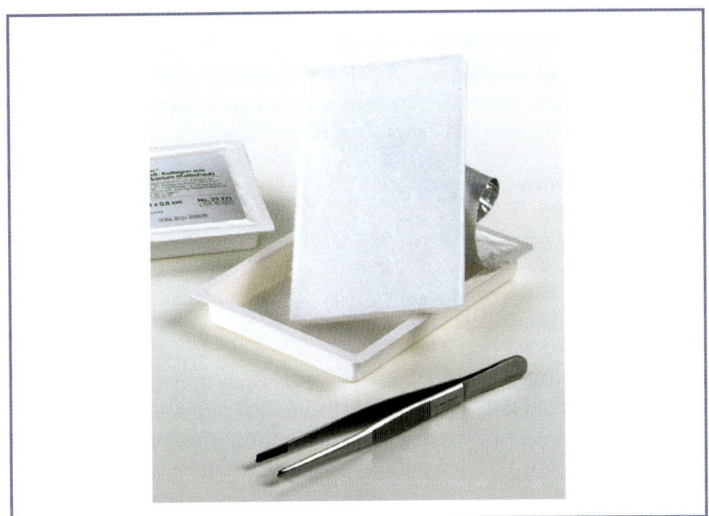

Aufbau / Zusammensetzung
Kollagen aus Rinderkorium.

Verpackungseinheiten

Größen	Stück/Packung	Artikelnummer	PZN
4 cm × 6 cm × 0,8 cm	5	20481	0433130
6 cm × 8 cm × 0,8 cm	5	20482	0433147
8 cm × 12 cm × 0,8 cm	5	20483	0433153

Wirkung
Suprasorb C Kollagen besitzt eine poröse Struktur mit sehr ausgeprägter Kapillaraktivität und damit die Fähigkeit zur Flüssigkeitsaufnahme. Bei dieser rein mechanischen Wirkung werden mit der kontinuierlichen Absorp-

tion des Sekretes von der Wunde abgestoßene Nekrosen und Fibrinbeläge aufgenommen, dadurch wird die Bildung des Granulationsgewebes gefördert und beschleunigt.

Indikationen
- In der Heilung stagnierende Wunden aller Sezernierungsgrade, z. B. Ulzera verschiedener Genese, Brandwunden, operative Gewebsdefekte.
- Zur physikalischen und biologischen Blutstillung.

Kontraindikationen
Infizierte Wunden.

Applikation
- Suprasorb C Kollagen wird unter aseptischen Bedingungen auf die erforderliche Größe und Form zugeschnitten und auf die feuchte Wunde aufgebracht.
- Bei geringer oder fehlender Wundsekretion empfiehlt es sich, Suprasorb C Kollagen mit physiologischer Kochsalz- oder Ringerlösung anzufeuchten.
- Leichtes Andrücken fördert den Kontakt mit der Wundoberfläche. Auch kleine Teile von Wunden oder sonstigen Defekten sollten nicht unbedeckt bleiben.
- Desinfektionsmittel, gerbende Substanzen (Silbernitrat, Gerbsäure) oder Jodtinktur sollen nicht gleichzeitig mit Suprasorb C Kollagen angewendet werden, da diese die Eiweißstruktur verändern.
- Als Sekundärabdeckung sollte ein Verband gewählt werden, der verhindert, dass Suprasorb C Kollagen austrocknet, z. B. Hydrokolloidverband oder semipermeable Wundfolie.

Wechsel
Das Kollagen löst sich vollständig auf. Je nach Exsudat sollte der Verband alle 2–3 Tage erneuert werden. Nicht aufgelöstes Kollagen wird nicht entfernt, sondern kann bis zur abgeschlossenen Wundheilung belassen werden.

3.6 Schaumstoffkompressen/Hydropolymere

Beschreibung
Polyurethan (PU)-Weichschaumkompressen sind Wundauflagen, die Exsudat aufnehmen, ohne dabei ihre Größe und Form zu verändern (z. B. Allevyn, Sterisorb). Die porenreichen Schäume saugen wie Schwämme mittels Kapillarkraft große Mengen Flüssigkeit auf, die sie auf Druck in der Regel auch wieder abgeben.

Als **Hydropolymere** werden meist Polyurethanschäume bezeichnet, die unter Flüssigkeitsaufnahme expandieren und der Wundoberfläche entgegenquellen (z. B. Tielle, Biatain). Besondere Hydropolymere sind die Cutinova-Produkte: Sie bestehen aus einer Polyetherpolyurethan-Grundsubstanz in Gel- oder Schaumform in die Superabsorber-Partikel aus Polyacrylat eingelagert sind. Diese Partikel halten nach dem „Pampers-Prinzip" auch unter Druck die aufgenommene Flüssigkeitsmenge fest.

Wundseitig sind die Polyurethanschäume sehr feinporig oder thermisch geglättet, damit die Kompressen nicht mit dem Wundgrund verkleben können.

Vorteile
- Schaumstoffkompressen können das bis zu 20–30fache ihres Eigengewichtes an Exsudat aufnehmen.
- Aufrechterhalten eines ideal feuchten Wundklimas durch Feuchthalten der Wundoberfläche, optimaler Thermoisolation und freiem Gas- und Wasserdampfaustausch.
- Sehr einfache Handhabung.
- Kein Anhaften an den Wundgrund, dadurch atraumatischer Verbandwechsel möglich.
- Lassen sich rückstandsfrei von der Wunde entfernen.
- Können unter Kompressionsverbänden eingesetzt werden.
- Besitzen gute polsternde Eigenschaften.

Nachteile
- Bei gesättigten Wundauflagen kann Mazeration der Wundumgebung auftreten.

- Geben selbst keine Feuchtigkeit ab. Zum Feuchthalten der Wundoberfläche ist ausreichend Exsudat notwendig.
- Zähflüssiges Exsudat kann von manchen Produkten nicht ausreichend aufgesaugt werden (Poren verstopfen).

Indikationen
Mäßig bis stark sezernierende Wunden.

Kontraindikationen
- Trockene, nekrotische Wunden.
- Manche Produkte sollen nicht bei klinisch infizierten Wunden eingesetzt werden.

Anwendungsweise
Die Kompressen werden etwa 3 cm die Wundränder überlappend aufgelegt, können bei Bedarf aber auch der Wundform entsprechend zugeschnitten und eingelegt werden. Spezielle „Cavity"-Formen einzelner Hersteller sind zum Einlegen in tiefe Wundhöhlen gedacht. Fixiert werden die Schaumstoffkompressen – sofern sie nicht über einen adhäsiven Kleberand verfügen – mit Pflasterstreifen an den Rändern oder mit Mullbinden.

Verbandwechsel
Je nach Exsudatmenge erfolgt der Wechsel einmal täglich oder im mehrtägigem Abstand.

Allevyn Non Adhesive

Smith+Nephew

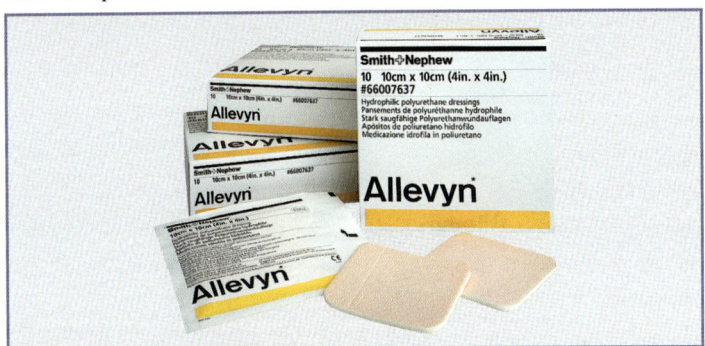

Aufbau/Zusammensetzung
PU-Weichschaumkompresse aus 3 Schichten: außen: rosafarbener Polyurethan-Film, mittig: 4 mm dicker Polyurethan-Schaum, wundseitig: perforierter Polyurethan-Film.

Verpackungseinheiten

Größen	Stück/Packung	Artikelnummer	PZN
Non Adhesive			
5 cm × 5 cm	3	66000351	8776533
5 cm × 5 cm	10	66007643	7478213
10 cm × 10 cm	3	66000352	8776556
10 cm × 10 cm	10	66007637	3556301
10 cm × 20 cm	3	66000516	8776562
10 cm × 20 cm	10	66007335	7478236
15 cm × 15 cm	10	66000093	0177566
20 cm × 20 cm	3	66000092	8776579
20 cm × 20 cm	10	66007638	3556318
40 cm × 70 cm	2	66000663	1412710
Heel Fersenverband	5	66007630	0276363
Tracheostomy 9 cm × 9 cm	10	66007640	7524640

Allevyn Adhesive mit Kleberand

Smith+Nephew

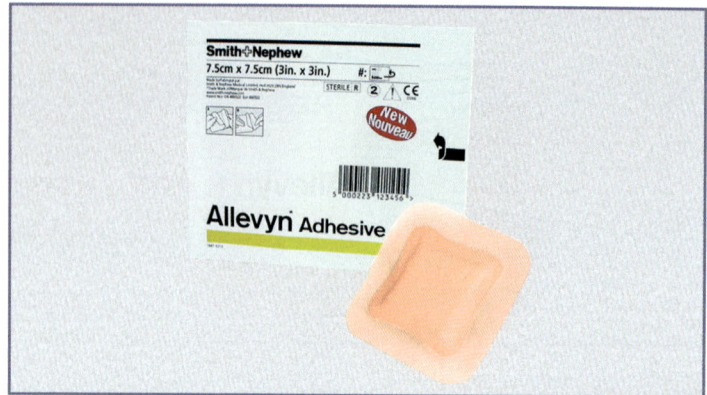

Aufbau / Zusammensetzung
PU-Weichschaumkompresse aus 3 Schichten, außen: rosafarbener Polyurethan-Film, mittig: 4 mm dicker Polyurethan-Schaum, wundseitig: perforierter Polyurethan-Film mit Polyacrylat-Kleber beschichtet.

Verpackungseinheiten

Größen	Stück/Packung	Artikelnummer	PZN
Adhesive			
7,5 cm × 7,5 cm	3	66000348	8776473
7,5 cm × 7,5 cm	10	66000043	7537200
12,5 cm × 12,5 cm	3	66000349	8776496
12,5 cm × 12,5 cm	10	66000044	7537217
12,5 cm × 22,5 cm	10	66000744	1406626
17,5 cm × 17,5 cm	10	66000045	7537223
22,5 cm × 22,5 cm	10	66000046	7537246
Sacrum 17 cm × 17 cm	10	66000700	1313221
Sacrum 22,5 cm × 22,1 cm	10	66000451	8891607

Größen	Stück/Packung	Artikelnummer	PZN
Plus Adhesive			
12,5 cm × 12,5 cm	10	66000805	3767127
17,5 cm × 17,5 cm	10	66000806	3767707

Wirkung
Allevyn absorbiert Wundexsudat bei kontinuierlicher Erhaltung eines feuchten Wundheilmilieus. Der Verband lässt sich leicht anlegen und rückstandsfrei entfernen. **Allevyn Adhesive** besitzt einen Kleberand und ist selbsthaftend. Allevyn ohne Kleberand ist für empfindliche Haut besonders geeignet.

Indikationen
Sekundäre Wundheilung oberflächlicher, granulierender Wunden. Chronische und akute exsudierende Wunden, z.B. Ulcus cruris, Dekubitus, infizierte Wunden, diabetische Fußulzerationen, maligne Wunden, Verbrennungen 1. und 2. Grades, postoperative Wunden, Spalthautentnahmestellen.

Vorsichtsmaßnahmen bei der Anwendung
- Allevyn nicht gemeinsam mit oxidierenden Spüllösungen (Wasserstoffsuperoxid oder Hypochloritlösung) verwenden, da diese den absorbierenden PU-Schaum zersetzen können.
- Bei einer Rötung der Haut oder einer Sensibilisierungsreaktion unter Allevyn muss die Anwendung beendet werden.

Applikation
- **Allevyn Non Adhesive** wird mit der waffelartigen, hellen Seite auf die Wunde aufgelegt. Die rosafarbene Folienseite weist nach außen.
- **Allevyn Non Adhesive** kann zurechtgeschnitten werden.
- Die Fixierung erfolgt mit Rollenpflaster an den Rändern oder vollflächig mit einem Fixiervlies oder einer Binde.
- **Allevyn Adhesive** ist durch seinen Kleberand selbsthaftend. Die Größe von Allevyn Adhesive muss so gewählt werden, dass die Auflage den Wundrand ringsherum um 3 cm überlappt. Der Adhesivkleber des Kleberandes haftet nur auf trockener, fettfreier Haut. Nach dem Abziehen des

Schutzpapiers wird die Kompresse auf die Wunde gelegt und leicht angedrückt.
- Der Sacrum-Verband wird mit der schmalen Seite Richtung Anus platziert und sollte mindestens 2 cm oberhalb des Anus enden.

Wechsel
- Je nach Exsudatmenge kann Allevyn bis zu sieben Tagen auf der Wunde bleiben.
- Die Saugkapazität von **Allevyn Non Adhesive** ist erschöpft, wenn sich die rosafarbene Folienseite vollflächig dunkler verfärbt hat.
- **Allevyn Adhesive** wird spätestens dann gewechselt, wenn die dunklere Verfärbung bis 2 cm an den Rand der Wundauflage heranreicht. Zum Entfernen wird eine Ecke des Verbandes angehoben und die Wundauflage vorsichtig unter leichtem Dehnen des Folienrandes von der Wunde gelöst.

Allevyn Cavity

Smith+Nephew

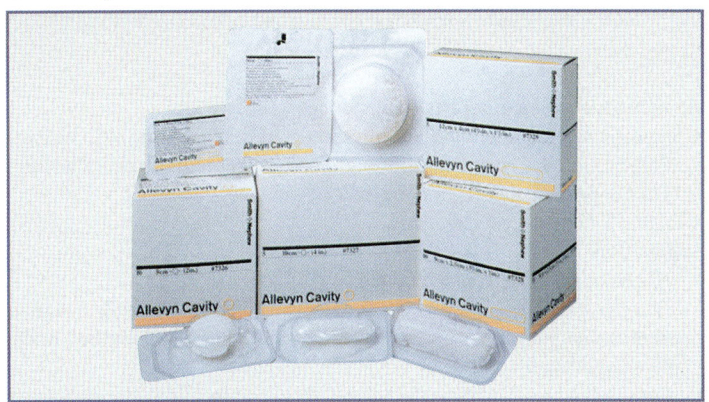

Aufbau/Zusammensetzung
Polyurethan-Granulat, umhüllt von einer perforierten Wabenhülle.

Verpackungseinheiten

Größen	Stück/Packung	Artikelnummer	PZN
rund 5 cm	10	66007326	4537010
rund 10 cm	5	66007327	4537027
oval 9 cm × 2,5 cm	10	66007328	4537033
oval 12 cm × 4 cm	5	66007329	4537056

Wirkung
Allevyn Cavity sind Wundkissen, die speziell für die Anwendung in tiefen, runden oder länglichen Wundkavitäten geeignet sind. Die Auflagen absorbieren Exsudat und erhalten ein feuchtes Wundmilieu. Sie füllen die Wundhöhle aus und verhindern so physikalisch einen vorzeitigen Wundverschluss. Sie haften nicht auf der Wundoberfläche an.

Indikationen

Zum Einlegen in tiefe Wunden, wie Druckgeschwüre, Pilonidalsinus, operative Exzisionen/Inzisionen, um entweder die Wunden vor einem verzögerten primären Wundverschluss oder während der sekundären Wundheilung zu versorgen.

Vorsichtsmaßnahmen bei der Anwendung

Allevyn Cavity nicht gemeinsam mit oxidierenden Spüllösungen (Wasserstoffsuperoxid oder Hypochloritlösung) verwenden, da diese den absorbierenden PU-Schaum zersetzen können.

Applikation

- Wunde auf übliche Weise reinigen.
- Ein oder mehrere der Größe der Wunde entsprechende Wundkissen auswählen und mit einer sterilen Pinzette oder sterilen Handschuhen in die Wunde einlegen.
- Anzahl der pro Wunde verwendeten Verbände in den Aufzeichnungen des Patienten notieren.
- Wunde mit einem geeigneten Sekundärverband abdecken. Verband fixieren.
- Allevyn Cavity kann bei Bedarf mit einem Antiseptikum getränkt werden.

Wechsel

- Je nach Zustand der Wunde kann Allevyn Cavity bis zu 7 Tage in der Wunde bleiben.
- Die Wundkissen werden mit stumpfer Pinzette oder Handschuhen aus der Wunde entfernt.

Askina Transorbent

B BRAUN

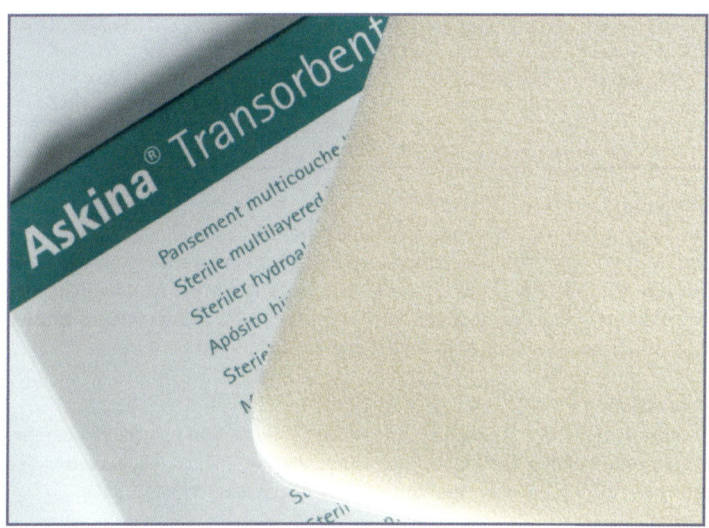

Aufbau / Zusammensetzung

Polyurethan-Schaum abgedeckt mit Polyurethan-Folie, wundseitig Hydrogelbeschichtung, die mit Acrylatkleber überzogen ist.

Verpackungseinheiten

Größen	Stück/Packung	Artikelnummer	PZN
Askina Transorbent			
10 cm × 10 cm	5	0072789U	7331183
15 cm × 15 cm	5	0072790V	7331208
20 cm × 20 cm	5	0072791W	7331214

Größen		Stück/Packung	Artikelnummer	PZN
Askina Transorbent Border				
Außenmaß	Wundpad			
9 cm × 14 cm	5 cm × 10 cm	5	0072705B	0045818
14 cm × 14 cm	10 cm × 10 cm	5	0072710C	0045824
17 cm × 17 cm	13 cm × 13 cm	5	0072715D	0045830
24 cm × 24 cm	20 cm × 20 cm	5	0072720E	0045847
Sacrum				
18 cm × 20 cm	15 cm × 16,5 cm	5	0072792X	8911698

Wirkung
Askina Transorbent ist weich, anschmiegsam und passt sich auch schwierigen Körperformen an. Der Verband verfügt über ein hohes Absorptionsvermögen für Wundflüssigkeit, erhält ein idealfeuchtes Wundmilieu und schützt die Wunde vor äußeren Einflüssen. Bei Askina Transorbent **Border** bildet die abdeckende Polyurethan-Folie einen äußeren Fixierrand.

Indikationen
Askina Transorbent eignet sich für die Behandlung von oberflächlichen bis tiefen Hautwunden, Dekubitalgeschwüren in allen Stadien, Ulcera cruris venös oder arteriell und für die Vorbeugung gegen Hautschädigungen.

Kontraindikationen
- Geschwüre, die durch chronische Infektionen (z.B. Tuberkulose, Syphilis) oder tiefe Pilzinfektionen hervorgerufen wurden.
- Verbrennungen 3. Grades.

Sicherheitshinweis
Wunden mit klinischen Zeichen einer Infektion sollten unter ärztlicher Kontrolle behandelt werden, bevor Askina Transorbent angewendet wird.

Applikation
- Wunde mit geeigneter Lösung spülen.
- Die umgebende Haut muss sauber, trocken und fettfrei sein.
- Die Größe des Verbandes so wählen, dass die Wundränder um mindestens 2–3 cm überlappt werden.

- Den Verband mit beiden Händen ergreifen und zunächst den ersten Teil des Schutzpapiers entfernen.
- Den Verband in abrollender Bewegung anbringen.
- Den zweiten Teil des Schutzpapiers entfernen. Den Verband sanft andrücken und dabei besonders auf die Ränder achten.
- Für die Anwendung an Fersen oder Ellenbogen wird der Verband an den Seiten ca. 1/3 eingeschnitten, um das Anbringen zu erleichtern und die Haftung zu erhöhen.
- Bei Wunden im Sakralbereich wird der Verband ein wenig umgebogen, zuerst in der Gesäßfalte angebracht und dann nach außen festgedrückt. Liegt Stuhl- oder Urininkontinenz vor, können die Verbandränder zusätzlich mit Fixierpflaster abgesichert werden.

Wechsel
- Der Verband sollte täglich kontrolliert werden. Undichte Verbände sollten umgehend ersetzt werden. Liegen keine klinischen Gründe für einen Verbandwechsel vor, kann Askina Transorbent bis zu einer Woche auf der Wunde verbleiben.
- Zum Entfernen leicht gegen die Haut drücken und der Reihe nach die Ecken des Verbandes lösen. Danach den gesamten Verband abziehen.

Biatain

Coloplast

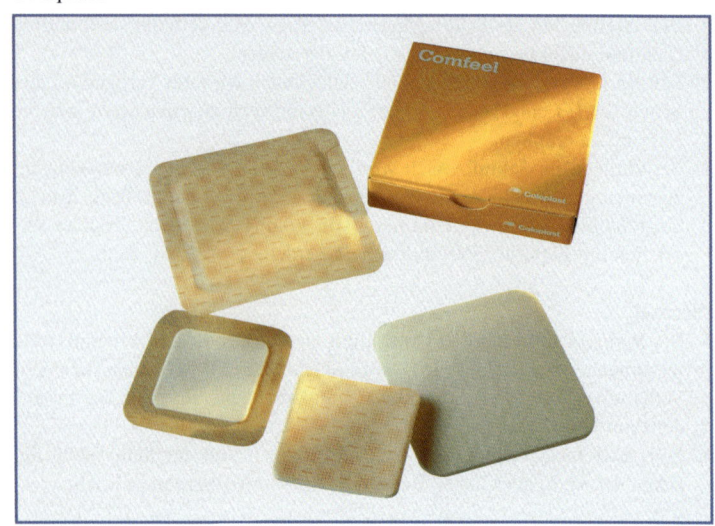

Aufbau / Zusammensetzung
Polyurethan-Schaum. Bei selbsthaftendem Biatain: zusätzliche Hydrokolloidschicht aus Carboxymethylcellulose-Natrium, Blockpolymer, Haftmittel, Plastifizierer; Polyurethan-Folie.

Verpackungseinheiten

Größen	Stück/Packung	Artikelnummer	PZN
Biatain nicht haftend			
10 cm × 10 cm	10	034100	0568232
15 cm × 15 cm	5	034130	0568249
20 cm × 20 cm	5	034160	0975546
rund 5 cm	10	034650	0975523
rund 8 cm	10	034670	0975517

Größen	Stück/Packung	Artikelnummer	PZN
Biatain selbsthaftend			
12 cm × 12 cm	10	034200	0568255
18 cm × 18 cm	5	034230	0568261
Ferse 19 cm × 20 cm	5	034880	1532006
Sakrum 17 cm × 17 cm	5	034830	1883355
Sakrum 23 cm × 23 cm	5	034850	1360373

Wirkung
Die 3-D-Polymer-Struktur des Biatain Schaumkissens gestattet ein effektives Exsudat-Management. Sobald der Schaum mit Flüssigkeit in Kontakt gerät, quillt er ohne Gelbildung auf und kleidet die Wunde aus. Überschüssige Flüssigkeit wird sofort aufgenommen, vertikal von der Wunde weggeleitet und in Reservoiren gespeichert. Die wasserdichte, semipermeable Folie ermöglicht eine gute Verdunstung der aufgenommenen Flüssigkeit und schützt die Wunde vor externer Kontamination.

Indikationen
Biatain Schaumverbände sind in erster Linie zur Behandlung von stark exsudierenden, sauberen Ulcera cruris, Dekubitus und beim diabetischen Fußsyndrom angezeigt. Biatain kann für alle Wundtypen, außer den unter „Gegenanzeigen" genannten als Polster und Schutz während des gesamten Heilungsprozesses eingesetzt werden, z.B. bei Brandwunden 1. und 2. Grades, Spalthautentnahmestellen, postoperativen Wunden und Hautabschürfungen. Biatain kann unter Kompressionsverbänden angewendet werden.

Kontraindikationen
- Bisswunden.
- Verbrennungen 3. Grades.
- Tiefe Wunden mit freiliegenden Knochen, Sehnen oder Muskeln.
- Anwendung bei Patienten mit Allergie gegen einen oder mehrere der Inhaltsstoffe.

Sicherheitshinweise
- Wunden mit klinischen Zeichen einer Infektion sollten vom Arzt behandelt werden, bevor Biatain Schaumverbände angewendet werden.
- Biatain Schaumverbände sollten vor längeren Strahlenbehandlungen (Röntgenaufnahmen, Ultraschall, Diathermie, CT, Mikrowellen) entfernt werden.
- Die Schaumverbände nicht zusammen mit Hypochloritlösungen oder Wasserstoffperoxid verwenden.

Applikation
- Wunde mit Ringerlösung, physiologischer Kochsalzlösung oder sterilem Wasser spülen, Wundumgebung vorsichtig trocknen.
- Verbandgröße so wählen, dass er an allen Wundrändern 2 cm übersteht.
- Biatain nicht haftend kann bei Bedarf mit einer sterilen Schere zurechtgeschnitten werden und wird mit einem geeigneten Sekundärverband fixiert.
- Biatain selbsthaftend wird mit Hilfe der Schutzlaschen aseptisch angelegt.

Wechsel
- Biatain Schaumverbände sollten gewechselt werden, wenn es klinisch angezeigt ist oder das Sekret 2 cm vor dem Rand des Schaumkissens steht.
- Biatain Schaumverbände können je nach Sekretmenge und Zustand des Verbandes bis zu sieben Tage auf der Wunde belassen werden.

Cellosorb

URGO

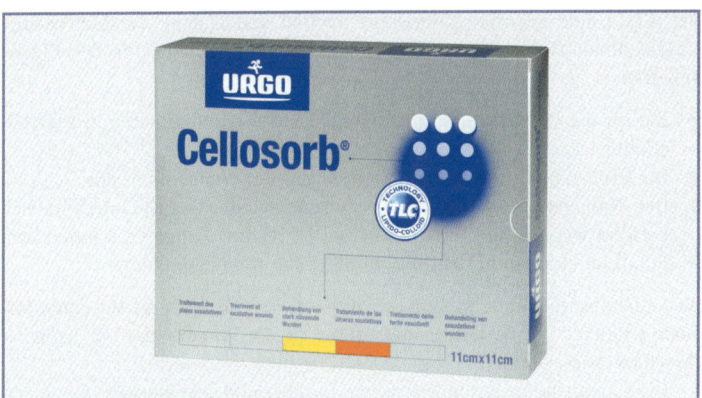

Aufbau/Zusammensetzung
3 Schichten
1. Wundseitig: Urgotül, Schutzschicht aus Viskose und Polyamid.
2. Mittig: Super-absorbierende Polymerkompresse aus Polyester- und Polyacrylatfasern.
3. Außen: Semiokklusiver Vliesstoffträger aus 100% Polyurethan.

Verpackungseinheiten

Größen	Stück/Packung	Artikelnummer	PZN
11 cm × 11 cm	10	2810	2253596

Wirkung
Cellosorb ist ein nicht klebender, luftdurchlässiger absorbierender Wundverband, der sich aus 3 Schichten zusammensetzt: einer lipidokolloiden Verbindungsschicht, die nicht an der Wunde klebt (Polymer-Matrix mit Carboxymethylcellulose (CMC) partikeln und Vaseline), einer in der Mitte des

Wundverbandes superabsorbierenden, hautfreundlichen Kompresse mit Osmosewirkung und einer schützenden Trägerfolie aus Polyurethan.

Durch Kontakt mit dem Wundexsudat nehmen die hydrokolloiden Partikel (CMC) eine gelartige Konsistenz an und bilden dank der Matrix eine lipidokolloide Grenzschicht. Dies erklärt die folgenden spezifischen Eigenschaften:

- Ein für die Wundheilung günstiges, feuchtes Wundmilieu wird aufrecht erhalten.
- Die Grenzschicht trocknet im Kontakt mit der Wunde nicht aus.
- Der Wundverband kann, für die neugebildeteten Gewebe, atraumatisch entfernt werden, der Verbandwechsel ist für den Patienten schmerzarm.
- Empfindliche Hautbezirke im Wundbereich werden geschützt.

Die superabsorbierende Kompresse mit Osmosewirkung sorgt für eine optimale Drainage von Wundexsudat, wobei sie die Wundränder vor jeglicher Art Mazeration schützt.

Die Kompresse ist besonders weich, formbar und sehr bequem. Sie macht eine gute Anpassung des Wundverbandes an das Wundrelief möglich.
Der Wundverband kann unter einem Kompressionsverband verwendet werden, da er das Wundexsudat einschließt.

Indikationen
- Wunden mit starker Exsudation (Dekubitus, Geschwüre).
- Akute Wunden (Verbrennungen 2. Grades, Schürfwunden, Unfallverletzungen).
- Da bei Cellosorb keine Klebemasse verwendet wird, empfiehlt sich dieser Wundverband besonders zur Behandlung von Wunden mit empfindlicher Wundumgebung.
- Da der Wundverband Cellosorb luftdurchlässig ist, kann er zur Behandlung einer infizierten Wunde eingesetzt werden, wenn gleichzeitig eine angemessene medikamentöse Behandlung erfolgt.

Kontraindikationen
Keine Angaben des Herstellers.

Warnhinweise
- **Den Wundverband nicht zerschneiden!**
- Den Wundverband nicht erneut sterilisieren.
- Den Wundverband Cellosorb **flach** lagern, sowie vor Feuchtigkeit und Wärme geschützt (< 25 °C) aufbewahren.

Applikation
- Die Wunde entsprechend dem üblichen Protokoll zur Wundreinigung säubern und anschließend mit physiologischer Kochsalzlösung spülen.
- Die Schutzfolie abziehen und Cellosorb mit der in der Mitte liegenden Kompresse zur Wunde hin aufbringen.
- Mit einer elastischen Binde fixieren.
- Je nach Verordnung einen Kompressionsverband anlegen.

Wechsel
- Den Wundverband Cellosorb alle 3 bis 4 Tage je nach Sättigungsgrad erneuern.
- Abhängig von der Art der behandelten Wunde und der Entwicklung der Wundheilung kann der Verbandwechsel auch in größeren Abständen vorgenommen werden.
- Durch die Absorption von Wundexsudat nimmt der Verband mit der Zeit an Volumen zu.

Cutinova hydro

Smith+Nephew

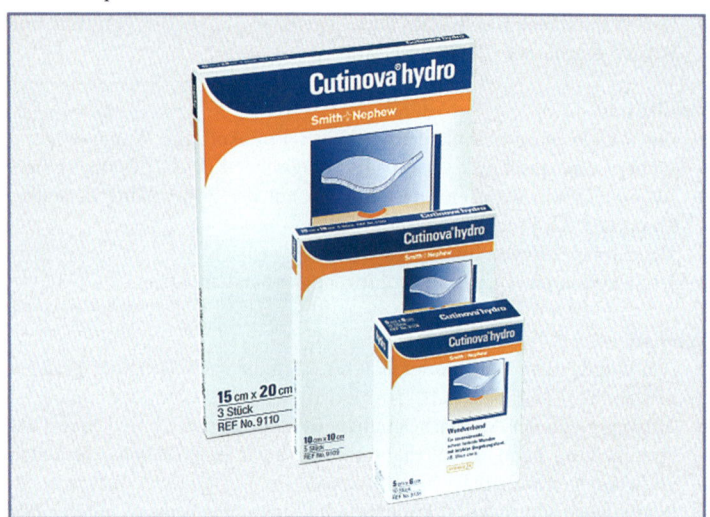

Aufbau/Zusammensetzung

Polyetherpolyurethan-Gel ungeschäumt, Polyacrylat-Superabsorber, Polyurethan-Folie.

Verpackungseinheiten

Größen	Stück/Packung	Artikelnummer	PZN
Cutinova hydro			
5 cm × 6 cm	10	66009108	0293491
10 cm × 10 cm	5	66009109	0293516
15 cm × 20 cm	3	66009110	0293522
Cutinova thin = Allevyn Thin ab Anfang 2003			
5 cm × 6 cm	10	66047576	3126902
10 cm × 10 cm	5	66047578	3126919
15 cm × 15 cm	3	66045124	3126931
15 cm × 20 cm	3	66047579	3126925

Cutinova foam

Smith+Nephew

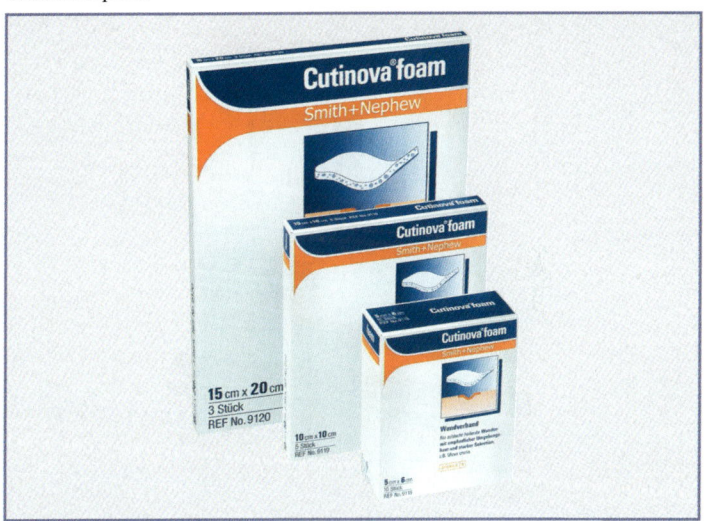

Ab Anfang 2003: **Allevyn Compression**

Aufbau/Zusammensetzung
Polyetherpolyurethan-Gel leicht geschäumt, Polyacrylat-Superabsorber, Polyurethan-Folie.

Verpackungseinheiten

Größen	Stück/Packung	Artikelnummer	PZN
5 cm × 6 cm	10	66047581	3126948
10 cm × 10 cm	5	66047583	3127304
15 cm × 15 cm	3	66045125	3126960
15 cm × 20 cm	3	66047584	3126954

Cutinova cavity

Smith+Nephew

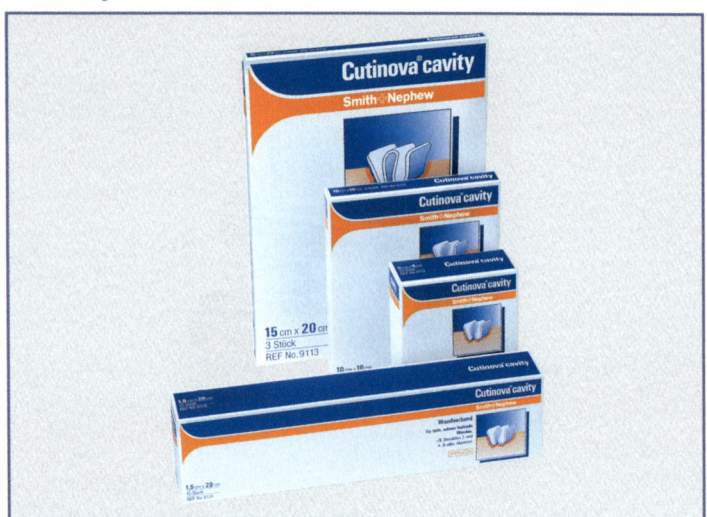

Ab Anfang 2003: **Allevyn Plus Cavity**

Aufbau/Zusammensetzung
Polyetherpolyurethan-Gel stark geschäumt, Polyacrylat-Superabsorber.

Verpackungseinheiten

Größen	Stück/Packung	Artikelnummer	PZN
5 cm × 6 cm	10	66047571	3126977
10 cm × 10 cm	5	66047573	3127089
15 cm × 20 cm	3	66047574	3127132
Tamponadestreifen 20 cm × 1,5 cm	10	66009114	3127267

Wirkung
Die Cutinova Kompressen bestehen aus Polyetherpolyurethan-Gel, das selbsthaftende Eigenschaften hat. In das Gel sind mikrofein vermahlene Superabsorber-Partikel eingebettet. Dadurch können die Wundauflagen bis zum 150fachen ihres Gewichtes an Flüssigkeit aufnehmen. Cutinova absorbiert hauptsächlich Wasser aus dem Wundsekret, so dass die heilungsfördernden Proteine (Wachstumsfaktoren) in der Wunde aufkonzentriert werden. Das Risiko eines Sekretstaus mit der Gefahr von Mazerationen wird zusätzlich verringert. An der Oberfläche wird Cutinova (außer **cavity**) von einer wasserabweisenden und keimdichten Polyurethan-Folie abgedeckt, die jedoch durchlässig für Sauerstoff und Wasserdampf ist. Die Auflagen verkleben nicht mit dem Wundgrund und zeichnen sich durch besonders gute Hautverträglichkeit aus.

Indikationen
- Versorgung oberflächlicher, mäßig bis stark sezernierender Wunden, wie Beinulzera, oberflächliche Dekubitalulzera, leichte Verbrennungen.
- **Cutinova foam:** bei empfindlicher oder vorgeschädigter Haut, z.B. bei diabetischen Ulzera oder Beinulzera.
- **Cutinova cavity:** Versorgung tieferer, sekundär heilender Wunden, wie Dekubitalulzera 3. und 4. Grades, sehr tiefe Beinulzera, Abszesse, Exzisionen (Fisteln, Melanome).

Kontraindikationen
Wunden mit großflächig freiliegenden Sehnen und Knochen, bei denen die tägliche Wundinspektion nicht möglich ist.

Zu beachten
Auf die gleichzeitige Anwendung von oxidierenden Mitteln wie Wasserstoffperoxid oder Hypochlorit sollte verzichtet werden.

Cutinova-Wundauflagen sollten niemals in die Toilette geworfen werden.

Applikation
- Wunde mit isotonischer Kochsalzlösung oder Ringerlösung reinigen. Die Wundumgebung sollte sauber und trocken sein.

- Cutinova Kompresse aus dem Beutel nehmen und das Abdeckpapier entfernen.
- Den Wundverband so auf die gereinigte Wunde legen, dass die Wundränder um mindestens 2 cm überlappt werden.
- **Cutinova hydro** und **thin** sind selbsthaftend und benötigen normalerweise keine zusätzliche Fixierung. Je nach Lokalisation der Wunde kann es trotzdem nützlich sein, die Ränder des Verbandes zusätzlich mit Pflasterstreifen zu fixieren, um ein Aufrollen der Ränder zu vermeiden.
- Aufgrund der sehr leichten Haftung muss **Cutinova foam** zusätzlich fixiert werden. Beim diabetischen Fuß mit der rutschfesten Fixierbinde fixieren.
- **Cutinoca cavity** wird durch Aufrollen, Falten oder Zuschneiden in eine wundgerechte Form gebracht (Handschuhe und Schere mit steriler NaCl 0,9 % benetzen, um die Arbeit mit dem klebenden Material zu erleichtern). Cutinova cavity locker in die Wunde legen, so dass maximal 50 % der Wunde ausgefüllt sind. Denn aufgrund seiner hohen Aufnahmefähigkeit und seines großen Quellvermögens füllt Cutinova cavity die Wunde bereits nach kurzer Zeit aus.
- Cutinova cavity muss zusätzlich abgedeckt und fixiert werden.

Wechsel
- Der Verbandwechsel ist abhängig von der Sekretmenge. Der Verband wird gewechselt, wenn sich die Fixierung durch die Ausdehnung von Cutinova abhebt oder Sekret an der Seite des Verbandes austritt.
- Die Wechselintervalle liegen zwischen einem und mehreren Tagen. Die Wundauflage sollte jedoch mindestens einmal pro Woche gewechselt werden.
- Cutinova lässt sich vollständig und schmerzfrei aus der Wunde entfernen.
- Vor Applikation einer neuen Wundauflage wird die Wunde gereinigt und die Wundränder getrocknet.

Mepilex safetac

Mölnlycke

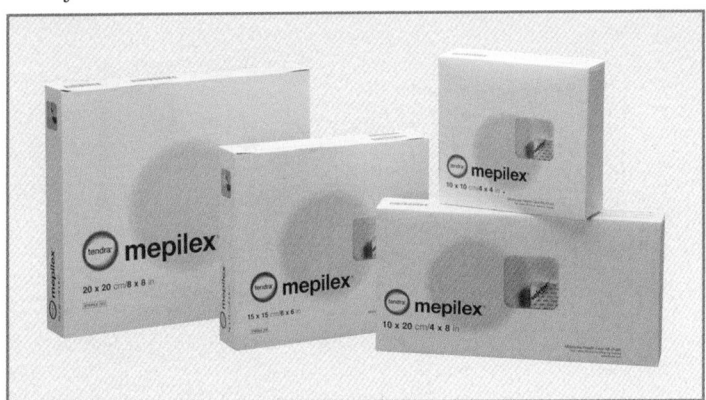

Aufbau / Zusammensetzung
Polyurethan-Schaumstoff, wundseitig Silikonbeschichtung, an der Oberseite mit Polyurethan-Film beschichtet.

Verpackungseinheiten

Größen	Stück/Packung	Artikelnummer	PZN
10 cm × 10 cm	1	294100	0047823
	5	294100	0047817
10 cm × 20 cm	1	294200	0047852
	5	294200	0047846
15 cm × 15 cm	1	294300	0246422
	5	294300	0246416
20 cm × 20 cm	1	294400	0047875
	5	294400	0047869

Mepilex border safetac

Mölnlycke

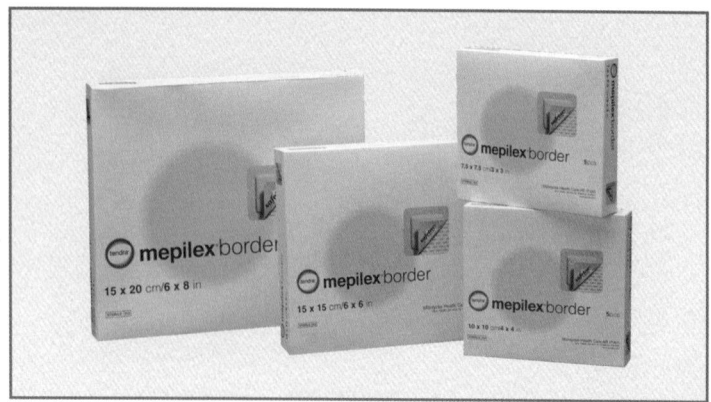

Aufbau / Zusammensetzung
Polyurethan-Schaumstoff, Polyurethan-Trägerfolie mit Kleberand. Kleber: über die gesamte Wundauflage perforiert aufgebrachte Silikonklebeschicht.

Verpackungseinheiten

Größen	Stück/Packung	Artikelnummer	PZN
7,5 cm × 7,5 cm	1	295200	0598687
	5	295200	0598629
10 cm × 10 cm	1	295300	0598693
	5	295300	0598658
15 cm × 15 cm	1	295400	0598701
	5	295400	0598664
15 cm × 20 cm	1	295600	0963738
	5	295600	0963721

Wirkung
Mepilex absorbiert Wundexsudat sehr effektiv und minimiert das Mazerationsrisiko. Der Verband erhält ein feuchtes Wundmilieu für einen optimalen Wundheilungsprozess. Die Silikonbeschichtung (Safetac) verleiht Mepilex seine selektive mikrohaftende Eigenschaft: kein Verkleben mit dem feuchten Wundgrund, besonders sanftes Haften auf der trockenen wundumgebenden Haut. Der Verband kann ohne zusätzliche Schmerzen und Trauma für den Patienten gewechselt werden, die wundumgebende Haut wird geschützt. Mepilex erhält das feuchte Wundmilieu aufrecht und unterstützt das Débridement.

Indikationen
Mepilex ist für eine Vielzahl von flachen, nässenden, schmerzvollen Wunden und Wunden mit gefährdeter und empfindlicher Umgebung geeignet, wie z.B. Bein- und Fußgeschwüre, Druckgeschwüre, traumatische Wunden, insbesondere Platz- und Risswunden sowie sekundär heilende Wunden.

Kontraindikationen
Keine Angaben des Herstellers.

Hinweis
In Fällen von medizinischen Anzeichen einer Infektion sollte Mepilex erst nach der Infektionsbehandlung weiter eingesetzt werden.

Applikation
- Wunde reinigen und wundumgebende Haut sorgfältig trocknen.
- Mepilex kann auf die passende Wundgröße zurechtgeschnitten werden, sollte die Wunde aber mindestens um zwei Zentimeter überlappen.
- Mit der haftenden Seite auf die Wunde applizieren, Verband nicht dehnen.
- Falls notwendig wird der Verband mit geeigneten Fixiermitteln (Binden, Pflasterstreifen) fixiert.
- **Mepilex border** ist durch seinen Kleberand selbsthaftend.
- Mepilex kann unter Kompressionsverbänden eingesetzt werden.

Wechsel

- Die austretende Exsudatmenge kann durch die durchsichtige Oberfläche kontrolliert werden und dient somit als Indikator für einen Verbandwechsel.
- Mepilex kann je nach Zustand der Wunde und Exsudatmenge bis zu 7 Tagen auf der Wunde verbleiben bzw. solange, wie durch medizinisches Fachpersonal indiziert.
- Den Verband vorsichtig an einer Ecke lösen und langsam von der Wunde abheben.

Sterisorb

Medi Bayreuth

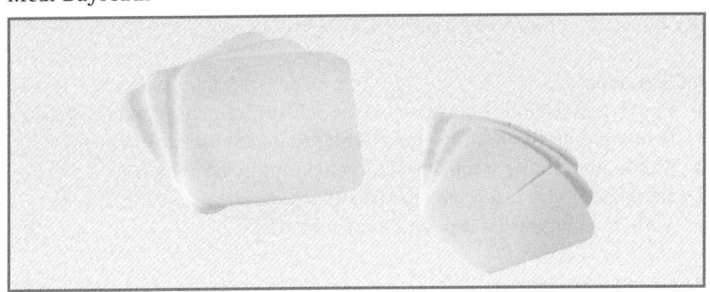

Aufbau / Zusammensetzung
Polyurethan-Schaum ohne Deckschicht.

Verpackungseinheiten

Größen	Stück/Packung	Artikelnummer	PZN
Sterisorb			
7,6 cm × 7,6 cm	10	8900012	4606604
10,2 cm × 10,2 cm	10	8900022	4606610
10,2 cm × 20,4 cm	10	8900032	4606627
10,2 cm × 30,6 cm	10	8900042	4606633
15,2 cm × 15,2 cm	10	8900092	6981157
20,4 cm × 25,4 cm	10	8900062	4606656
Sterisorb T			
9,2 cm × 7,9 cm	10	8900052	4606662

Wirkung

Sterisorb ist eine leicht formbare und stark saugfähige Wundauflage, die gute Voraussetzungen für die Wundheilung schafft. Sterisorb unterstützt die physiologische Wundreinigung ohne den Einsatz lokaler Externa und fördert die Granulation. Sekret wird sicher aufgenommen und gespeichert, Mazerationen des Wundrandes vorgebeugt. Der physiologische Gasaustausch ist gewährleistet, das Risiko exogener Infektionen und Irritationen ist reduziert. Sterisorb ist hypoallergen, nicht toxisch und pharmakologisch unwirksam. Der hautfreundliche Polyurethan-Schaum verklebt nicht mit der Wunde und hinterlässt keine Rückstände.

Indikationen
- Kleine und großflächige Hautdefekte mit mäßiger bis starker Sekretion.
- Reinigung und Konditionierung akuter und chronischer Wunden.
- Sterile Abdeckung traumatischer und chirurgischer Wunden.
- Drapierung von sezernierenden Wundhöhlen.
- Vorbereitung von Transplantationsarealen.

Kontraindikationen
- Verbrennungen 3. Grades.
- Initial trockene, nekrotische und verschorfte Wunden.
- Bekannte Überempfindlichkeit bei Polyurethan.

Nebenwirkungen
- Die Anwendung von Sterisorb auf weniger nässenden Wunden und initial trockenen Ulzerationen kann wegen der hohen spontanen Ansaugkraft des Schwammes und der mechanischen Reizung des Wundgrundes leichten Schmerz im Wundbereich hervorrufen und ein Verkleben der Auflage mit dem Wundgrund verursachen.
- Überschießende Granulation und ein Einwachsen von Granulationsgewebe in den Schwamm sind möglich.

Applikation
- Die Wunde vor dem Einsatz von Sterisorb in der üblichen Weise reinigen. Die Wundumgebung gut trocknen und die Wunde feucht lassen.
- Sterisorb kann mit einer sterilen Schere passend zugeschnitten und beidseitig auf die Wunde aufgebracht werden.
- Die Größe der Auflage wird so gewählt, dass der Schwamm die Wundränder bei oberflächlichen Wunden um mindestens 1 cm überlappt.

- Zur Interimsdeckung von Wunden und zur Vorbereitung von Transplantationsarealen Sterisorb formgerecht zuschneiden und in die Wunde einpassen.
- Zum Drapieren von Wundhöhlen wird Sterisorb entsprechend geformt oder zerteilt und locker eingelegt, so dass der aufgequollene Verband die Wunde vollständig ausfüllt. Die Befeuchtung des Schwammes erleichtert ggf. das Einlegen in die Wunde.
- Bei schmalen Wundtaschen sollte Sterisorb spiralförmig eingeschnitten werden.
- Fixierung des Schwammes mit einem geeigneten Sekundärverband.

Wechsel
- Während der Wundreinigungsphase können tägliche Verbandwechsel erforderlich sein. Mit abnehmender Sekretbildung und fortschreitender Granulation sollten die Verbandwechsel 1–2-mal wöchentlich vorgenommen werden. Sterisorb sollte nicht länger als 7 Tage auf der Wunde belassen werden.
- Sobald die Wunde auf Hautniveau hochgranuliert ist oder die Sekretion der Wunde nachlässt und Sterisorb mit der Wunde verklebt, wird die Behandlung mit Hydrokolloidverbänden fortgesetzt.
- Falls Sterisorb mit dem Wundgrund verhaftet ist, kann es beim Verbandwechsel mit physiologischer Lösung leicht und reizarm gelöst werden. Diese Befeuchtung empfiehlt sich auch für den Verbandwechsel bei Wundhöhlen.

Suprasorb P PU-Schaumverband

Lohmann & Rauscher

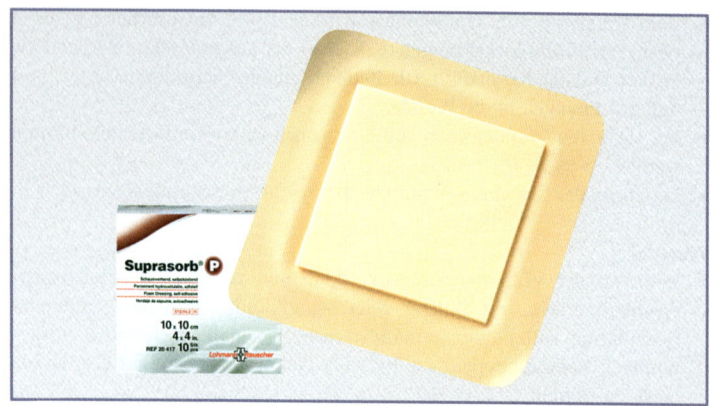

Aufbau/Zusammensetzung

Polyurethan-Schaum, abgedeckt mit Polyurethan-Membran, Polyacrylat-Kleber.

Verpackungseinheiten

Größen	Stück/Packung	Artikelnummer	PZN
selbstklebend			
7,5 cm × 7,5 cm	10	20416	1876148
10 cm × 10 cm	10	20417	1876266
15 cm × 15 cm	5	20418	1876289
15 cm × 20 cm	5	20419	1876303
nicht klebend			
5 cm × 5 cm	5	20409	1876438
5 cm × 5 cm	10	20405	1876355
7,5 cm × 7,5 cm	10	20406	1876332
10 cm × 10 cm	10	29407	1876415
15 cm × 15 cm	5	20408	1876421

Wirkung

Der Polyurethan-Schaumverband Suprasorb P, selbstklebend, ist ein zweischichtiger Wundverband aus einer Polyurethan-Trägerschicht mit Acrylatkleber und einer Polyurethan-Schaumschicht. Die Trägerschicht gewährt einen zuverlässigen Gasaustausch, wirkt als Keimbarriere, ist wasserbeständig und schafft ein ideales feuchtes Wundmilieu. Die Granulation wird gefördert und ein Verkleben mit der Wunde verhindert. Bei Kontakt des PU-Schaums mit der Wunde wird das Sekret aufgenommen, der PU-Schaum dehnt sich leicht aus und deckt somit die Oberfläche der Wunde optimal ab. Der Suprasorb P PU-Schaumverband **selbstklebend** ist äußerst flexibel und aufgrund seines optimalen Klebeverhaltens auch für schwer zu versorgende Körperstellen geeignet. Durch den Kleberand haftet er ohne zusätzliche Fixierung auf der gesunden Haut. Suprasorb P PU-Schaumverband **nicht klebend** ist vor allem für den Einsatz bei sensibler Umgebungshaut indiziert.

Indikationen

Der Suprasorb P PU-Schaumverband kann für die Versorgung aller Problemwunden eingesetzt werden, sofern sie mittelstark sezernierend und oberflächlich sind.

Kontraindikationen

Infizierte Wunden.

Applikation

- Die Wunde sollte wie üblich sorgfältig gereinigt und anschließend mit einer Kompresse trocken getupft werden. Die Wundumgebung sollte trocken, fettfrei und sauber sein.
- Die Größe des Verbands richtet sich nach der Wundfläche. Der Verband sollte dabei die Wunde mindestens um 2–3 cm überlappen.
- Die Sterilverpackung öffnen, den Verband herausnehmen, den Schutzfilm entfernen. Den Verband auf die Wunde auflegen, glatt streichen und am Rand festdrücken. Suprasorb P PU-Schaumverband nicht klebend mit Binde fixieren.

Hydroaktive Wundauflagen – Schaumstoffe/Hydropolymere

Wechsel
- Die Zeitabstände, in denen der Verband erneuert werden muss, setzt der behandelnde Arzt je nach Entwicklungsstadium der Wunde fest. Der Verband sollte gewechselt werden, wenn das Exsudat in der aufgequollenen Schaumschicht über die Größe der Wundfläche reicht.
- Auf einer sorgfältig gereinigten Wunde kann der Verband bis zu 5–7 Tagen verbleiben.

Tielle

Johnson & Johnson

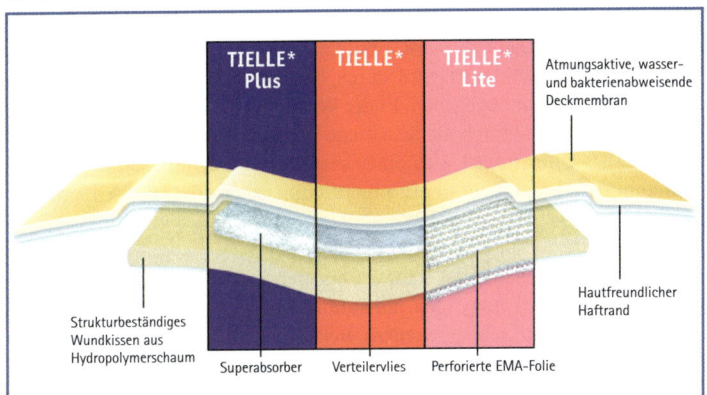

Aufbau / Zusammensetzung
Polyurethan-Schaum, zusätzlich Verteilervlies. Deckschicht: Acrylatkleber-beschichtete Polyurethan-Membran.

Verpackungseinheiten

Größen	Stück/Packung	Artikelnummer	PZN
Tielle			
7 cm × 9 cm	10	MTL 100	7478265
11 cm × 11 cm	10	MTL 101	4876137
15 cm × 15 cm	10	MTL 105	8513839
15 cm × 20 cm	5	MTL 102	4876166
18 cm × 18 cm	5	MTL 103	7193433
Sacrum 18 cm × 18 cm	5	MTL 104	7193456
Packing 9,5 cm × 9,5 cm	10	MT 2450	8697590

Wirkung

Tielle zeigt ein Exsudataufnahmevermögen, das für schwach bis mäßig exsudierende Wunden geeignet ist. Während der Anwendung dehnt sich das zentrale Hydropolymer-Wundkissen leicht aus und füllt alle Unebenheiten der Wunde aus. Dadurch wird Exsudatstau und Mazeration vermieden. Überschüssige Feuchtigkeit wird durch die Wasserdampf-durchlässige Polyurethan-Membran abgegeben. In der Wunde bleibt eine notwendige Restfeuchte erhalten, wodurch die Selbstreinigungskräfte der Wunde unterstützt werden. Dies kann zunächst zu einer Vergrößerung der Wunde führen, was jedoch normal ist und vor der Granulationsphase erwartet werden kann.

Indikation

Tielle ist für die Behandlung schwach bis mäßig exsudierender Wunden geeignet. Es sollte bei folgenden Indikationen unter Aufsicht medizinischen Fachpersonals angewendet werden: Dekubitus, Ulcus cruris, diabetischer Ulkus, Hautentnahmestellen.

Kontraindikationen, Applikation und Wechsel s. S. 212 f.

Tielle Plus

Johnson & Johnson

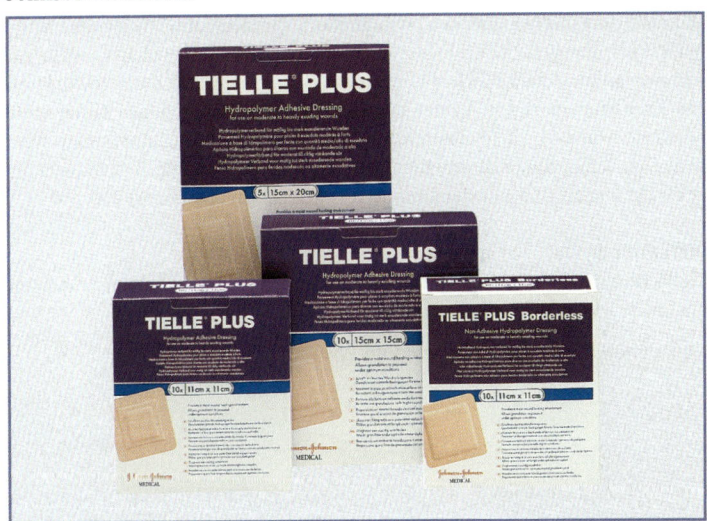

Aufbau / Zusammensetzung
Polyurethan-Schaum, zusätzliche Saugschicht aus Kunstseide/Acrylfaser-Superabsorber. Deckschicht: Acrylatkleber beschichtete Polyurethan-Membran.

Verpackungseinheiten

Größen	Stück/Packung	Artikelnummer	PZN
11 cm × 11 cm	10	MPT501	1217457
15 cm × 15 cm	10	MPT505	1217434
15 cm × 20 cm	5	MPT502	1219752
Borderless 11 cm × 11 cm	10	MPT601	1246335

Wirkung
Tielle plus zeigt ein Exsudataufnahmeverhalten, das für mäßig bis stark exsudierende Wunden geeignet ist. Dieser Wundverband sorgt für ein feuchtes Wundheilungsmilieu, das den Wundheilungsprozess unterstützt und optimale Bedingungen für eine fortschreitende Granulation schafft. Während der Anwendung dehnt sich das zentrale Wundkissen durch die Absorption des Exsudats leicht aus. In der Wunde bleibt eine notwendige Restfeuchte erhalten, wodurch die Selbstreinigungskräfte der Wunde unterstützt werden. Dies kann zunächst zu einer Vergrößerung der Wunde führen, was jedoch normal ist und vor der Granulationsphase erwartet werden kann.

Indikationen
Tielle plus ist für die Behandlung mäßig bis stark exsudierender Wunden geeignet, wie z.B. Dekubitus, Ulcus cruris.

Kontraindikationen, Applikation und Wechsel s. S. 212 f.

Tielle Lite

Johnson & Johnson

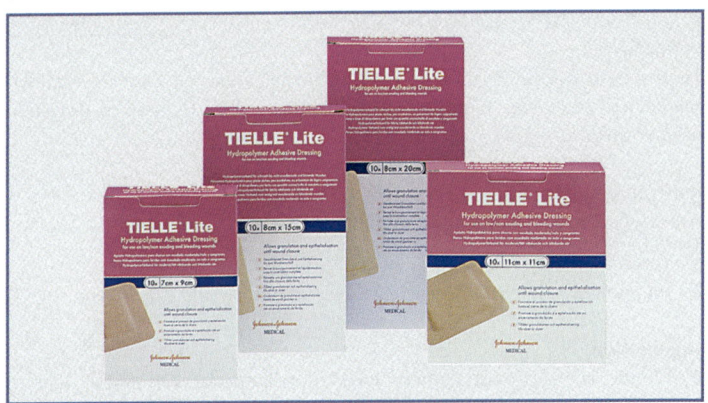

Aufbau / Zusammensetzung
Polyurethan-Schaum, umhüllt von perforierter EMA(Ethylmethylacrylat)-Folie. Deckschicht: Acrylatkleber-beschichtete Polyurethan-Membran.

Verpackungseinheiten

Größen	Stück/Packung	Artikelnummer	PZN
7 cm × 9 cm	10	MTL300	0880225
8 cm × 15 cm	10	MTL308	0880248
8 cm × 20 cm	10	MTL309	0880254
11 cm × 11 cm	10	MTL301	0880231

Wirkung
Tielle Lite zeigt ein Exsudataufnahmevermögen, das für Wunden im letzen Wundheilungsstadium der Epithelisierung und für traumatische Wunden geeignet ist. Die Wundkontaktschicht gewährleistet eine nicht haftende Oberfläche. Der Insel-Wundverband absorbiert Exsudat und sorgt für ein

feuchtes Wundheilungsmilieu, das den Wundheilungsprozess unterstützt und optimale Bedingungen für eine fortschreitende Gewebeneubildung schafft.

Indikationen
Tielle Lite ist für die Versorgung oberflächlicher, schwach bis nicht exsudierender und blutender Wunden, wie z.B. Ulcus cruris, Dekubitus, traumatische Wunden geeignet.

Kontraindikationen
Alle Tielle-Produkte sind kontraindiziert bei

- Verbrennungen 3. Grades,
- Wunden bei gleichzeitig vorliegender Vaskulitis.

Applikation
- Wunde wie gewohnt vorbereiten (Anmerkung: Ist die Wunde sauber, muss zwischen den Verbandwechseln nicht gespült werden). Die Wundumgebung sollte sauber und trocken sein.
- Die Peel-Packung wird geöffnet und der Tielle Verband herausgenommen.
- Tielle Verbände werden so auf die Wunde aufgelegt, dass diese vollständig durch das zentrale, weiche Wundkissen des Verbandes bedeckt ist.
- Die Schutzpapiere werden nacheinander entfernt und der Kleberand jeweils auf der gesunden Haut festgestrichen.
- **Tielle Packing** (ohne Kleberand) wird bei Bedarf auf die richtige Größe zugeschnitten. Bei tiefen Wunden wird der Verband modelliert und locker in die Wunde eingelegt. Bei oberflächlichen Wunden wird der Verband direkt auf die Wundoberfläche appliziert. Die Fixierung erfolgt bei leicht bis mittel exsudierenden Wunden mit Kompressen, bei starker Exsudation ist das Abdecken mit Saugkompressen oder Tielle empfehlenswert.
- Die Tielle Verbände sind auch unter Kompressionsbinden problemlos einsetzbar und wirksam.

Wechsel

Für eine erfolgreiche Wundtherapie ist es unerlässlich, Schädigungen der intakten Haut zu vermeiden.

- Tielle Verbände werden gewechselt, wenn die Wundflüssigkeit den Rand des Wundkissens erreicht. Die Ansammlung von Exsudat unter der Deckschicht des Verbandes sollte vermieden werden.
- Die Tielle Verbände können in Abhängigkeit von der Stärke der Exsudation bis zu 7 Tagen auf der Wunde verbleiben.
- Zur Abnahme des Verbandes wird eine Ecke des Haftrandes zurückgerollt und die Wundauflage vorsichtig von der Wundfläche gelöst. Bei brüchiger, spröder Haut kann Wasser oder Kochsalzlösung verwendet werden, um das Lösen des Haftrandes zu erleichtern.

3.7 Offenporige Schaumstoffkompressen

Beschreibung

Verbände aus Polyurethan- oder Polyvinylalkohol-Schaumstoff mit offenporiger Oberfläche werden zur Wundkonditionierung eingesetzt. Die Schaumstoffkompressen haften in der Granulationsphase – je nach Produkt mehr oder weniger intensiv – an den Wundgrund an, indem Kapillaren in die Poren einsprossen und im Extremfall mit dem Schaumstoff verwachsen. Beim schmerzhaften Verbandwechsel wird frisches Granulationsgewebe mitgerissen, die Wunde blutet stark. Der erwünschte Effekt bei diesem Vorgehen ist, einen gut durchbluteten Granulationsrasen zu erhalten und damit die Wundoberfläche für eine Hauttransplantation vorzubereiten.

Weitere Anwendungsbereiche sind der Einsatz als temporärer Hautersatz und die Wundreinigung bei infizierten, sekundär heilenden Wunden. Dickere Platten aus offenporigem Polyurethan-Schaum sowie Polyvinylalkoholschaumstoffe werden auch bei der Vakuumversiegelung verwendet (s. Kap. 8: Vakuumversiegelung).

Vorteile

- Der Schaumstoff kann Sekret und Zelltrümmer aufnehmen.
- Sauerstoff- und Wasserdampfdurchlässigkeit ist gewährleistet.
- Das Einwachsen von Kapillaren bewirkt, dass bei jedem Verbandwechsel ein mechanisches Débridement erfolgt, dadurch rasche Wundreinigung und -konditionierung.

Nachteile

- Schmerzhafter Verbandwechsel.
- Wundkonditionierung bedeutet Wundtrauma.
- Begrenzte Applikationsdauer. Wechsel ist spätestens nach 24–48 Stunden erforderlich, da sonst die Auflage eventuell nur noch chirurgisch entfernt werden kann.
- Schaumstofffragmente können auf der Wunde zurückbleiben.

- Neugebildetes Epithelgewebe kann einwachsen und wird beim Wechsel mitgerissen.
- Die Polyurethan-Schaumstoffe besitzen ein begrenztes Saugvermögen, da der Schaum relativ dünn ist.

Indikationen
- Konditionierung von Wundflächen vor Hauttransplantationen.
- Temporäre Wunddeckung bei offenen Frakturen, nach Faszienspaltung bei Kompartmentsyndrom.
- Konditionierung infizierter Defektwunden verschiedener Genese.

Kontraindikationen
- Tiefe, zerklüftete Wunden. Zur ausreichenden Haftung ist eine plane Wundfläche erforderlich.
- Trockene, nekrotische Wundflächen.
- Gleichzeitige Applikation von Salben beeinträchtigt die Wundhaftung.

Anwendungsweise
Offenporige Schaumstoffkompressen müssen der Wundform entsprechend genau zugeschnitten werden. Hierfür wird die Kompresse kurz auf die feuchte Wunde gedrückt, um einen Abdruck der Wundform zu erhalten. Mit einer sterilen Schere wird der Schaumstoff entlang der Umrisse ausgeschnitten und in die Wunde eingelegt, er darf den Wundrand nicht überlappen. Die Auflage muss einen innigen Kontakt zur möglichst planen Wundoberfläche haben. Um eine leichte Kompression zu erreichen, können als Polstermaterial Kompressen über den Schaumstoff gelegt werden. Die Fixierung erfolgt mit Fixiervlies oder einer elastischen Binde.

Verbandwechsel
Der Wechsel erfolgt spätestens nach 24–48 Stunden, bei infizierten oder stark nässenden Wunden alle 12 Stunden.

Coldex

Mondomed, Vertrieb: Velo

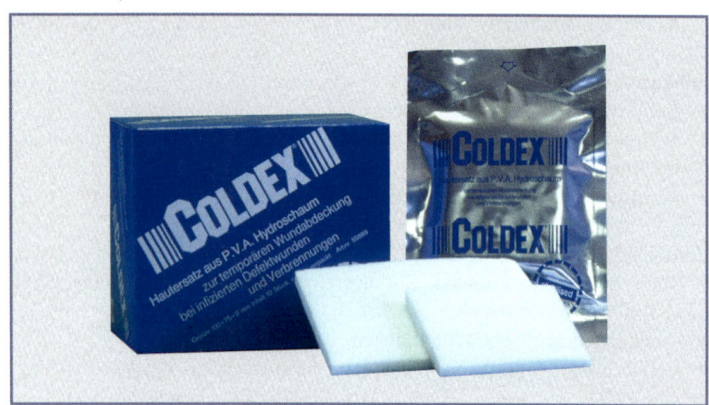

Aufbau / Zusammensetzung
Offenporiger Polyvinylalkohol (PVA)-Schaum.

Verpackungseinheiten

Größen	Stück/Packung	Artikelnummer	PZN
5 cm × 5 cm × 0,9 cm	10	1255887	1256291
7,5 cm × 10 cm × 0,9 cm	10	1255889	0075699
10 cm × 15 cm × 0,9 cm	10	1255890	1442705

Wirkung
Coldex ist ein temporärer Hautersatz aus PVA (Polyvinylalkohol-Hydroschaum). PVA ist ein offenporiges Material mit untereinander vernetzter Hohlraumstruktur. PVA-Schaum ist von weichelastischer Konsistenz, solange er feucht ist. Austrocknung lässt ihn hart werden. Durch erneutes Anfeuchten mit steriler physiologischer Kochsalzlösung lässt sich der ursprüngliche Zustand wieder herstellen. Coldex wird in einer Aluminiumverpackung mit sterilem Wasser angefeuchtet geliefert.

Der PVA-Schaum eignet sich zum Aufnehmen großer Flüssigkeitsmengen. Die durchgehenden Poren fördern durch Kapillarwirkung den Sog auf den Wundgrund. Dadurch wird das bakterienbelastete Sekret in den Schaum aufgenommen und bei jedem Verbandwechsel entfernt. Durch die reinigende Wirkung schafft Coldex günstige Bedingungen zur Anregung der Bildung gesunden Granulationsgewebes.

Indikationen
- Alle Hautdefekte, bei denen ein Primärverschluss nicht möglich oder gewünscht ist, z. B. Frakturen mit großen Weichteildefekten oder Fasziotomien usw.
- Akute und chronische Osteomyelitits.
- Infizierte Defektwunden.
- Chronische Ulzera, Dekubitus, Bestrahlungsdefekte.
- Verbrennungen 3. Grades nach Exzision der Nekrosen, wenn der Wundgrund zur primären Spalthautdeckung noch nicht geeignet ist.
- Wundabdeckung nach offener Amputation.

Kontraindikationen
- Coldex sollte nicht auf epithelialisiertem Wundgrund appliziert werden.
- Coldex darf nicht mit einem vollständig abschließenden Plastikverband abgedeckt werden.
- Coldex darf nicht mit alkoholischer Lösung angefeuchtet werden, da dadurch die Struktur des Materials verändert wird.

Wichtiger Hinweis
Coldex enthält keinerlei Antibiotika. Das Material wirkt nicht bakteriostatisch gegenüber bereits vorhandenen Infektionen, noch verhindert es das Entstehen neuer Infektionen. Ist bereits eine Infektion vorhanden, ist es empfehlenswert, eine antimikrobielle Behandlung durchzuführen, bevor zum Gebrauch von Coldex übergegangen wird.

Applikation
- Coldex steril aus der Packung nehmen.
- Zuschneiden auf die Wundgröße.

- Eventuell mit steriler, physiologischer Kochsalzlösung befeuchten (oder aber mit einem antiseptischen Mittel oder einem Antibiotikum).
- Die Wunde mit Coldex bedecken und fixieren, z.B. mit einer elastischen Binde. Im OP vorzugsweise mit Situationsnähten an den Wundrändern befestigen.
- Bei tieferen Weichteildefekten mehrere Lagen Coldex übereinanderlegen.

Wechsel

- Coldex sollte abhängig von der Wundsekretion in ein- bis höchstens zweitägigen Abständen gewechselt werden.
- Wenn die Wunde sauber und trocken und Coldex eventuell etwas spröde geworden ist, muss vor dem Entfernen das Coldex befeuchtet werden, möglichst mit steriler Kochsalzlösung.

Epigard

Biovision, Vertrieb: Centerpulse

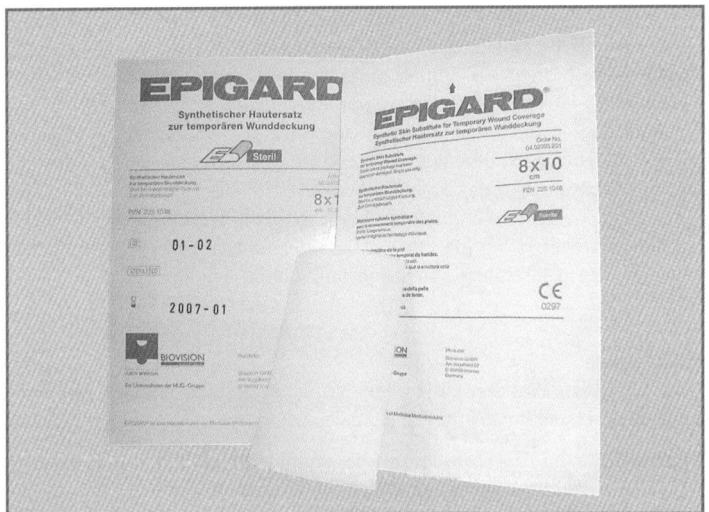

Aufbau / Zusammensetzung
Offenporige Polyurethan-Weichschaumkompresse.

Verpackungseinheiten

Größen	Stück/Packung	Artikelnummer	PZN
8 cm × 5 cm	10	04.02003.200	2452077
8 cm × 10 cm	10	04.02003.201	2251048
8 cm × 23 cm	10	04.02003.202	2251060
12 cm × 30 cm	10	04.02003.203	2251083
12 cm × 45 cm	10	04.02003.204	2251114

Wirkung

Epigard ist ein synthetischer Hautersatz zur temporären Wunddeckung, zur Wundreinigung und Konditionierung des Wundgrundes besonders vor Hauttransplantationen. Die Wundauflage ist zweischichtig. Die Unterseite bildet eine offene Matrix aus elastisch-weichem Polyurethan-Schaumstoff. Die Oberseite besteht aus dünner, mikroporöser Polytetrafluorethylen-Folie (GORE-TEX), ist luft- und wasserdampfdurchlässig, verhindert jedoch das Einwandern von Bakterien und den Durchtritt von Flüssigkeit und Sekret. Die plasmafeuchte Wundoberfläche geht mit dem Schaumstoff eine thrombogene Adhäsion ein, das Exsudat koaguliert in der offenen Matrix, wodurch eine exzellente Wundhaftung herbeigeführt wird. Epigard gewährleistet die notwendige Ventilation der Wunde, bildet aber eine schützende Schranke gegen mikrobielle Invasion und dämmt den Austritt von Plasma ein.

Indikationen

Bei äußerlichen Wunden mit offener Wundbehandlung und zur Vorbereitung eines sekundären Wundverschlusses, wie:

- Temporäre infektionsabschirmende Wunddeckung von Defektwunden.
- Weichteilverletzungen offener Frakturen und offener Spongiosaplastiken.
- Temporäre infektionsabschirmende Wunddeckung nach chirurgischer Nekrosenentfernung bei schweren Verbrennungen zur Verhinderung mikrobieller Invasion und zur Eindämmung des Plasmaverlustes.
- Interimsdeckung von Wundflächen bis zur endgültigen autologen Transplantation.
- Temporäre Wunddeckung bei provisorischem Wundverschluss sowie als Schutz freiliegender Knochen, Sehnen, Bänder und Gelenkkapseln.
- Wundreinigung von infizierten Defektwunden und Verbrennungswunden.
- Wundreinigung bei Ulcera cruris, Dekubitalgeschwüren, oberflächlichen Hautläsionen und Operationswunden.
- Konditionierung des Wundgrundes besonders vor Transplantationen.

Kontraindikationen
- Tiefe, zerklüftete Wunden oder Wunden mit Taschenbildung.
- Wunden mit massiven Infektionen und starker Eiterbildung.
- Patienten mit eingeschränkter Blutgerinnung.
- Gleichzeitige Anwendung von Salben oder Cremes.
- Epigard soll nicht auf trockene Nekrosen oder Wundschorf aufgebracht werden.

Applikation
- Die Wunde sorgfältig débridieren und für plane Wundflächen sorgen. Salbenreste sind zu entfernen.
- Epigard sorgfältig auf Wundgröße zuschneiden und exakt in die Wunde einlegen.
- Epigard mit der offenporigen Schaumstoffschicht auf die Wunde legen.
- Wundauflage mit einer lockeren Bandage fixieren.

Wechsel
- In der Regel wird ein täglicher Verbandwechsel von Epigard empfohlen.
- Bei infizierten Wunden lassen sich Restnekrosen und Wundexsudat durch häufigen Verbandwechsel (1–2-mal täglich) aus dem Wundgebiet entfernen.

Die Beseitigung der Infektion ist die Vorraussetzung für die Haftfähigkeit von Epigard auf der Wunde und die Granulationsanregung.

Syspur-derm

Paul Hartmann

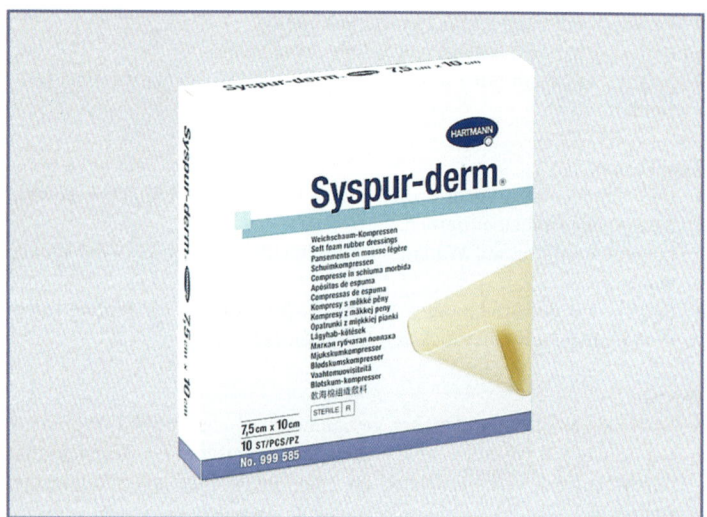

Aufbau / Zusammensetzung
Offenporige Polyurethan-Weichschaumkompresse.

Verpackungseinheiten

Größen	Stück/Packung	Artikelnummer	PZN
7,5 cm × 10 cm	10	999585/7	2177808
10 cm × 20 cm	10	999588/4	2177814

Wirkung
Syspur-derm ist eine zweischichtige poröse Kompresse aus anschmiegsamem Polyurethan-Weichschaum. Die verdichtete feinporöse Deckschicht schützt vor Sekundärinfektionen und dämmt Feuchtigkeitsverluste ein,

gleichzeitig bleibt die Ventilation der Wunde gewährleistet. Durch die Kapillar-Saugwirkung werden Zelltrümmer, Bakterien und Wundexsudat entfernt. Die offenporige Unterseite haftet auf der Wundoberfläche, wirkt als Matrix für die Gewebeneubildung und stimuliert durch mechanische Reizung die Granulation. Die teilweise erhaltenen Schaumstoff-Zellwände verhindern ein unbegrenztes Einwachsen der Granulation, so dass der Verbandwechsel selbst nach längerer Liegedauer relativ schmerzlos und ohne übermäßige Wundirritation abläuft.

Indikationen
- Zur Wundreinigung bei allen flächenhaften thermischen Wunden, z.B. bei infizierten Schürfwunden, infizierten Verbrennungen 2. und 3. Grades, offenen Frakturen usw.
- Konditionierung von Defektwunden. Zum Aufbau eines gut vaskularisierten Granulationsrasens bei gereinigten oder primär sauberen tiefen Haut- und Weichteildefekten, z.B. bei großflächigen mechanischen Defektwunden, offenen Frakturen, nach vertikaler Nekrektomie, ausgedehnten operativen Exzisionen.
- Zur ungestörten Reepithelisierung bei sauberen Schürfwunden, über Spalthautentnahmestellen oder nach tangentialer Nekrektomie.
- Zur Wundreinigung und Granulationsanregung bei Ulcus cruris, Dekubitalgeschwüren, Strahlenulzera usw.

Kontraindikationen
- Syspur-derm wird nicht empfohlen bei Wunden, die keine ausreichende Wundhaftung garantieren, z.B. über trockenen Nekrosen, verschorften oder zerklüfteten Wunden, bei chirurgisch unbehandelten tiefen Verbrennungen und bei gleichzeitiger Applikation von Salben, Cremes oder Sprays.

Applikation
- Syspur-derm stets mit der offenporigen Seite auf die Wunde auflegen. Die wundabgewandte Seite der Kompresse ist mit einem Streifen markiert.

- Kompresse nach der Wundform zurechtschneiden, um den für die Wundreinigung und Konditionierung notwendigen Kontakt zur gesamten Wundfläche herzustellen und gegebenenfalls den jungen Epithelsaum zu schonen.
- Zur Fixierung eignet sich ein leichter, luftdurchlässiger Verband.

Wechsel
- Bei infizierten Wunden zur Wundreinigung alle 12–24 Stunden.
- Bei freiliegenden Knochen, Knorpeln, Sehnen und Gelenkkapseln Verband unbedingt anfeuchten und alle 24 Stunden wechseln.
- Bei sauberen tiefen Haut- und Weichteildefekten zur Granulationsförderung Verbandwechsel alle 24 bis 48 Stunden.

3.8 Semipermeable Wundfolien

Beschreibung
Folienverbände sind hauchdünne, transparente Membranen aus Polyurethan. Die Semipermeabilität der Membranen verhindert das Eindringen von Bakterien und Nässe, gestattet jedoch einen weitreichenden Sauerstoff- und Wasserdampfaustausch. Die Wasserdampfdurchlässigkeit der Folie ist so ausbalanciert, dass zwar eine gewisse Menge Exsudat verdunsten kann, gleichzeitig aber ein Austrocknen der Wundoberfläche verhindert wird. Wundseitig sind die Folien mit hypoallergenen Acrylatklebern beschichtet, die nur auf trockener Haut haften und über dem feuchten Wundgebiet ihre Adhäsivkraft verlieren. Die Folienprodukte der verschiedenen Hersteller unterscheiden sich zum Teil erheblich in Elastizität, Schichtdicke, Wasserdampfdurchlässigkeit und Applikationstechnik.

Vorteile
- Aufrechterhaltung eines ideal feuchten Wundklimas.
- Wundbeobachtung durch die Transparenz des Verbandes möglich.
- Selbstklebend, keine Sekundärfixierung notwendig.
- Wasserfest, Patient kann baden oder duschen.

Nachteile
- Keine Saugkapazität vorhanden.
- Folien haften auf trockener Haut sehr stark. Achtung bei trockener, brüchiger Altershaut: Auch sachgerechtes Entfernen kann zu Läsionen führen!
- Folien haften nicht auf feuchter Haut. Sie heben sich leicht ab, wenn der Patient schwitzt oder inkontinent ist.
- Je nach Produkt erfordert das Aufkleben Geschicklichkeit.

Indikationen
- Als primäre Wundauflage bei oberflächlichen, nicht nässenden Wunden (trocken bis schwach sezernierend), epithelisierenden Wunden, Operationsnähten.

- Als sekundäre Wundauflage zur Fixierung anderer Produkte (Hydrogele, Alginate).
- Abdeckung des Wundgebietes im Rahmen der Vakuumversiegelung.
- Fixierung von i.v. -Kathetern.
- Schutz dekubitusgefährdeter Hautgebiete. **Achtung:** Anwendung umstritten! Folien ersetzen unter keinen Umständen Lagerungs- bzw. Bewegungsförderungsmaßnahmen!

Kontraindikationen
- Nässende Wunden.
- Klinisch infizierte Wunden.

Anwendungsweise
Vor dem Aufbringen muss die wundumgebende Haut trocken und fettfrei sein, um eine gute Haftung zu gewährleisten. Auf behaarter Haut halten Folien schlecht und schmerzen beim Entfernen. Es wird empfohlen, vor dem Aufbringen des Verbandes störende Haare zurück zu schneiden. Der Folienverband sollte etwa 2 cm den Wundrand überlappend appliziert werden. Es ist darauf zu achten, dass die Folie faltenfrei aufgebracht wird. Sie darf während des Anlegens nicht gedehnt werden, da das Aufbringen unter Zug zu Hautverletzungen führen kann. Polyurethan-Folien vertragen sich nicht mit Polyethylenglykol-haltigen Salben, die Festigkeit der Folie wird dadurch beeinträchtigt. Die Anweisungen zur Applikationstechnik der einzelnen Hersteller sind zu beachten.

Verbandwechsel
Folienverbände können bis zu sieben Tagen auf der Wunde bleiben. Vorsicht bei dem Entfernen des Verbandes: Folien dürfen nicht abgerissen werden! Man hebt die Folie vorsichtig an einer Ecke an und zieht sie parallel zur Hautoberfläche lang. Durch die Dehnung verliert der Adhäsivkleber seine Haftfähigkeit, die Folie hebt sich durch weiteren Zug nach und nach ab.

Askina Derm

B BRAUN

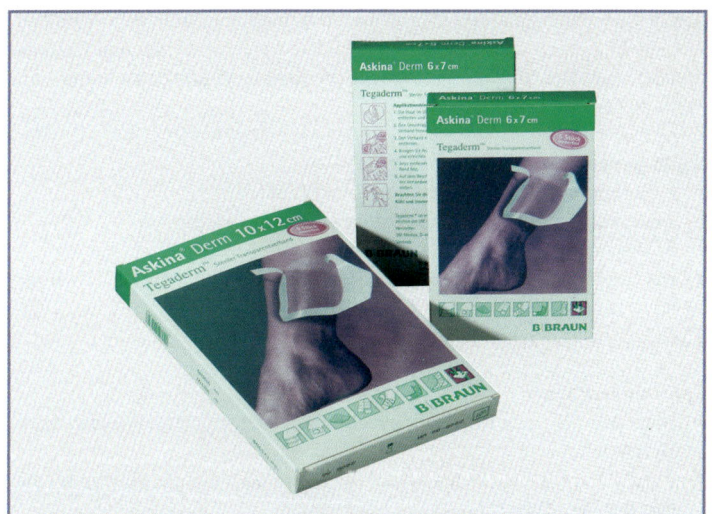

Aufbau/Zusammensetzung
Polyurethan-Folie, Acrylatkleber.

Verpackungseinheiten

Größen	Stück/Packung	Artikelnummer	PZN
4,4 cm × 4,4 cm	5	9023100	0156222
4,4 cm × 4,4 cm	100	9023003	7430086
6 cm × 7 cm	5	9023119	0156239
6 cm × 7 cm	100	9023011	7430092
10 cm × 12 cm	5	9023127	0156245
10 cm × 12 cm	50	9023020	7430100
10 cm × 25 cm	20	9023038	7430117
15 cm × 20 cm	10	9023046	7430123
20 cm × 30 cm	10	9023054	7430146

Wirkung
Askina Derm ist ein semipermeabler Transparentverband aus Polyurethan, der für Mikroorganismen (z.B. HIV, Hepatitis B) undurchlässig, für Wasserdampf und Sauerstoff durchlässig ist. Er fördert die optimalen Wundheilungsbedingungen und schützt neu gebildete Epidermiszellen und Granulationsgewebe. Der Verband ermöglicht die direkte Wundbeobachtung ohne Verbandwechsel.

Indikationen
- Fixierung von i.v.-Katheter- und Punktionsstellen.
- Abdeckung und Schutz von postoperativen Wunden.
- Spalthautentnahmestellen.
- Als Sekundärverband in Kombination mit z.B. Alginaten oder Hydrogelen.
- Dekubitusprophylaxe, Hautschutz.

Kontraindikationen
- Nicht auf infizierte Kathetereinstichstellen oder infizierte Wunden applizieren.
- Askina Derm ist nicht als Ersatz für Nähte oder andere übliche Methoden des Wundverschlusses vorgesehen.

Vorsichtshinweise
- Vor Anlegen des Verbandes solle eine eventuelle Blutung an der Kathetereinstichstelle- bzw. Wundstelle gestillt werden.
- Den Verband beim Anlegen nicht dehnen. Aufbringen des Verbandes unter Zug kann zu Hautverletzungen führen.
- Die Hautstelle sollte trocken und frei von Reinigungs- und Desinfektionsmittel sein, um eine Hautreizung zu vermeiden und eine gute Haftung zu gewährleisten.
- Antimikrobielle Salben, die Polyethylenglykol enthalten, beeinträchtigen die Festigkeit des Polyurethan-Films.

Applikation
- Die Wunde reinigen und gut trocknen.
- Die Verbandgröße ist so zu wählen, dass der Verband mit einem mindestens 2,5 cm breiten Rand auf trockener und gesunder Haut um die Kathetereinstich- bzw. Wundstelle haftet.
- Das Trägerpapier vom Verband entfernen und die Klebefläche freilegen.
- Den Verband über der Kathetereinstichstelle oder der Wunde zentrieren und ohne zu dehnen auf die Wunde legen.
- Den Rahmen langsam abziehen und dabei die Ränder des Verbandes glatt streichen.
- Den Verband von der Mitte zum Rand hin glatt streichen. Hierbei leichten Druck ausüben, um die Klebekraft zu verbessern.

Wechsel
- Vorsichtig eine Ecke des Verbandes ablösen und langsam in Haarwuchsrichtung von der Haut abziehen. Durch Zurückziehen des Verbandes anstelle des Hochziehens von der Haut wird eine Hautverletzung vermieden.
- Zum Entfernen bei i.v.-Einstichstellen, Sonden oder anderen Vorrichtungen kann alternativ eine Ecke des Verbandes abgelöst und vorsichtig überdehnt werden, um die Haftung zu lösen. Beim Entfernen des Verbandes kann ebenfalls ein medizinischer Klebstoffentferner verwendet werden.
- Den Wundverband vorsichtig entfernen, so dass Katheter oder andere Vorrichtungen nicht dislozieren und die Wundoberfläche ungestört bleibt. Die Haut um den Katheter beim Entfernen des Verbandes so festhalten, dass unnötiger Zug vermieden wird.
- Wenn der Verband an neu gebildetem Epithelgewebe haftet, den Verband vorsichtig seitlich abweichen.

Bioclusive Select

Johnson & Johnson

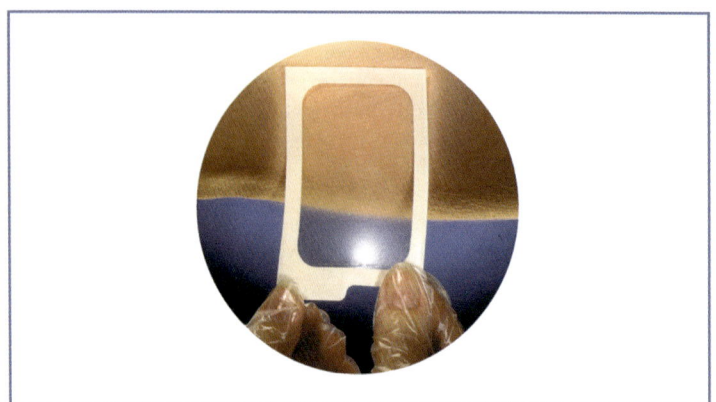

Aufbau / Zusammensetzung
Polyurethan-Folie, Acrylatkleber.

Verpackungseinheiten

Größen	Stück/Packung	Artikelnummer	PZN
4,4 cm × 7 cm	100	2474	4885900
7,6 cm × 10,2 cm	50	2475	4885923
10,2 cm × 25,4 cm	20	2467	3106437

Wirkung
Bioclusive Select ist ein transparenter Katheter- und Wundverband mit breitem Anwendungsspektrum. Polio- und Herpes-Viren können nicht durch den Verband dringen. Damit bietet Bioclusive Select einen hohen Schutz vor Kontamination bei der Fixierung von Venenkathetern und Wundauflagen. Der Patient kann seine Körperpflege wie gewohnt durchführen. Die Transparenz ermöglicht eine ständige Beobachtung des Heilungsverlaufs.

Indikationen

Bioclusive Select eignet sich als Wundverband für alle nicht infizierten Wunden in der Epithelisierungsphase. Er ist außerdem angezeigt bei leicht sezernierenden Wunden, sowie zur Fixierung und zur keimdichten Abdeckung von Punktionsstellen. Besondere Anwendungsgebiete:

- Katheterfixierung.
- Wundabdeckung.
- Verbrennungen.
- Dekubitus-Prophylaxe.
- Postoperative Wundversorgung.
- Spalthautentnahmestellen.
- Kanülenfixierung.

Kontraindikationen

- Infizierte Wunden.
- Stark sezernierende Wunden.

Applikation

- Stark behaarte Haut vor der Applikation rasieren.
- Passende Größe auswählen: Der Transparentverband sollte über den Wundrand hinausragen und auf gesunder Haut haften.
- Der Applikationsrahmen ermöglicht das falten- und verklebungsfreie Aufbringen des Verbandes.
- Schutzfolie von der Mitte des Rahmens abziehen.
- Den Verband auf die Wunde auflegen und von der Mitte her vorsichtig glatt streichen.
- Applikationsrahmen entfernen.

Wechsel

- Eine Ecke der Folie vorsichtig lösen. Die Folie parallel zur Haut dehnen und dabei leicht anheben.
- Die Folie solange abziehen, bis ein Widerstand zu bemerken ist. Danach die Folie wieder dehnen und abziehen, bis sie vollständig entfernt ist.

Cutifilm

Smith+Nephew

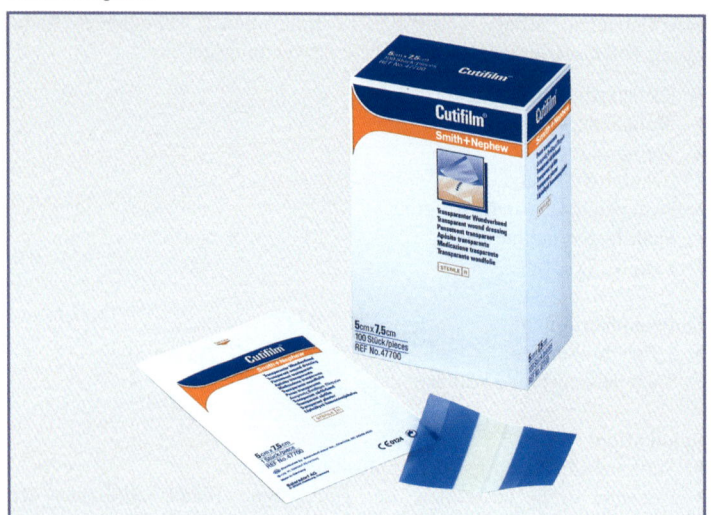

Ab Anfang 2003 außer Handel

Aufbau / Zusammensetzung
Polyurethan-Folie, Acrylatkleber.

Verpackungseinheiten

Größen	Stück/Packung	Artikelnummer	PZN
5 cm × 7,5 cm	5	76840	4906281
5 cm × 7,5 cm	100	47700	3878536
7,5 cm × 10 cm	100	47702	3878542
10 cm × 14 cm	50	47704	3878559

Wirkung
Cutifilm ist eine dünne, hochflexible Polyurethan-Folie, die sich auch konturierten Körperstellen perfekt anpasst. Sie ist wasserdicht, die Patienten können duschen, baden oder hydrotherapeutisch behandelt werden. Die Folie ist keimdicht und schützt so die Wunde zuverlässig vor Infektionserregern von außen. Mazerationen der Haut werden durch das atmungsaktive Folienmaterial vermieden. Der Wundgrund wird durch permanenten Gas- und Wasserdampf-Austausch optimal feucht gehalten – Grundlage für eine schnelle, ungestörte Wundheilung.

Indikationen
- Trockene und leicht sezernierende Wunden.
- Abdeckung von Wundnähten.
- Fixierung und Abdeckung von Sonden und intravenösen Kathetern.
- Fixierung von sterilen Wundauflagen.

Kontraindikationen
Keine Angaben des Herstellers.

Applikation
- Abdeckpapier entfernen: Nach Entnahme des Verbandes aus der sterilen Peel-Verpackung wird zuerst das zweigeteilte Abdeckpapier entfernt.
- Applizieren: Die Applikationsfolie ist in der Mitte transparent. Mit Hilfe ihrer blauen Griffleisten lässt sich die Wunde problemlos anvisieren.
- Applikationsfolie abziehen: Den Verband bis zu den Rändern gut feststreichen. Dann die Applikationshilfe einfach in einem Stück abziehen.

Wechsel
Keine Angaben des Herstellers.

Hydrofilm

Paul Hartmann

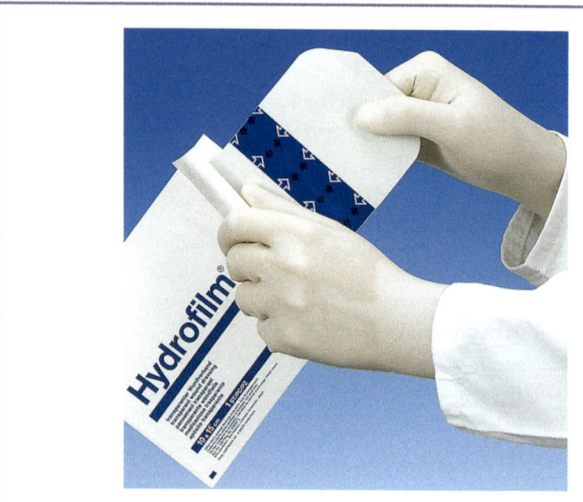

Aufbau / Zusammensetzung
Polyurethan-Folie, Acrylatkleber.

Verpackungseinheiten

Größen	Stück/Packung	Artikelnummer	PZN
6 cm × 9 cm	10	900860/0	4892722
6 cm × 9 cm	100	90086010	4892739
10 cm × 15 cm	10	900862/8	4892745
10 cm × 15 cm	50	90086218	4892751
12 cm × 25 cm	10	900864/6	4892768
12 cm × 25 cm	30	90086416	4892774

Wirkung
Hydrofilm ist ein selbstklebender, hypoallergener Transparentverband, der den natürlichen Heilungsprozess durch Schaffung eines günstigen Wundmilieus wirkungsvoll unterstützt. Hydrofilm schützt die Wunde vor pathogenen Keimen und verhindert die Gefahr von Sekundärinfektionen. Die semipermeable Folie aus Polyurethan ermöglicht einen ungestörten Wasserdampf- und Gasaustausch. Hydrofilm ist völlig transparent, so dass ohne unnötige Verbandabnahme eine Wundbeobachtung möglich ist.

Indikationen
Hydrofilm wird insbesondere zur sterilen Abdeckung und als Schutz bei trockenen, schwach sezernierenden und nicht infizierten Wunden eingesetzt. Hydrofilm eignet sich ebenfalls zur Fixierung sowie zur keim- und wasserdichten Abdeckung von saugenden Wundauflagen, Kanülen und Kathetern.

Kontraindikationen
Klinisch infizierte, blutende oder stark sezernierende Wunden.

Applikation
- Stark behaarte Hautbereiche vor der Anwendung rasieren.
- Schutzfolie abziehen.
- Verband auf die Wunde legen und vorsichtig glatt streichen.
- Applikationshilfe abziehen.

Wechsel
Keine Angaben des Herstellers.

Mefilm

Mölnlycke

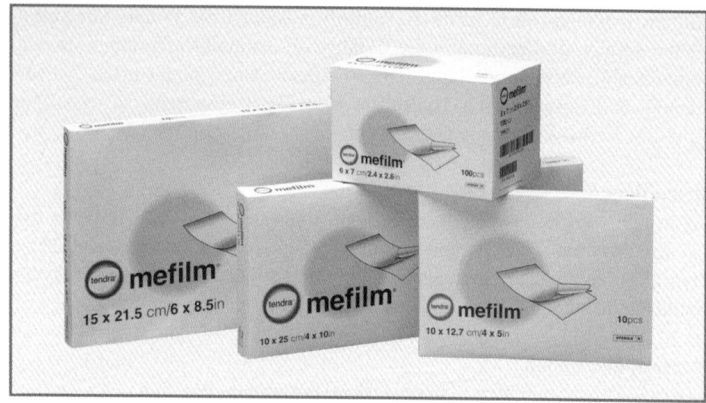

Aufbau / Zusammensetzung
Polyurethan-Folie, Acrylatkleber.

Verpackungseinheiten

Größen	Stück/Packung	Artikelnummer	PZN
6 cm × 7 cm	1	270670	8655663
	10	270670	8655611
10 cm × 12,7 cm	1	271570	8655686
	5	271570	8655634
10 cm × 25 cm	1	272570	8655692
	5	272570	8655657
15 cm × 21,5 cm	1	273000	8693149
	10	273000	8672012

Wirkung
Mefilm fungiert als flexible, transparente Abdeckung zum Schutz der Wundoberfläche, welche sich Oberflächenunregelmäßigkeiten und Körperkonturen gut anpasst. Mefilm bewirkt ein feuchtes Wundklima, welches för-

derlich für die Wundheilung ist. Mefilm ist wasserdampfdurchlässig und ermöglicht so die Verdampfung von überschüssigem Exsudat und die Hauttranspiration. Mefilm fungiert als Bakterien- und Flüssigkeitsbarriere und schützt so vor externer Kontamination.

Indikationen
- Saubere Wunden in der Granulationsphase, z. B. oberflächliche Verbrennungen, Schürf- und Risswunden, Hautentnahmestellen, oberflächliche Druckgeschwüre, geschlossene chirurgische Wunden.
- Prävention von Hautdegeneration.
- Fixierung von Kanülen.
- Fixierung von primären Wundauflagen z. B. Hydrogele, Alginate.

Kontraindikationen
- Tiefe Wunden mit Verletzung von Sehnen, Muskeln oder Knochen.
- Verbrennung 3. Grades.

Applikation
- Säubern des Applikationsbereichs und trocknen der Wundumgebung.
- Die Größe des Verbandes so wählen, dass er über die Wunde hinaus auf gesunder Haut haften kann. Der Verband kann auf die gewünschte Größe zurechtgeschnitten werden oder überlappend eingesetzt werden.
- Das mit „1" gekennzeichnete Schutzpapier entfernen und den Verband vorsichtig auf die Wunde aufbringen
- Entfernen des mit „2" gekennzeichneten Schutzpapiers.
- Entfernen der mit „3" gekennzeichneten Transparentfolie.

Wechsel
- Mefilm kann je nach Zustand der Wunde bzw. nach Beurteilung des behandelnden Arztes mehrere Tage auf der Wunde verbleiben.
- Der Verband wird entfernt, indem die umgebende Haut sanft heruntergedrückt wird und eine Ecke des Verbandes vorsichtig abgelöst wird. Der Verband wird behutsam gedehnt, indem er parallel zur Hautoberfläche gezogen wird.

OpSite Flexigrid

Smith+Nephew

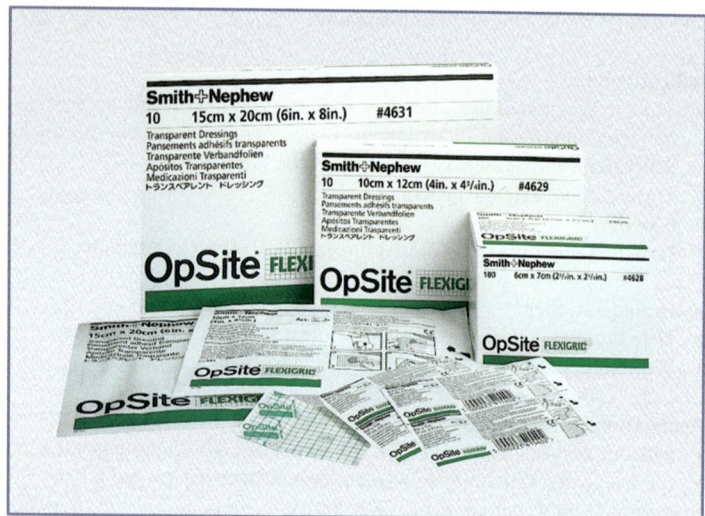

Aufbau/Zusammensetzung
Polyurethan-Folie, Polyacrylat-Kleber.

Verpackungseinheiten

Größen	Stück/Packung	Artikelnummer	PZN
6 cm × 7 cm	5	66030333	0081725
6 cm × 7 cm	100	4628	3833539
10 cm × 8 cm	100	6604633	3575729
10 cm × 12 cm	10	4629	3722283
10 cm × 12 cm	50	4630	3722308
12 cm × 25 cm	20	4632	3722320
15 cm × 20 cm	10	4631	3722314

Wirkung
OpSite Flexigrid ist eine transparente atmungsaktive Polyurethan-Folie, beschichtet mit einem hypoallergenen Polyacrylat-Kleber. Die Folie sorgt für ein feuchtes Wundklima und ist undurchlässig für Wasser und Bakterien, so dass ein effektiver Schutz vor Kontamination von außen gewährleistet ist. Die Trägerfolie ermöglicht eine einfache und sichere Applikation des Verbandes selbst an schwer zugänglichen Körperstellen. Auf der mit Rastern bedruckten Trägerfolie kann die Wundgröße nach der Applikation durch nachzeichnen der Wundränder dokumentiert werden.

Indikationen
- Wundversorgung, z.B. Dekubitus (Schweregrad 1–2), leichte Verbrennungen und Verbrühungen, postoperative Wunden, Abschürfungen, Hauttransplantationen (Spender- und Empfänger-Areal).
- Fixierung hochsaugfähiger Wundauflagen.
- Abdeckung spezieller Wundtherapeutika.
- Dekubitus-Prophylaxe.
- Hautschutz bei Stomaversorgung und Strahlentherapie.
- Behandlung schmerzhafter Neuropathien.

Kontraindikationen
Keine Angaben des Herstellers.

Vorsichtsmaßnahmen
- OpSite Flexigrid kann auf klinisch infizierte Wunden aufgelegt werden, wenn folgendes beachtet wird: Der Patient sollte medizinisch überwacht werden, der Verband sollte täglich gewechselt werden, der Patient sollte einer geeigneten systemischen Antibiosebehandlung unterzogen werden.
- Bei kachektischen Patienten und empfindlicher Haut ist bei wiederholten Verbandwechseln besondere Vorsicht geboten, um Hautschäden zu vermeiden.

Applikation
- Wundstellen säubern und trocknen.
- Schutzpapier abziehen.

- Verband auflegen und gleichmäßig andrücken.
- Falls gewünscht, können zur Dokumentation die Wundränder auf der grüngerasterten Trägerschutzfolie nachgezeichnet werden.
- Trägerschutzfolie entfernen.

Wechsel
- Zum Entfernen des Verbandes eine Ecke anheben und vorsichtig parallel zur Haut überdehnen.
- Der Verband sollte nicht länger als 14 Tage auf der Wunde verbleiben.

Optiskin Film

URGO

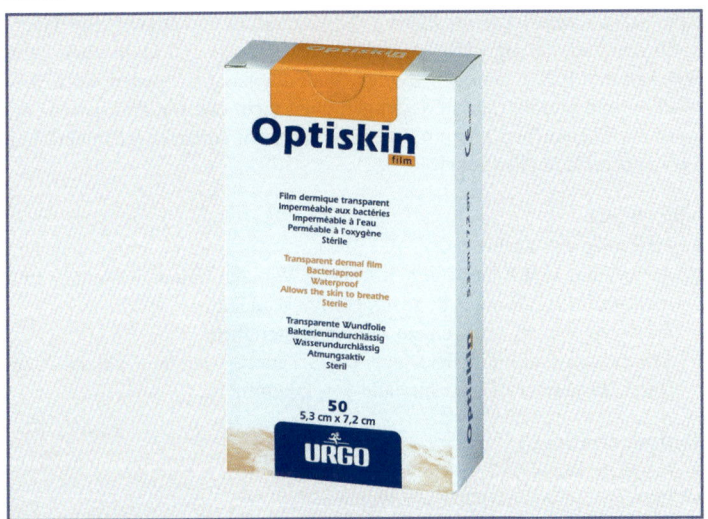

Aufbau/Zusammensetzung
Polyurethan-Folie, Polyacrylat-Kleber.

Verpackungseinheiten

Größen	Stück/Packung	Artikelnummer	PZN
5,3 cm × 7,2 cm	50	2630	0662959
8,2 cm × 7,3 cm	50	2631	0662971
9 cm × 25 cm	20	2633	0663019
10 cm × 12 cm	50	2632	0662994
15 cm × 20 cm	20	2634	0663025

Wirkung
Optiskin ist ein Polyurethan-Film mit einem hypoallergenen Acrylatkleber. Er ist semipermeabel und ermöglicht den Austausch von Luft und Wasserdampf und vermeidet so die Risiken der Mazeration und erlaubt eine dauerhafte Anwendung. Optiskin ist wasserundurchlässig und kann auch beim Duschen und Baden getragen werden. Die Folie passt sich jedem Körperbereich an und schränkt die Bewegungsfreiheit nicht ein. Die Transparenz erlaubt ein Überwachen und ein Erkennen eventuell auftretender Infektionen oder anderer Komplikationen.

Indikationen
- Fixierung von Kathetern.
- Abdeckung und Schutz von trockenen Wunden, leicht nässender und nicht infizierter Haut (z. B. postoperative Wunden).
- Fixierung von absorbierenden Verbandmaterialien.
- Schutz von empfindlicher Haut, die Scheuern oder lang anhaltendem Druck ausgesetzt ist oder im Falle von Inkontinenz.

Kontraindikationen
- Infizierte Wunden.
- Blutende oder stark nässende Wunden.
- Nicht als Wundnahtverband einsetzen.

Applikation
- Wenn nötig werden Körperhaare rasiert, um eine gute Klebefähigkeit des Verbandes zu sichern.
- Reinigen und trocknen der Wunde.
- Schutzpapiere von der Klebefläche abziehen.
- Verband auf die Wunde auflegen und vorsichtig glatt streichen.
- Applikationshilfe abziehen.

Wechsel
- Optiskin kann bis zu 7 Tage auf der Wunde verbleiben.
- Folie vorsichtig an einer Ecke anheben und behutsam parallel zur Hautoberfläche dehnen. Auf der gegenüberliegenden Seite genauso verfahren und Verband vorsichtig entfernen.

Suprasorb F Folienverband

Lohmann & Rauscher

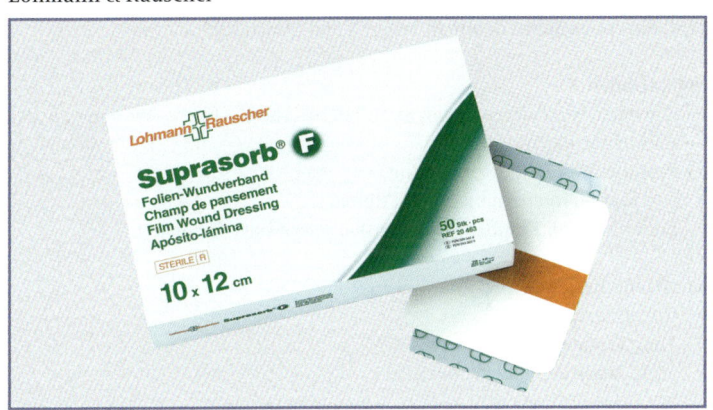

Aufbau / Zusammensetzung
Polyurethan-Folie, Acrylat-Copolymer und Abietinsäurederivat-Gemisch als Kleber.

Verpackungseinheiten

Größen	Stück/Packung	Artikelnummer	PZN
5 cm × 7 cm	10	20460	0432998
5 cm × 7 cm	100	20461	0433006
10 cm × 12 cm	10	20462	0433012
10 cm × 12 cm	50	20463	0433029
10 cm × 25 cm	10	20464	0433035
15 cm × 20 cm	10	20465	0433041
20 cm × 30 cm	10	20466	0433058

Wirkung
Suprasorb F ist ein hoch schmiegsamer, selbstklebender Verband. Er ist durchlässig für Wasserdampf und Sauerstoff, bakterienundurchlässig, wasserdicht, transparent, dehnbar, reißfest und antistatisch.

Indikationen
- Schwach sezernierende, nicht infizierte oberflächliche Wunden in der Epithelisierungsphase.
- Postoperative Wundversorgung.
- Als Sekundärverband z. B. für Alginate.
- Fixierung von Kanülen, Infusionskathetern oder Drainagen.

Kontraindikationen
- Infizierte Wunden.
- Tiefe Wunden.
- Stark sezernierende Wunden.

Applikation
- Wunde mit steriler Lösung reinigen und anschließend Wundumgebung trocknen.
- Peelbeutel öffnen, Folie steril entnehmen.
- Durch Biegen Abdeckpapier von der Folie lösen. Abdeckpapier abziehen.
- Verband spannen und breitflächig fest auf die Haut streichen.
- Applikationshilfe entfernen. Verband durch Andrücken an feine Konturen anpassen.

Wechsel
Keine Angaben des Herstellers.

Tegaderm

3M Medica

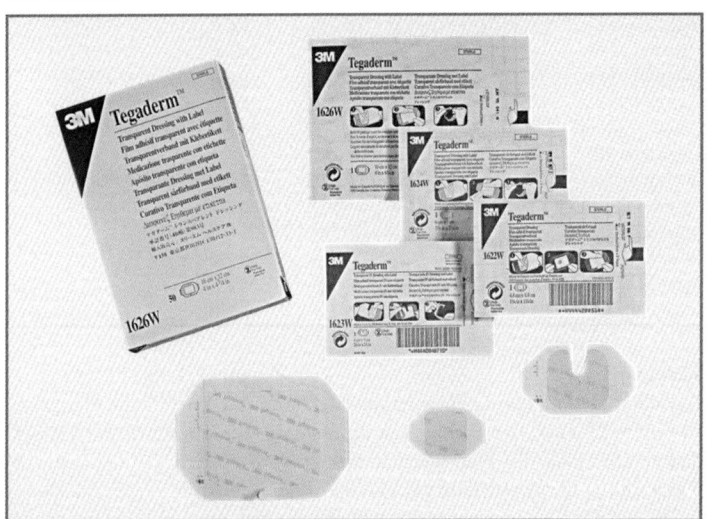

Aufbau/Zusammensetzung
Polyurethan-Folie, Acrylatkleber (PSA-Technologie: pressure sensitive adhesion).

Verpackungseinheiten

Größen	Stück/Packung	Artikelnummer	PZN
Tegaderm W (ohne mittleres Abdeckpapier)			
4,4 cm × 4,4 cm	100	1622W	7333584
6 cm × 7 cm	100	1624W	7479023
10 cm × 12 cm	50	1626W	7333609
nierenförmig 6 cm × 7 cm	100	1623W	–
oval 10 cm × 11,5 cm	50	1630W	–

Größen	Stück/Packung	Artikelnummer	PZN
Tegaderm			
4,4 cm × 4,4 cm	5	1622P	3991126
6 cm × 7 cm	5	1624P	7453058
10 cm × 12 cm	5	1626P	7453064
10 cm × 25 cm	20	1627	2719468
15 cm × 20 cm	10	1628	2400011
20 cm × 30 cm	10	1629	2719474
Tegaderm HP			
6 cm × 7 cm	100	9534HP	8805766
10 cm × 12 cm	50	9536HP	–
oval 5,4 cm × 6,4 cm	50	9545HP	–
oval 10 cm × 11,5 cm	50	9546HP	–
oval 14 cm × 16,5 cm	10	9548HP	–
nierenförmig 11,5 cm × 12 cm	12	9543HP	8805766

Wirkung

Tegaderm ist eine dünne Polyurethan-Membran mit einem hypoallergenen, latexfreien Kleber. Der Verband ist durchlässig für Sauerstoff und Wasserdampf, aber nicht für Flüssigkeiten, Bakterien und Viren. Ein intakter Verband schützt die Wundstelle vor externer Kontamination. Tegaderm Wundfolien schaffen ein optimales Umfeld für die Wundheilung, indem sie die Dehydratation intakten Gewebes verhindern und eine schnellere Migration epidermaler Zellen ermöglichen. Zusätzlich lindert der Verband Schmerzen, da er exponierte Nervenenden bedeckt und so deren Dehydratation verhindert. **Tegaderm HP** besitzt eine höhere Klebekraft und eine höhere Wasserdampfdurchlässigkeit und ist damit besonders für inkontinente oder stark schwitzende Patienten geeignet.

Indikationen

Tegaderm Transparentverbände werden zur Abdeckung und zum Schutz von Kathetereinstichstellen und Wunden, zur Erhaltung eines feuchten Wundmilieus, als sekundärer Wundverband, als Schutz gefährdeter Haut, zum Sichern von Drainagen, Sonden o. ä. Vorrichtungen an der Hautoberfläche und als Augenschutzbedeckung verwendet. Darüber hinaus kann der

Verband verwendet werden, um ein feuchtes Wundmilieu für eine autolytische Wundreinigung zu fördern.

Anwendungsbeispiele: gereinigte, geschlossene operative Wunden, Hautentnahmestellen, Druckgeschwüre der Stadien I und II, Hautabschürfungen, Hautrisse, Blasen, Verbrennungen 1. und 2. Grades, aufgeschürfte oder ständiger Feuchtigkeit ausgesetzte Haut, i.v.-Katheterfixierung, als Sekundärverband für Alginate oder Hydrogele.

Kontraindikationen
- Nicht auf infizierte Kathetereinstichstellen oder infizierte Wunden applizieren.
- **Tegaderm HP** ist nicht als Ersatz für Nähte oder andere übliche Methoden des Wundverschlusses vorgesehen.

Vorsichtshinweise
- Vor Anlegen des Verbandes sollte eine eventuelle Blutung an der Kathetereinstichstelle bzw. Wundstelle gestillt werden.
- Den Verband beim Anlegen nicht dehnen. Aufbringen des Verbandes unter Zug kann zu Hautverletzungen führen.
- Die Hautstelle sollte trocken und frei von Reinigungs- und Desinfektionsmittel sein, um eine Hautreizung zu vermeiden und eine gute Haftung zu gewährleisten.
- Antimikrobielle Salben, die Polyethylenglykol enthalten, beeinträchtigen die Festigkeit des Polyurethan-Films.

Applikation
- Die Wunde reinigen und gut trocknen.
- Die Verbandgröße ist so zu wählen, dass der Verband mit einem mindestens 2,5 cm breiten Rand auf trockener und gesunder Haut um die Kathetereinstich- bzw. Wundstelle haftet.
- Das Trägerpapier vom Verband entfernen und die Klebefläche freilegen.
- Den Verband über der Kathetereinstichstelle oder der Wunde zentrieren und ohne zu dehnen auf die Wunde legen.
- Den Rahmen langsam abziehen und dabei die Ränder des Verbandes glatt streichen.

- Den Verband von der Mitte zum Rand hin glatt streichen. Hierbei leichten Druck ausüben, um die Klebekraft zu verbessern.

Wechsel

- Vorsichtig eine Ecke des Verbandes ablösen und langsam in Haarwuchsrichtung von der Haut abziehen. Durch Zurückziehen des Verbandes anstelle des Hochziehens von der Haut wird eine Hautverletzung vermieden.
- Zum Entfernen bei i.v.-Einstichstellen, Sonden oder anderen Vorrichtungen kann alternativ eine Ecke des Verbandes abgelöst und vorsichtig überdehnt werden, um die Haftung zu lösen. Beim Entfernen des Verbandes kann ebenfalls ein medizinischer Klebstoffentferner verwendet werden.
- Den Wundverband vorsichtig entfernen, so dass Katheter oder andere Vorrichtungen nicht dislozieren und die Wundoberfläche ungestört bleibt. Die Haut um den Katheter beim Entfernen des Verbandes so festhalten, dass unnötiger Zug vermieden wird.
- Wenn der Verband an neu gebildetem Epithelgewebe haftet, den Verband vorsichtig seitlich abweichen.

3.9 Verschiedene Produkte

Unter „Verschiedene Produkte" ist eine breite Palette von Wundauflagen zusammengestellt, die sich keiner der bisher genannten Gruppen eindeutig zuordnen lassen. Die Beschreibung von

- Indikationen
- Kontraindikationen
- Anwendungshinweisen und
- Verbandwechselhäufigkeit

sind den einzelnen Monographien zu entnehmen. Eine Kurzübersicht der Produkte findet sich in Tabelle 10.

Tab. 10: Übersicht und Kurzbeschreibung der „Verschiedenen Produkte"

Handelsname	Hersteller	Kurzbeschreibung
Cavi-Care	Smith+Nephew	Silikonschaum zum Ausfüllen tiefer Wundhöhlen, der nach dem Zusammenmischen zweier flüssiger Komponenten und Eingießen in die Wunde entsteht.
Exu-Dry	Smith+Nephew	Mehrschichtig aufgebauter, stark absorbierender, nicht haftender Wundverband.
Hyalofill	ConvaTec	Faservlies aus 100% Hyaff, dem Benzylester der Hyaluronsäure.
Hyalogran	ConvaTec	Granulat aus einer Mischung von Hyaff und Natriumalginat.
Hypergel	Mölnlycke	Hydrogel, das 20% Kochsalz enthält.
Mepitel	Mölnlycke	Silikon-beschichtetes Polyamidnetz.
Mesalt	Mölnlycke	Kochsalz-imprägnierte Vlieskompresse.
Primamed	Sanofi – Synthelabo	Polyurethan-Schaumstoffkompresse, die mit einem Gel aus Aluminium-chlorid-hydroxid-Komplex getränkt ist.
Suprasorb M	Lohmann & Rauscher	Dünne Polyurethan-Membran.
Tegapore	3M Medica	Mikroporöses Polyamidgewebe ohne Imprägnierung.
TenderWet	Paul Hartmann	Nasstherapeutikum. Das superabsorbierende Wundkissen wird mit Ringerlösung getränkt. Die Lösung wird im Austausch gegen Exsudat kontinuierlich an die Wunde abgegeben.
Textus bioactiv	BioCell	Superabsorbierendes Spezialfaser-Vlies mit bakteriziden Eigenschaften.

Cavi-Care

Smith+Nephew

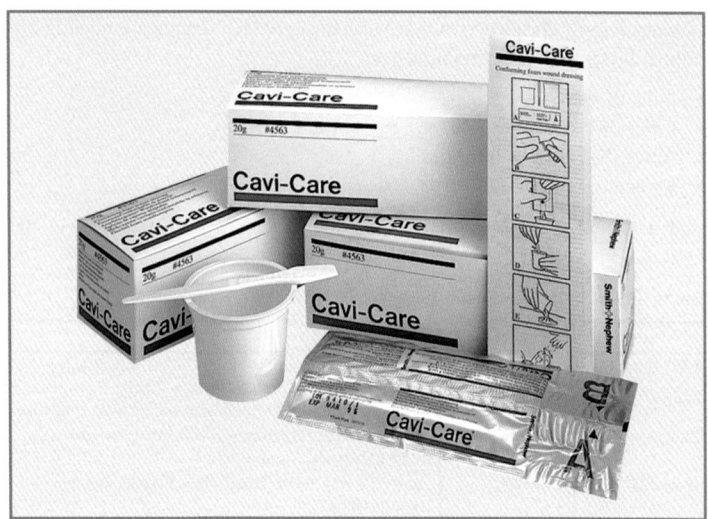

Aufbau/Zusammensetzung
Polydimethyl-Siloxan
Teil A: Mischung aus Siloxan-Polymeren mit relativ hohem Gewicht.
Teil B: kurzkettige Siloxane.

Verpackungseinheiten

Größen	Stück/Packung	Artikelnummer	PZN
Set = 2-Komponenten-Packung 2 × 10 g	1	4563	8701357

Wirkung
Cavi-Care ist ein Verband, der aus zwei flüssigen Komponenten (Teil A und Teil B) im Einsatzort einen stabilen dreidimensionalen Schaum bildet. Der Cavi-Care Schaumverband wurde entwickelt, um

- ein Verbandsystem zur atraumatischen Tamponierung von Wundhöhlen zu erhalten. Die Wunde wird feucht gehalten, die Verbandwechsel sind schmerzfrei.
- postoperativ empfindliche Strukturen zu schützen und zu stützen. Der ausgehärtete Schaum verhindert eine Verletzung des umschäumten Gewebes und schützt empfindliche Strukturen vor Austrocknung.

Indikationen
Cavi-Care ist für die Anwendung in offenen, feuchten und granulierenden Wundhöhlen gedacht,

- die bisher mit normalem Verbandmull versorgt wurden, z.B. Pilonidalsinus, klaffende Operationswunden, Schweißdrüsenabszesse, perianale bzw. perineale Wunden.
- als postoperativer Stützschaum z.B. bei Eingriffen bei Hypospadie, abstehenden Ohren und verkürzten Sehnen in der Hand.

Kontraindikationen
- Cavi-Care sollte nicht bei tiefen Fisteln, in Wunden mit tiefer Tunnelbildung oder tiefem Sinus verwendet werden.
- Der Verband sollte nicht in trockenen Wundhöhlen angewandt werden.
- Cavi-Care ist weder für Schleimhäute noch für Augen und Nasen indiziert.

Vorsichtsmaßnahmen
- Vor der Anwendung von Cavi-Care muss die Wunde offen und wohlgeformt sein, auch Taschen und Tunnel sollten großzügig freigelegt sein.
- Begleitende Maßnahmen zur Wundversorgung wie z.B. die Entfernung von Eiter, nekrotischem Gewebe oder die Behandlung von klinisch infizierten Wunden müssen neben dem Einsatz von Cavi-Care unbedingt durchgeführt werden.

- Wird Cavi-Care als postoperativer Stützschaum verwendet, muss das Gewebe, in das Cavi-Care gegossen wird, mit Vaseline, Paraffin oder einem Fettgaze-Verband geschützt werden, damit der Verband nicht am Gewebe haften bleibt.
- Cavi-Care darf nicht mit Stoffen, Textilien u. Ä. in Kontakt kommen, da es sich nicht auswaschen lässt.
- Kontakt mit Augen vermeiden. Sollte Cavi-Care versehentlich mit den Augen in Berührung kommen, bitte diese sofort mit Wasser auswaschen und einen Arzt konsultieren.
- Bei der Vorbereitung des Verbandes Schutzhandschuhe tragen.

Applikation
- Wundhöhle zunächst mit physiologischer Kochsalzlösung ausspülen und darauf achten, dass das Wundbett feucht ist.
- Befindet sich die Wundhöhle an einer behaarten Körperstelle, zunächst die Haare entfernen. Die Wundränder sollten mit Vaseline, Paraffin oder einem Fettgaze-Verband geschützt werden, bevor der Verband in die Wunde gegossen wird.
- Verband nach Gebrauchsanweisung vorbereiten und in die Wundhöhle gießen. Sobald der Verband hart geworden ist, kann er bei Bedarf mit einem Sekundärverband befestigt werden.
- Je nach den für die nötige Hygiene erforderlichen Maßnahmen sollte Cavi-Care regelmäßig entfernt und/oder gereinigt werden. Es wird empfohlen, den Verband nicht länger als 48 Stunden in situ zu lassen, ohne ihn auszuwaschen oder auszuwechseln. Bei mäßiger Exsudation sollte der Verband bei Bedarf häufiger gewechselt werden und gereinigt werden. Die Anfertigung eines neuen Gemisches ist nicht häufiger als alle 36–48 Stunden notwendig. Nach 48 Stunden kann der Arzt entscheiden, Cavi-Care entweder zu entsorgen oder auszuwaschen und erneut in die Wundhöhle einzusetzen.
- Zum Auswaschen wird folgende routinemäßige Reinigung empfohlen:
  - Verband vorsichtig mit sauberem Wasser auswaschen und vorsichtig ausdrücken, um überschüssiges Wundexsudat zu entfernen. In einem separaten Behälter eine 5 %ige wässrige Chlorhexidinlösung und klares Wasser in einem Mischungsverhältnis von 1 : 10 vermischen. Ver-

band mit der Wundkontaktfläche nach unten in die jetzt 0,5%ige Chlorhexidinlösung eintauchen und den Verband erneut sanft ausdrücken, damit sich das Antiseptikum im ganzen Verband verteilt. Verband 10 Minuten lang einweichen lassen. Während der Verband in der verdünnten Chlorhexidinlösung weicht, kann der Patient ein Bad nehmen oder die Wunde ausgewaschen werden.
- Den eingeweichten Verband gründlich in klarem Wasser ausspülen. **Keine Seife oder andere Waschzusätze verwenden.**
- Das Wasser leicht, aber gründlich ausdrücken und den Verband wie zuvor in die Wunde einlegen und wie üblich fixieren. Sollte die Wunde nach dem Einsetzen von Cavi-Care brennen, so ist der Verband nicht gründlich genug ausgewaschen worden und sollte erneut ausgespült werden.

Wechsel

Es ist sicherzustellen, dass die Wunde mindestens einmal wöchentlich vom behandelnden Arzt oder vom Pflegepersonal inspiziert wird und bei Bedarf ein neuer Verband gemischt und angelegt wird.

Exu-Dry

Smith+Nephew

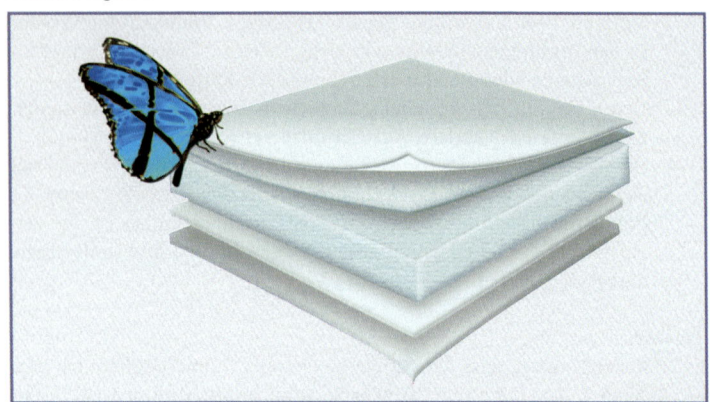

Aufbau / Zusammensetzung
Obere Schicht: Polyethylen, Innenschichten: Rayon/Cellulose,
Anti-Scher-Schicht: Polyethylenmembran,
Wundkontaktschicht: Polyethylenmembran.

Verpackungseinheiten

Größen	Stück/Packung	Artikelnummer	PZN
10 cm × 15 cm	10	599900425	1093989
15 cm × 23 cm	12	599900625	1093995
23 cm × 38 cm	30	599900925	1094003
38 cm × 46 cm	30	599901825	1094026
Pad 61 cm × 91 cm	15	5999M3625	1094084
91 cm × 183 cm	15	5999L7225	1094049
Gaze 15 cm × 366 cm	20	595560425	1093972
38 cm × 61 cm	30	599902425	1094032
Arm	20	5999LPA25	1094055
Bein	20	5999LPL25	1094061
Weste	20	5999LV125	1094078

Wirkung

Exu-Dry ist ein mehrschichtiger, stark absorbierender, nicht haftender Wundverband, der durch die zwei wundseitig aufeinander gleitfähigen Polyethylenschichten dazu beiträgt, Scherkräfte zu vermeiden. Durch seinen einzigartigen Aufbau wird der Schmerz und das Trauma beim Verbandwechsel reduziert. Exu-Dry passt sich sofort und sicher an die Konturen des Körpers, einschließlich der schwer zu verbindenden Bereiche wie Schulter und Achselhöhle an.

Exu-Dry kann als primärer oder sekundärer Wundverband eingesetzt werden. Es ersetzt andere nicht haftende Verbände, Gazen, Kompressen.

Indikationen

Unter der Aufsicht des behandelnden Arztes können Exu-Dry Verbände bei der Behandlung von sekundären Wunden folgender Entstehungsursache eingesetzt werden:

- Ulzerationen mit starker Exsudation.
- Postoperative Wunden.
- Hautentnahmestellen/Hauttransplantate.
- Verbrennungen Grad 1, 2a und 2b.
- Onkologische Wunden.
- Chemotherapie-Extravasationen.
- Dermatologische Wunden.

Kontraindikationen

Keine Angaben des Herstellers.

Vorsichtsmaßnahmen

Sollten irgendwelche Anzeichen von Reizungen (Rötung, Schwellung, erhöhtes Schmerzempfinden), Mazeration (Aufweichen der Haut), Hypergranulation (überschießendes Gewebe) oder eine Überempfindlichkeit (allergische Reaktion) auftreten, sollte die Behandlung abgebrochen werden und der behandelnde Arzt informiert werden.

Applikation
- Die Größe des Verbandes sollte die Wundränder mindestens um 1 bis 2 cm überlappen.
- Exu-Dry mit der markierten Seite „Use other side against wound" nach außen auflegen.
- Exu-Dry kann entweder trocken appliziert werden (Kombination mit topischen Wundbehandlungsmitteln möglich) oder bei trockenen Wundverhältnissen mit Ringerlösung angefeuchtet aufgelegt werden.
- Exu-Dry kann als Sekundärverband mit anderen Produkten (z.B. Alginaten, Hydrogelen, silberhaltigen Wundauflagen) kombiniert werden.
- Ein guter Wundkontakt ist äußerst wichtig.
- Den Verband mit Fixiervlies, Pflasterstreifen oder Fixierbinde befestigen.

Wechsel
Es wird ein täglicher Verbandwechsel als Standardbehandlung empfohlen.

Hyalofill

ConvaTec

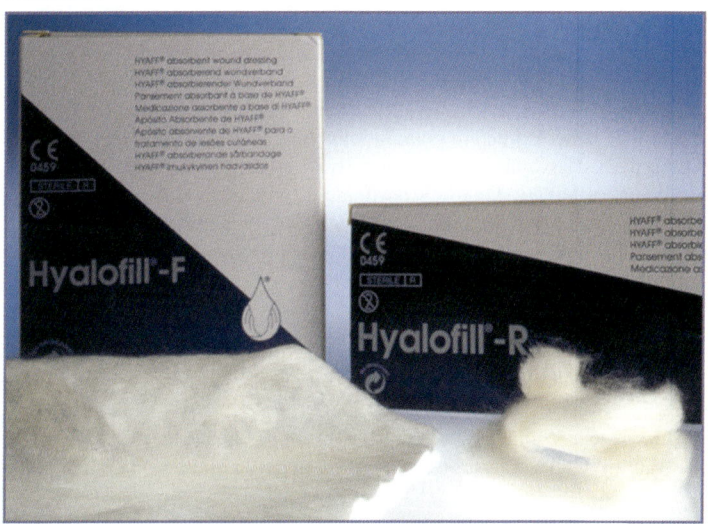

Aufbau/Zusammensetzung
100% Hyaff (Benzylester der Hyaluronsäure).

Verpackungseinheiten

Größen	Stück/Packung	Artikelnummer	PZN
Hyalofill-F Kompresse			
5 cm × 5 cm	3	969713	8743108
10 cm × 10 cm	1	969711	8743083
Hyalofill-R Tamponade			
0,25 g	1	969751	8743114
0,5 g	1	969753	8743120

Wirkung

Hyalofill ist ein absorbierendes Faservlies, das zu 100% aus Hyaff besteht, einem Ester der Hyaluronsäure. Hyaluronsäure ist ein natürlich vorkommender Bestandteil der menschlichen Haut. Sie soll bei der Wundheilung verschiedene Zellfunktionen unterstützen, z.B. die Freisetzung von Zytokinen, die Angiogenese und die Kollagensynthese. Kommt Hyalofill mit Serum oder Wundexsudat in Berührung, bildet sich ein hydrophiles Gel, das die Wunde bedeckt und ein granulations- und heilungsförderndes Wundmilieu schafft. Das hydrophile Gel aus Hyaff erhält auf der Wundoberfläche ein feuchtes Milieu, das die Schorfbildung sehr stark einschränkt und die Heilung unterstützt. Hyalofill passt sich den Wundkonturen gut an und kann, je nach Wundform, zurechtgeschnitten werden. Das Material ist fusselfrei.

Indikationen

Alle schwer heilenden und therapieresistenten Wunden können mit Hyalofill behandelt werden.

- Chronische Wunden: Ulcus cruris, Dekubitus, diabetische Geschwüre.
- Akute Wunden: Chirurgische, posttraumatische und postoperative Wunden.

Kontraindikationen

Bekannte Überempfindlichkeit gegen den Verband oder seine Bestandteile.

Besondere Hinweise

Bei infizierten Wunden sollte Hyalofill nicht angewendet werden. Deshalb sollte der behandelnde Arzt entscheiden, ob in diesem Fall die Behandlung mit Hyalofill fortgesetzt werden kann. Bei Fortsetzung der Behandlung sollte der Verband täglich gewechselt und eine systemische Antibiotika-Therapie in Erwägung gezogen werden.

Applikation
- Nach Reinigung der Wunde und gründlicher Spülung die wundumgebende Haut trocknen.
- Hyalofill an Form und Größe der Wunde durch Zuschneiden oder Falten anpassen und direkt auf den Wundgrund aufbringen. Große Wunden mit mehreren sich überlappenden Stücken versorgen. Wichtig: Auf einen durchgehenden Kontakt mit der Wundoberfläche achten.
- Anschließend die Wunde mit einem sterilen Sekundärverband bedecken und mit einem geeigneten Verband fixieren.
- Das Entfernen gelingt am besten durch gründliches Spülen der Wunde mit steriler Kochsalzlösung. Zusätzlich kann das Entfernen mit einer Pinzette oder mit den (mit Handschuhen versehenen) Händen unterstützt werden.

Wechsel
- Die Häufigkeit der Verbandwechsel hängt von der Beschaffenheit der Wunde ab. Werden mit **Hyalofill-F** stark nässende oder belegte Wunden versorgt, kann es sein, dass der Verband zunächst täglich gewechselt werden muss. Mit fortschreitender Heilung und Verringerung der Sekretbildung kann der Verband dann zwei oder drei Tage auf der Wunde verbleiben.
- Auf Grund der Biokompatibilität von Hyalofill kann der Verband auch in der Wunde verbleiben und muss nicht ausgespült werden. Hyalofill wird vollständig abgebaut und erzeugt ein hyaluronsäurereiches Milieu.

Hyalogran Granulat

ConvaTec

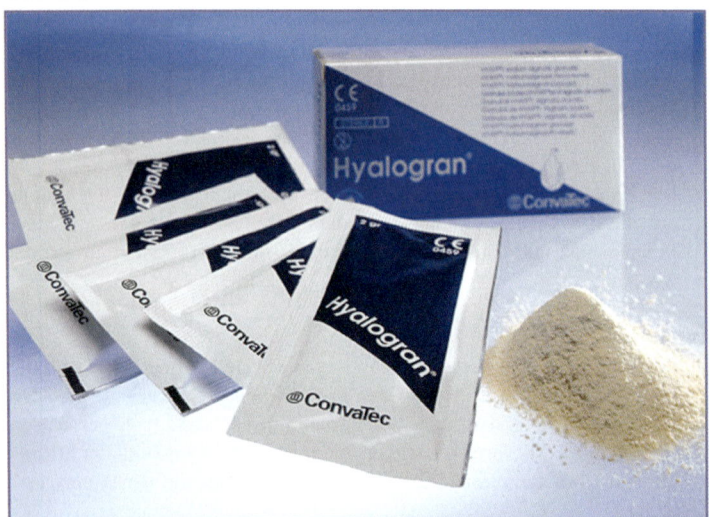

Aufbau / Zusammensetzung
Natriumalginat, Hyaff (Benzylester der Hyaluronsäure).

Verpackungseinheiten

Größen	Stück/Packung	Artikelnummer	PZN
Granulatbeutel 2 g	5	969311	8753118

Wirkung
Hyalogran ist ein steriles Mikrogranulat aus reinigendem Natriumalginat und Hyaff, einem Derivat der Hyaluronsäure. Es behandelt chronische, tiefe, nässende Wunden und passt sich unterschiedlichen Wundkonturen an, indem es ein kolloidales Gel bildet. Hyalogran ist auf Grund eines hohen Alginatanteils geeignet für die Behandlung belegter Wunden.

Indikationen
Hyalogran ist speziell für die Behandlung von Problemwunden und therapieresistenten Wunden geeignet.

- Chronische Wunden: Ulcus cruris, Dekubitus, besonders geeignet für diabetische Geschwüre.
- Akute Wunden und sekundär heilende Wunden verschiedener Genese.

Kontraindikationen
Bekannte Überempfindlichkeit gegen den Verband oder seine Bestandteile.

Applikation
- Die Wunde und umliegende Hautbereiche durch Spülen reinigen. Danach umliegende Hautbereiche sorgfältig trocknen.
- Eine ca. 3 mm dicke Hyalogran-Schicht gleichmäßig auf das Wundbett auftragen – je nach Wundgröße 1–2 Päckchen. Wichtig: Die Wunde nicht bis zum Wundrand auffüllen, da Hyalogran quillt.
- Das feine Granulat mit einer Wundauflage abdecken und je nach Exsudatmenge mit einem geeigneten Verband fixieren.

Wechsel
- Je nach Beschaffenheit der Wunde kann anfänglich ein täglicher Wechsel erforderlich sein, da das Granulat mit Exsudat gesättigt ist.
- Nach einigen Tagen kann die Zeitspanne zwischen den Verbandwechseln bis zu einem Maximum von 4 Tagen verlängert werden.
- Hyalogran durch Spülen aus der Wunde entfernen.

Hypergel

Mölnlycke

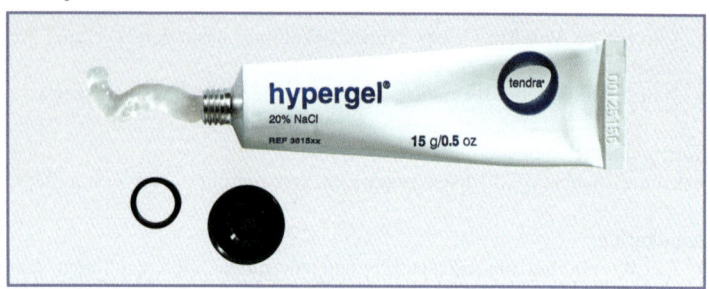

Aufbau/Zusammensetzung
Xanthangummi, NaCl 20%, Wasser.

Verpackungseinheiten

Größen	Stück/Packung	Artikelnummer	PZN
Tube 5g	1	361500	8445813
	10	361500	7733467
Tube 15g	1	360500	8445842
	10	360500	7733473

Wirkung
Das wässrige Gel hydratisiert trockene Nekrosen und vereinfacht hierdurch das natürliche Débridement.

Indikationen
Hypergel ist ausschließlich für das Aufweichen und Entfernen trockener Wundnekrosen indiziert.

Kontraindikationen
- Nicht anwenden in tiefen Fisteln oder anderen Hohlräumen, bei denen eine vollständige Entfernung in Frage gestellt ist.
- Hypergel soll nicht länger als 30 Tage angewendet werden.

Zu beachten
- Nur zur äußerlichen Anwendung.
- Augenkontakt vermeiden.
- Angebrochene Tuben sollen nach einmaligem Gebrauch verworfen werden.
- Bei trockenen Nekrosen immer die vaskuläre Situation berücksichtigen und entsprechend handeln.

Applikation
- Entfernen und Entsorgen des Sekundärverbandes.
- Falls notwendig, wird die Wunde mit isotoner Kochsalzlösung gespült und loses nekrotisches Gewebe entfernt.
- Sofern indiziert, wird die wundumgebende Haut mit einer wasserabweisenden Creme oder Salbe geschützt.
- Tube öffnen.
- Eine ca. 2 bis 3 mm dicke Schicht auf die gesamte nekrotische Fläche auftragen. Dabei den Kontakt zur wundumgebenden Haut vermeiden.
- Zur Abdeckung und Fixierung wird ein semiokklusiver Deckverband benutzt.
- In tiefen Wunden wird ein geeignetes absorbierendes Verbandmaterial als Tamponade verwendet.

Wechsel
Hypergel wird alle 24 Stunden gewechselt, bzw. wenn es durch den Wundzustand indiziert ist.

Mepitel safetac

Mölnlycke

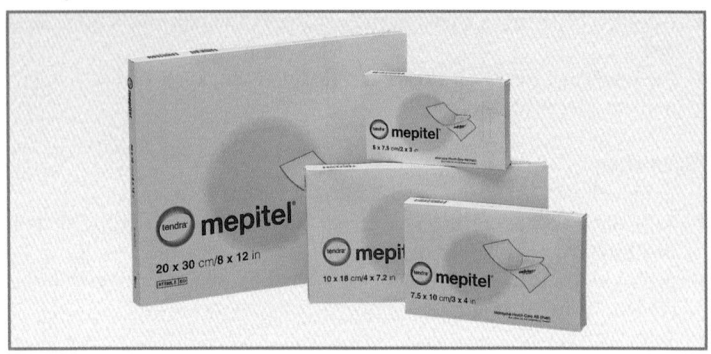

Aufbau / Zusammensetzung
Silikonbeschichtetes Polyamidnetz.

Verpackungseinheiten

Größen	Stück/Packung	Artikelnummer	PZN
5 cm × 7,5 cm	1	290510	7271908
	10	290510	4660437
7,5 cm × 10 cm	1	290710	7271914
	10	290710	4660443
10 cm × 18 cm	1	291010	7271920
	10	291010	4660466
20 cm × 30 cm	1	292005	7271937
	5	292005	4660472

Wirkung
Mepitel ist ein transparenter, flexibler Wundverband mit selektiver Mikrohaftung (Safetac Technology). Mepitel besteht aus einem silikonbeschichteten, transparenten und flexiblen Polyamidnetz. Mepitel ist nicht absorbierend. Mepitel gewährleistet eine selektive Mikrohaftung mit der Wunde und der umgebenden Haut, die bedeutet:

- Kein Verkleben mit der Wunde und keine Traumatisierung der Wunde.
- Sanfte Haftung und Schutz der wundumgebenden Haut.

Mepitel kann weitestgehend schmerzfrei und ohne frisches Granulationsgewebe zu beschädigen entfernt werden. Die grobmaschige Netzstruktur gewährleistet den Durchtritt von Exsudat in den Sekundärverband, Mepitel minimiert das Mazerationsrisiko der Wundränder und der umgebenden Haut. Die Mikrohaftung sowie die offene Netzstruktur ermöglichen einen vertikalen Exsudataustritt in den Sekundärverband. Mepitel minimiert Verbandwechselintervalle.

Indikationen

Mepitel ist indiziert bei der Behandlung von schmerzhaften Wunden, Hautabschürfungen, chirurgischen Inzisionen, Verbrennungen 2. Grades, Bläschenbildung, Risswunden, Fixierung von Hauttransplantaten, diabetische Ulzera, venöse und arterielle Ulzera.

Zur Beachtung

Sollte Mepitel bei der Behandlung von Verbrennungen mit „meshed grafts" oder nach der kosmetischen Gesichtsbehandlung eingesetzt werden, so kann es vorkommen, dass Mepitel, insofern nicht professionell behandelt, Abdrücke hinterlässt.

Vorsichtsmaßnahmen

- Die Wunde sollte stets auf Anzeichen von Infektion überwacht werden. Medizinisches Fachpersonal ist hinzuzuziehen.
- Anwendung von Mepitel bei Verbrennungen mit Behandlung von „meshed grafts": Vermeidung von unnötiger Kompression über dem Verband.
- Anwendung von Mepitel bei kosmetischer Gesichtsbehandlung: Vermeidung von unnötiger Kompression über dem Verband. Der Verband sollte alle 2 Tage angehoben und neu platziert werden.
- Im Falle der Anwendung bei blutenden Wunden oder Wunden mit hoher Exsudatviskosität sollte Mepitel mit einem feuchten, absorbierenden Wundverband abgedeckt werden.

- Wenn Mepitel als Fixation von Hauttransplantaten oder zum Schutz vor Blasenbildung eingesetzt wird, sollte der Verband nicht vor dem fünften postoperativen Tag gewechselt werden.

Applikation
- Falls erforderlich wird die Wunde gereinigt, anschließend die wundumgebende Haut getrocknet.
- Die Größe wird so gewählt, dass der Verband mindestens 1 cm auf der wundumgebenden Haut haftet. Mepitel kann bei Bedarf vor Entfernung der Schutzfolie zugeschnitten werden. Sollte mehr als 1 Stück Mepitel zur Behandlung erforderlich sein, sollte der Verband überlappend appliziert werden (sichern, dass Poren nicht überklebt werden).
- Die Schutzfolie wird entfernt, während die längere Schutzfolie festgehalten wird. Zum Applizieren des Verbandes mit Schutzhandschuhen empfiehlt es sich, diese leicht zu befeuchten.
- Mepitel wird auf die Wunde appliziert. Um eine gute Fixierung sicherzustellen, wird Mepitel leicht auf der wundumgebenden Haut festgedrückt.
- Die verbleibende Schutzfolie wird entfernt. Falls medizinisch erforderlich, können über bzw. unter Mepitel Steroide, antibakteriologische Cremes oder Salben sowie Hydrogele verwendet werden.
- Über Mepitel wird ein absorbierender Sekundärverband appliziert. Bei Problemarealen (unter dem Arm, Brust, Ellenbogeninnenseiten, Leiste, tiefe Wunden) sollte durch eine geeignete Polsterung sichergestellt werden, dass Mepitel flach auf der Wundfläche aufliegt.
- Mepitel wird mit geeigneten Fixationsmitteln fixiert. Mepitel kann auch unter Kompressionsbandagen eingesetzt werden.

Wechsel
Mepitel ermöglicht eine Verweildauer, abhängig vom Wundzustand (Exsudat sollte problemlos durch den Verband abfließen können und die Poren nicht verschlossen sein), von mehreren Tagen. Sollte die Absorptionskapazität des Sekundärverbandes erreicht sein, so ist dieser zu wechseln und Mepitel auf der Wunde zu belassen. Sollte sich die Wundheilung unerwartet verschlechtern, so ist zur weiteren Behandlung medizinisches Fachpersonal zu befragen.

Mesalt

Mölnlycke

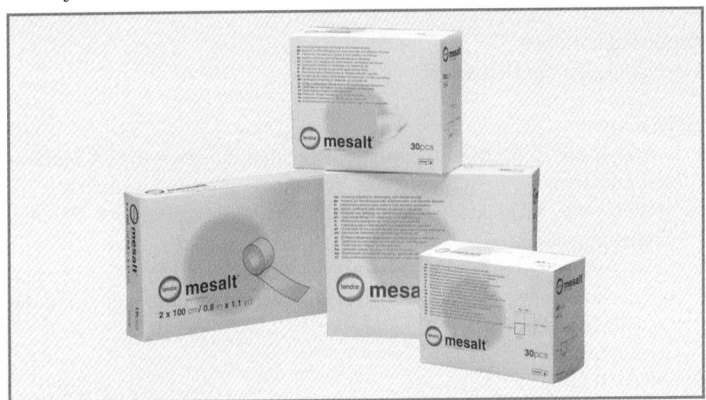

Aufbau / Zusammensetzung
Viskose/Polyester-Vlieskompresse mit Kochsalz imprägniert.

Verpackungseinheiten

Größen	Stück/Packung	Artikelnummer	PZN
5 cm × 5 cm	1	285580	7271966
	30	285580	7733510
7,5 cm × 7,5 cm	1	285780	7271972
	30	285780	7733527
10 cm × 10 cm	1	286080	7271989
	30	286080	7733533
Tamponadestreifen 2 cm × 1 m	1	285280	7271995
	10	285280	4682893

Wirkung
Mesalt unterstützt die Wundreinigung bei sezernierenden, belegten oder infizierten Wunden.

Indikationen

Mesalt ist indiziert als Primärverband für mittel bis stark sezernierende, infizierte Wunden, wie beispielsweise Ulcus cruris, Dekubitus.

Kontraindikationen

Keine Angaben des Herstellers.

Zu beachten

- Mesalt sollte nicht bei vorbelasteten Patienten mit allergischen Reaktionen auf einen der Inhaltsstoffe des Verbandes angewendet werden.
- Mesalt sollte nicht bei trockenen oder wenig sezernierenden Wunden eingesetzt werden.
- Mesalt solle nicht in direkten Kontakt mit Knochen und Sehnen gelangen.
- Infizierte Wunden sollten vorher begutachtet und in geeigneter Form behandelt werden.

Applikation

- Falls erforderlich, wird die Wunde gereinigt und übermäßiges nekrotisches Gewebe entfernt.
- Die wundumgebende Haut trocknen, doch nicht die Wunde.
- Sofern medizinisch indiziert, wird die wundumgebende Haut mit einer geeigneten, wasserabweisenden Creme oder Salbe geschützt.
- Die Größe des Verbandes wird so ausgewählt, dass die Wunde komplett abgedeckt ist, bzw. tiefe Wunden komplett ausgefüllt sind.
- Mesalt soll nicht die wundumgebende Haut bedecken.
- Abhängig von der Exsudation sollte ein geeigneter, saugfähiger Sekundärverband verwendet werden.
- Sofern medizinisch indiziert, kann Mesalt während einer Kompressionstherapie angewendet werden.

Wechsel

- Mesalt sollte abhängig vom Wundzustand oder nach Erreichen seiner Aufnahmekapazität gewechselt werden (bei stark exsudierenden Wunden ca. einmal täglich). Sollte eine Verschlechterung der Wundsituation oder sonstige Reaktionen eintreten, so ist Mesalt nicht mehr anzuwenden und medizinisches Fachpersonal zu befragen.

Primamed Gel-Kompresse
Primamed Gel

Sanofi – Synthelabo

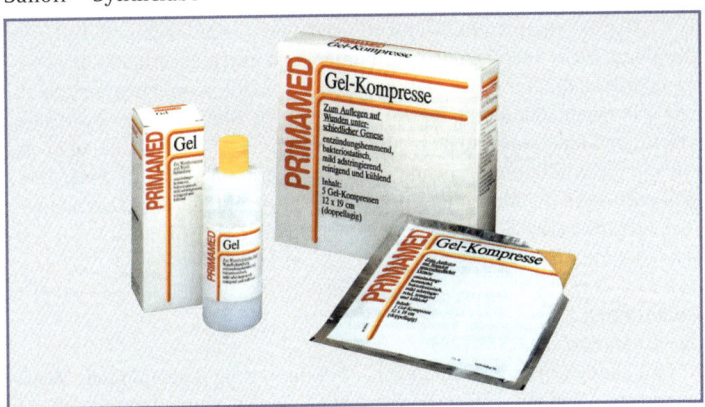

Aufbau/Zusammensetzung
Primamed Gel-Kompresse
Polyurethan-Schaumstoff getränkt mit Primamed Gel.

Primamed Gel
Aluminium-chlorid-hydroxid-Komplex 10%, gereinigtes Wasser 90%.

Verpackungseinheiten

Größen	Stück/Packung	Artikelnummer	PZN
Gel-Kompresse			
12 cm × 19 cm (doppellagig)	5	813973	3644838
	10	813970	3264544
Gel			
100 ml	1	814010	3264550

Wirkung

Aluminium-chlorid-hydroxid-Komplex ist ein Tonerdehydrat, dessen Hydroxylgruppen teilweise durch Chloridionen ersetzt sind. Der Komplex stellt ein toxikologisch unbedenkliches Adstringens dar, wirkt antiödematös, schmerzstillend und durch den niedrigen pH-Wert von 3,4–3,8 bakteriostatisch. Der Polyurethan-Schaumstoff ist wegen seiner Feinporigkeit sehr saugfähig. Diese Saugfähigkeit wird unterstützt durch das Aluminium-chlorid-hydroxid-Komplex-Gel, das hypoton ist. Beide zusammen sorgen für eine schonende Reinigung der Wunde, indem sie Blut, Exsudat sowie autolysierte und phagozytierte Zell- und Gewebetrümmer absorbieren, ohne das Wundgebiet völlig auszutrocknen. Dadurch wird einerseits die Entstehung dicker Krusten, die Mazeration der Wundränder und der damit verbundene Wundgeruch verhindert, andererseits die Bildung von Granulations-, Narben- und Epithelgewebe gefördert.

Indikationen

Gel-Kompresse
- Entzündliche Hauterkrankungen, Verbrühungen, Sonnenbrand, Verletzungen, Wunden, Operationswunden, Hautschäden, Druckgeschwüre (Dekubitus), Unterschenkelgeschwüre (Ulcus cruris), Hautrisse (Rhagaden), eitrige Haarbalg- und Gewebeentzündungen (Karbunkel, Furunkel, Phlegmone), Venenentzündungen (Phlebitis), Venenthrombosen, Prellungen, Quetschungen, Sehnenscheiden- und Schleimbeutelentzündungen, Kältetherapie (Kryotherapie).

Gel
- Alle entzündlichen Erkrankungen der Haut und Schleimhaut, Wundliegen, Druckgeschwüre (Dekubitus), Unterschenkelgeschwüre (Ulcus cruris), Hämorrhoiden, Hautrisse im Analbereich, Hautspalten und Verbrennungen.
- Wundreinigung und Nachfeuchten der Gel-Kompresse.

Kontraindikationen

Bekannte Allergie gegen Aluminium-chlorid-hydroxid-Komplex und/oder Polyurethan-Schaumstoff.

Nebenwirkungen
In seltenen Fällen wurden lokale Rötungen, Juckreiz oder Brennen beobachtet. In diesen Fällen ist die Behandlung abzusetzen.

Wechselwirkungen
Wundheilmittel auf Enzymbasis können in ihrer Wirkung gehemmt werden.

Applikation
- Reinigung der Wunde mit flüssigem Primamed Gel unter leichtem mechanischem Druck.
- Entfernen von aufgeweichten Nekrosen. Restliches Primamed Gel nicht auswaschen, es verbleibt in der Wunde. Wundgrund und -höhlen mit Primamed Gel auffüllen.
- Aluminiumbeutel an der Einreißkerbe aufreißen, aufdrücken und die Primamed Gel-Kompresse mit steriler Pinzette herausziehen. Bei entsprechender Indikation den Beutel vorher kurz tiefkühlen.
- Die Primamed Gel-Kompresse doppelt oder mehrlagig auf die Wunde legen ohne anzudrücken.
- Bei tiefen Wunden werden die Kompressen als Drainage in die Wundhöhle eingebracht.
- Primamed Gel-Kompresse mit Heftpflaster, elastischer Binde, Netz- oder Kompressionsverband befestigen. (Das Gel sollte nicht in den Verband entweichen, da die Kompresse nie völlig austrocknen darf).
- Wird der Verband mehrere Tage belassen, erfolgt ein Nachfeuchten der Kompresse mit Primamed Gel. Das flüssige Primamed Gel auf die Außenseite der Kompresse aufbringen.

Wechsel
- Stark exsudierende Wunden sollten täglich Verbandwechseln unterzogen werden.
- Bei frisch granulierenden Wunden kann, je nach Zustand der Wunde, die Kompresse bis zu 3 Tagen belassen werden.
- Bei anhaftender Kompresse kann der Verband durch Benetzen mit Primamed Gel oder physiologischer Kochsalzlösung schmerzlos gewechselt werden.

Suprasorb M PU-Membran

Lohmann & Rauscher

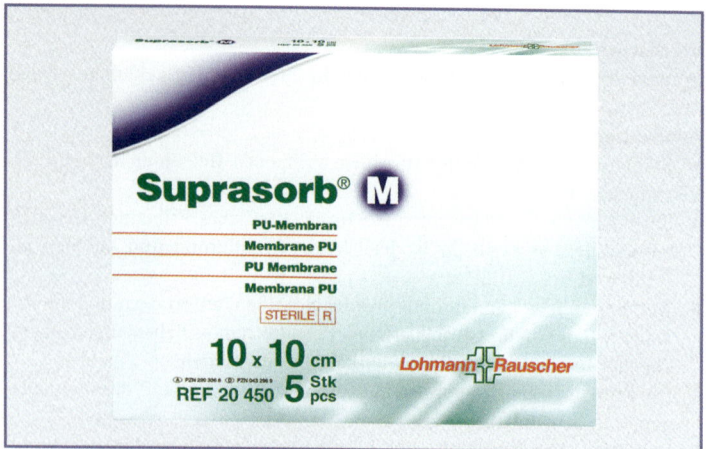

Aufbau/Zusammensetzung
Polyurethan-Membran, Polyacrylat-Kleber.

Verpackungseinheiten

Größen	Stück/Packung	Artikelnummer	PZN
10 cm × 10 cm	5	20450	2203368
10 cm × 20 cm	5	20451	2203374
20 cm × 20 cm	5	20452	2203380

Wirkung
Die Suprasorb M PU-Membran ist ein semiokklusiver, absorbierender Wundverband, welcher die Vorzüge der feuchten Wundheilung mit denen traditioneller Wundheilungstherapien kombiniert. Seine semiokklusiven Eigenschaften halten den Wundgrund feucht, während überschüssige

Feuchtigkeit absorbiert und nach außen abgegeben werden kann. Die Suprasorb M PU-Membran klebt auf trockener Haut und passt sich aufgrund ihrer geschmeidigen Struktur allen Körperkonturen an.

Indikationen
Die Suprasorb M PU-Membran wurde für die Versorgung folgender Wunden entwickelt:

- Venöse Unterschenkelgeschwüre.
- Diabetische Fußgeschwüre.
- Druckgeschwüre.
- Verbrennungen 1. Grades.
- Schürf- und Risswunden.
- Spender- und Empfängerstellen bei Hauttransplantationen, wenn sie **schwach sezernierend** und **oberflächlich** sind.

Kontraindikationen
- Infizierte Wunden.
- Wunden mit freiliegenden Muskeln, Sehnen oder Knochen.

Applikation
- Wunde mit einer entsprechenden Reinigungslösung sorgfältig spülen. Wundränder vorsichtig trocknen, um ein sicheres Aufbringen der Suprasorb M PU-Membran zu gewährleisten.
- Der Verband sollte mindestens 2,5 cm über den Wundrand hinausreichen, um ein korrektes Kleben auf der gesunden, trockenen Haut sicherzustellen. Die Membran kann in mehreren Stücken überlappend aufgebracht oder auch zugeschnitten werden, um der Wundgröße zu entsprechen.
- Entfernen des Abziehpapiers. Dabei die sterile wundseitige Verbandseite so wenig wie möglich berühren. Den Verband entsprechend über der Wunde platzieren und rundum vorsichtig andrücken, indem gleichzeitig die Falten ausgestreift werden.

Wechsel

- Mit der Membran behandelte Wunden sollten mindestens alle 5 bis 7 Tage, stärker sezernierende Wunden alle 2 bis 3 Tage auf klinische Anzeichen einer Infektion oder ungewöhnliche Beschwerden des Patienten untersucht werden.
- Wenn Exsudat seitlich austritt, sollte der Wundverband gewechselt werden.
- Den Verband vorsichtig an einer Ecke anheben, während sanft gegen die Haut gedrückt wird. Der gesamte Verband wird vorsichtig und gleichmäßig abgezogen.
- Vor Anlegen eines neuen Wundverbandes sollte die Wunde gereinigt werden.

Tegapore nicht haftende Wundauflage

3M Medica

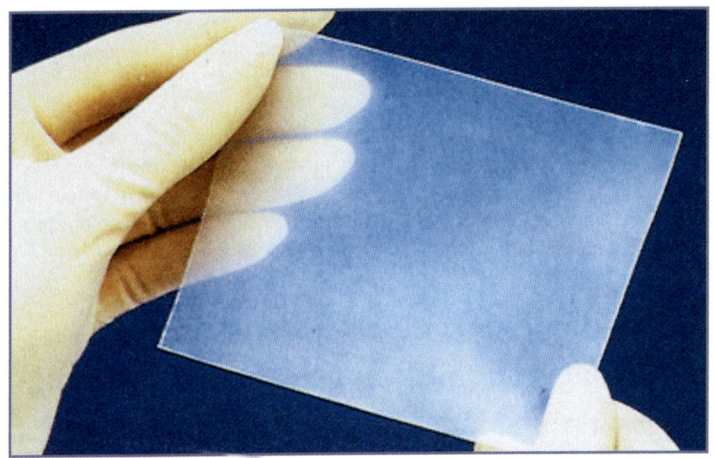

Aufbau/Zusammensetzung
Mikroporöses Polyamidgewebe.

Verpackungseinheiten

Größen	Stück/Packung	Artikelnummer	PZN
7,5 cm × 10 cm	25	5634	3846890
7,5 cm × 20 cm	25	5638	3846909
20 cm × 25 cm	10	5640	3846915

Wirkung
Tegapore Wundauflage ist ein nicht haftendes, sekretdurchlässiges, hautfreundliches und hypoallergenes Polyamidgewebe, das zusammen mit einem geeigneten äußeren Verband verwendet werden soll. Der unmittelbare Kontakt der Wundauflage mit der Wunde ermöglicht das Abfließen des Wundexsudats. Dadurch wird eine Flüssigkeitsansammlung auf der Wunde,

die Mazerationen hervorrufen könnte, verhindert. Gesundes Granulationsgewebe bleibt so erhalten, und eine Wundausschneidung (Débridement) wird nur noch selten oder gar nicht mehr nötig. Dadurch, dass das Material nicht auf der Wunde haftet, werden bei Entfernen des Verbandes gesundes Granulationsgewebe oder neu gebildete Hautschichten optimal geschont.

Indikationen

Tegapore Wundauflage ist geeignet für die Anwendung direkt auf Wunden, inkl. oberflächlichen und tiefen Wunden, traumatischen und chronischen Wunden, z. B. Schürfwunden, Defektwunden, Verbrennungen ersten und zweiten Grades, Dekubitalulzera, Ulcus cruris, diabetische Ulzera, chirurgische Inzisionen, Spalthautentnahmestellen, frische Hauttransplantate.

Kontraindikationen

Dieses Produkt darf nur in der beschriebenen Weise und für die beschriebenen Indikationen verwendet werden.

Hinweise

- Tegapore Wundauflage ist kein vollständiger Wundverband. Das Material sollte mit Mull, einem transparenten oder hydrokolloiden Verband oder anderen geeigneten Wundverbänden abgedeckt werden.
- Die Wunde sollte regelmäßig auf Anzeichen einer Infektion hin untersucht werden. Sollte eine Entzündung auftreten wird der Verband entfernt und die üblichen Gegenmaßnahmen ergriffen. Die Tegapore Wundauflage sollte dann öfter gewechselt werden.
- Sollte sich der Verband oder die Tegapore Wundauflage schlecht von der Wunde entfernen lassen, wird die Wundauflage mit einer sterilen Ringer- oder Kochsalzlösung getränkt und vorsichtig abgelöst.

Applikation

- Wenn eine lokale Behandlung mit Salben oder Medikamenten angezeigt ist, können diese entweder vor Auflegen der Wundauflage direkt auf die Wunde aufgebracht werden, oder aber auf die Wundauflage nach deren Applikation.

- Wenn die Wunde wenig Flüssigkeit absondert, wird die Wundauflage mit steriler Ringer- oder Kochsalzlösung angefeuchtet, um eine Neu-Platzierung zu erleichtern. Der Kontakt zur gesamten Wundoberfläche sollte hergestellt sein.
- Der Verband wird so über die gesamte Wunde gelegt, dass ein Randstreifen aus gesunder Haut ebenfalls bedeckt ist.
- Als Sekundärverband wird Mull, ein transparenter oder hydrokolloider Verband oder ein anderer geeigneter Verband verwendet.

Wechsel
- Die Tegapore Wundauflage kann bis zu 7 Tagen auf der Wunde verbleiben.
- Der Mull sollte wenigstens alle 24 Stunden gewechselt werden.
- Beim Wechseln des Mull-Verbandes sollte die Tegapore Wundauflage angefeuchtet werden, um eine feuchte Umgebung für die Wunde zu erhalten.
- Die Wundauflage wird von der Wunde entfernt, indem sie vorsichtig mit einer Pinzette abgehoben wird.
- Wenn die Oberfläche der Wunde trocken ist und das Entfernen schwierig erscheint, wird die Auflage mit steriler Ringer- und Kochsalzlösung getränkt und behutsam entfernt.

TenderWet

Paul Hartmann

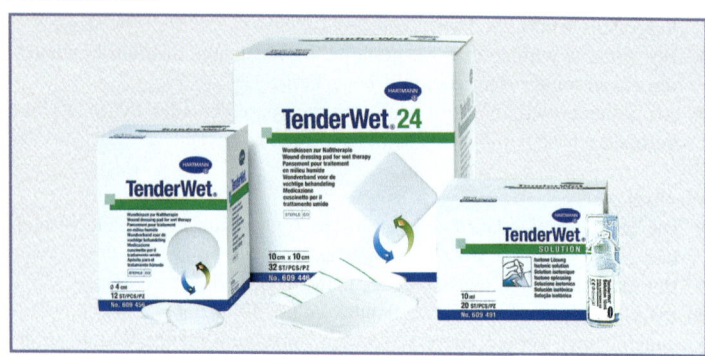

Aufbau / Zusammensetzung
Umhüllung: Polypropylengestrick. Quellkörper: Polyacrylat-Superabsorber.

Verpackungseinheiten

Größen	Stück/Packung	Artikelnummer	PZN
TenderWet			
Rund 4 cm (8–10 ml Ringerlösung)	14	609255/1	0551289
Rund 5,5 cm (15 ml Ringerlösung)	14	609265/8	0551295
7,5 cm × 7,5 cm (30 ml Ringerlösung)	14	609275/6	0551303
10 cm × 10 cm (60 ml Ringerlösung)	14	609285/4	0551326
TenderWet 24			
Rund 4 cm (8–10 ml Ringerlösung)	12	609455/8	0551378
Rund 5,5 cm (15 ml Ringerlösung)	12	609465/6	0551384
7,5 cm × 7,5 cm (30 ml Ringerlösung)	12	609475/4	0551390
10 cm × 10 cm (60 ml Ringerlösung)	12	609485/2	0551409
TenderWet-Solution (sterile Ringerlösung)			
10 ml	20	609491/4	0248450
15 ml	20	609490/5	8919263
30 ml	20	609492/3	0576094

TenderWet Duo

Paul Hartmann

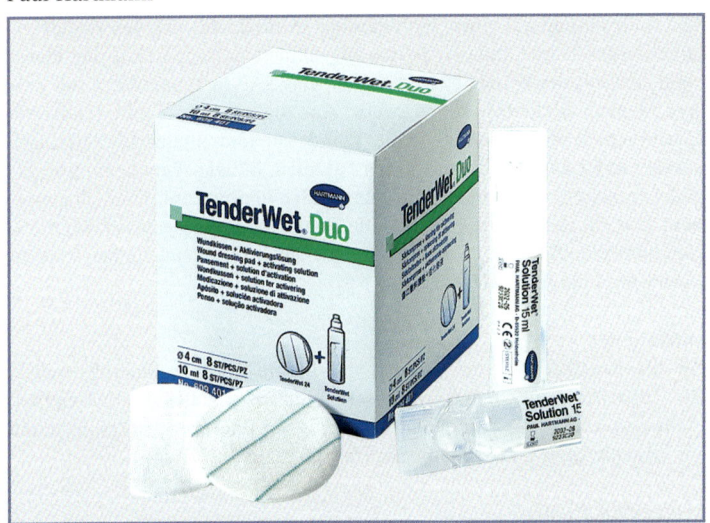

Aufbau/Zusammensetzung
Kombipackung mit TenderWet 24 und TenderWet Solution (sterile Ringerlösung).

Verpackungseinheiten

Größen	Stück/Packung	Artikelnummer	PZN
Rund 4 cm (10 ml Ringerlösung)	jeweils 8	609401/4	0954567
Rund 5,5 cm (15 ml Ringerlösung)	jeweils 8	609402/3	0954573
4 cm × 7 cm (15 ml Ringerlösung)	jeweils 8	609410/2	1475107
7,5 cm × 7,5 cm (30 ml Ringerlösung)	jeweils 8	609403/2	0954596
10 cm × 10 cm (60 ml Ringerlösung)	jeweils 8	609404/1	0954604
7.5 cm × 20 cm (100 ml Ringerlösung)	jeweils 8	609411/1	1475113

Wirkung

TenderWet ist eine mehrschichtige, kissenförmige Wundauflage, die als zentralen Bestandteil ein superabsorbierendes Polymer (SAP) enthält. Die äußere Hülle besteht aus einem hydrophoben Gestrick, das sich den Wundkonturen ausgezeichnet anpasst, Sekret ungehindert passieren lässt und einem Verkleben mit der Wunde entgegenwirkt. Das SAP in TenderWet kann größere Mengen Ringerlösung speichern. Aus diesem Vorrat gibt TenderWet kontinuierlich Ringerlösung in die Wunde ab und nimmt im Austausch Wundexsudat auf. Hierdurch werden Faktoren, die die Wundheilung negativ beeinflussen, wie Keime, Zelltrümmer oder Toxine, kontinuierlich ausgespült und aus der Wunde entfernt. Die stagnierende oder nur verzögert ablaufende Wundheilung wird reaktiviert, auch Problemwunden können wieder physiologisch heilen.

Indikationen

Für die Nasstherapie von Wunden mit beeinträchtigter Heilungstendenz wie: infizierte Akutwunden, chronische Wunden wie Dekubitus, Gangrän, Ulcus cruris; auch zur Wundkonditionierung vor Hauttransplantationen und zur anschließenden Versorgung der Transplantate.

Kontraindikationen

Sind bisher nicht bekannt geworden.

Nebenwirkungen

- **Vergrößerung der Wunde:** Zu Beginn der TenderWet-Therapie kann sich die Wunde – durch Abbau von Gewebe aus den Wundrändern, das bereits vor Therapiebeginn irreversibel geschädigt war – vergrößern. Dies ist ein Zeichen einsetzender Wundheilung.
- **Rötungen der Haut** um die Wunde herum können bei der Nasstherapie vorkommen und sind in der Regel ein Zeichen der reaktiven Durchblutung infolge der Wundreinigung.
- **Blutungen:** Wunden können während der TenderWet-Therapie zu Spontanblutungen neigen. Dies ist, wie Rötungen, in der Regel ein Zeichen der Wundheilung, muss aber individuell beurteilt werden.

- **Schmerzen:** TenderWet per se bereitet keine Schmerzen! Der Verband auf einer offenen Wunde kann aber immer Schmerz induzieren. Oft hilft es, wenn das TenderWet-Wundkissen bei Patienten, die über Schmerzen klagen, nach einigen Stunden von außen (ohne Verbandwechsel!) nachbefeuchtet wird; sonst sind vorübergehend entsprechende Analgetika angezeigt.

Vorsichtsmaßnahmen und Warnhinweise
- TenderWet nur nach Aktivieren mit Ringerlösung anwenden.
- TenderWet nach Einmalgebrauch nicht wieder verwenden.
- Die Umhüllung von TenderWet nie mechanisch beschädigen (z. B. einschneiden)!
- Während der Therapie mit TenderWet keine topischen Medikamente oder Desinfektionsmittel in die Wunde einbringen oder mit TenderWet kombinieren!
- Nasstherapie mit TenderWet an der Fußsohle kann die plantare Hornhaut auflösen.

Applikation
- Vor dem Verbandwechsel werden die TenderWet-Wundkissen je nach Format mit unterschiedlichen Mengen Ringerlösung aktiviert (s. o.). Hierzu die Peelpackung an einer Ecke etwa 1 cm öffnen und entsprechende Menge Ringerlösung steril (mit einer Spritze) einfüllen. Nach zwei bis drei Minuten Quellen ist TenderWet vollständig aktiviert. In der Zwischenzeit können alte Verbände entfernt, die Wunde und Wundumgebung mit Ringerlösung (aus der Spritze) ausgespült und gereinigt und der Wundzustand beurteilt werden.
- TenderWet aus der Packung steril entnehmen und auf die noch mit Ringerlösung benetzte Wunde auflegen bzw. in tiefere Wunden eintamponieren. TenderWet muss immer in Kontakt mit dem gesamten Wundgrund sein.
- TenderWet soll auch den Wundrand bedecken. Es mazeriert bei Gebrauch von Ringerlösung die gesunde Haut in der Wundumgebung in der Regel nicht.

- TenderWet falls nötig abdecken, dann fixieren. An den Extremitäten hat sich die Fixierung mit einer kohäsiven Binde bewährt; an anderen Lokalisationen und für kleinere Verbände eignet sich flächiges Fixiervlies.

Wechsel
- TenderWet muss spätestens alle 12 Stunden gewechselt werden. **TenderWet 24 alle 24 Stunden.**
- Für einen schonenden Verbandwechsel wird TenderWet in situ vor dem Entfernen aus der Wunde mit Ringerlösung nachbefeuchtet. TenderWet quillt innerhalb von etwa 5 Minuten auf die ursprüngliche Größe und lässt sich dann schmerzlos aus der Wunde entfernen.
- Die TenderWet-Therapie wird fortgeführt, bis die zu behandelnde Wunde so klein ist, dass die kleinste Größe von TenderWet nicht mehr in die Wunde passt, d. h. das Wundkissen den Wundgrund nicht mehr erreicht. Anschließend kann die Wundbehandlung bis zum Abschluss der Epithelisierung vorteilhaft mit einer Hydrogel-Kompresse oder einem Hydrofilm fortgesetzt werden.

Textus bioactiv

BioCell

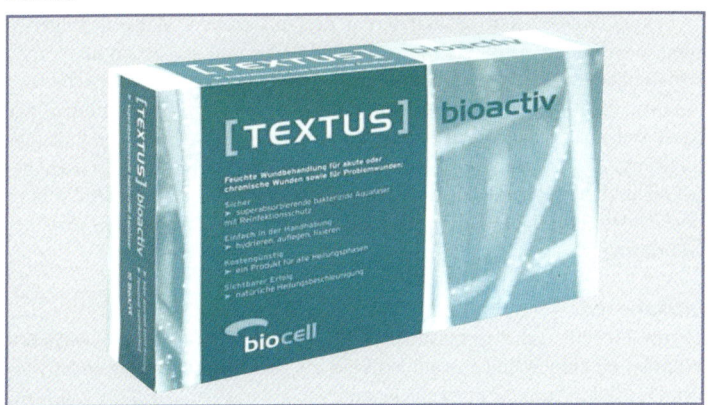

Aufbau/Zusammensetzung
Bikomponenten-Faservlies aus Polyethylen und Polyethylentcrephtalat, in das ionisches Silber als Zeolith fest eingelagert ist. Wundseitig ist der Verband mit einem Polyethylennetz abgedeckt.

Verpackungseinheiten

Größen	Stück/Packung	Artikelnummer	PZN
5 cm × 5 cm	10	4095316	4095316
12 cm × 8 cm	10	4095339	4095339
10 cm × 15 cm	10	4095322	4095322

Wirkung
Textus bioactiv super absorbierende Aquafaser mit Reinfektionsschutz ist multifunktional handhabbar. Sie ermöglicht dem Anwender ein individuell auf den jeweiligen Wundzustand anpassbares Aktivierungskonzept. Textus bioactiv gewährleistet eine effektive Wundreinigung, indem es größere Mengen an Wundsekret mit Bakterien und Zelltrümmern in sich aufnimmt,

bindet und neutralisiert. So werden die Faktoren, die die Heilung negativ beeinflussen, wie Keime, Zelltrümmer und Toxine, kontinuierlich aus der Wunde entfernt.

Textus bioactiv hält im aktivierten Zustand größere Mengen Ringerlösung (oder andere medizinische Lösungen) bereit und gibt so an die Wunde körpereigene Elektrolyte als Nährlösung ab. Das neu gebildete Gewebe wird ernährt, geschützt und so die Wundheilung gefördert. Die Wundauflage passt sich ausgezeichnet den Wundkonturen an, ist schneid- und tamponierfähig. Sie ist wundseitig mit einem Polyethylenfilm ausgestattet, der Sekret und Aktivierungslösung ungehindert passieren lässt, einem Verkleben mit der Wunde vorbeugt und einen schmerzfreien Verbandwechsel gewährleistet.

Indikationen

Textus bioactiv kann grundsätzlich bei der Behandlung aller äußerlichen Wunden eingesetzt und sowohl aktiviert als auch trocken angewendet werden. Typische Anwendungsgebiete sind:

- Wunden in allen Wundheilungsstadien,
- Infizierte, kontaminierte, fibrinbelegte Wunden mit nekrotischem Anteil,
- Granulierende, epithelisierende Wunden,

wie z. B. Ulcus cruris venosum und arteriosum, Dekubitus, diabetischer Fußulkus, Verbrennungen und alle Wunden, die nicht geschlossen werden dürfen (ältere Wunden, Tierbisse).

Kontraindikationen

Keine Angaben des Herstellers.

Nebenwirkungen

- Spezifische Nebenwirkungen sind nicht bekannt.
- Allergische Reaktionen sind bisher nicht bekannt.

Begleiterscheinungen der Wundbehandlung

- **Vergrößerung der Wunde:** Zu Beginn der Textus bioactiv-Therapie kann sich die Wunde – durch Abbau von Gewebe aus den Wundrändern, das bereits vor Therapiebeginn irreversibel geschädigt war – vergrößern. Dies ist ein Zeichen einsetzender Wundheilung.
- **Rötungen der Haut** um die Wunde herum können bei der Feuchttherapie vorkommen und sind in der Regel ein Zeichen der reaktiven Durchblutung infolge der Wundreinigung.
- **Blutungen:** Wunden können während der Textus bioactiv-Therapie zu Spontanblutungen neigen. Dies ist, wie Rötungen, in der Regel ein Zeichen der Wundheilung, muss aber individuell beurteilt werden.
- **Schmerzen:** Textus bioactiv Wundkompressen per se bereiten keine Schmerzen! Der Verband auf einer offenen Wunde kann aber immer Schmerz induzieren. Oft hilft es, wenn die Textus bioactiv Wundkompresse bei Patienten, die über Schmerzen klagen, nach einigen Stunden von außen (ohne Verbandwechsel!) nachbefeuchtet wird; sonst sind vorübergehend entsprechende Analgetika angezeigt.

Applikation

- Den alten Verband entfernen, die Wunde und Wundumgebung mit Ringerlösung reinigen, Wundzustand begutachten.
- Papierabdeckung der sterilen Einzelverpackung entfernen und entsprechende Mengen Ringerlösung auf die Kompresse geben (Einmalspritze). Je weniger Wundfeuchte, desto mehr muss die Kompresse getränkt werden.

Größe	Menge Ringer-Spüllösung
5 cm × 5 cm	5 – 7,5 ml
8 cm × 12 cm	20 – 30 ml
10 cm × 15 cm	30 – 45 ml

- Textus bioactiv aus der Packung entnehmen und mit der **beschichteten (glatt und glänzenden) Seite** auf die Wunde auflegen bzw. in tiefere Wunden tamponieren. Auf Kontakt der Kompresse mit dem Wundgrund achten.

- Textus bioactiv soll auch den Wundrand bedecken. Bei Verwendung von Ringerlösung mazeriert die gesunde Haut in der Wundumgebung in der Regel nicht.
- Textus bioactiv ist nicht selbstklebend und wird in gewohnter Weise, aber atmend mit Netzschlauch oder Pflaster fixiert.

Wechsel
- Textus bioactiv täglich wechseln.
- Für einen schmerzfreien Verbandwechsel kann vor dem Entfernen mit Ringerlösung nachbefeuchtet werden.

4 Hydroaktive Wundauflagen für den Handverkauf

Moderne Wundversorgungssysteme sind in der Regel für den Einsatz in der Klinik oder in der ambulanten Pflege bei chronischen Wunden gedacht. Für den Hausgebrauch spielen sie – nicht zuletzt wegen der hohen Kosten – kaum eine Rolle. Ausnahmen sind Hydrokolloidpflaster (s. Kap. 3.4), die in unterschiedlichen Größen und Formen angeboten werden. Haupteinsatzgebiet ist die Versorgung bzw. die Vorbeugung von Blasen an Händen und Füßen.

Bei Fenistil Wundpflege-Produkten stehen Besonderheiten unterschiedlicher Wundauflagengruppen für gezielte Einsatzgebiete im Vordergrund. „Wundpflege bei blutenden Wunden" z.B. nutzt die blutstillende Eigenschaft von Alginaten (s. Kap. 3.1), „Wundpflege bei Verbrennungen" die kühlende Eigenschaft des Hydrogels (s. Kap. 3.3).

Compeed Hydro Cure System

Coloplast, Vertrieb: Woelm Pharma

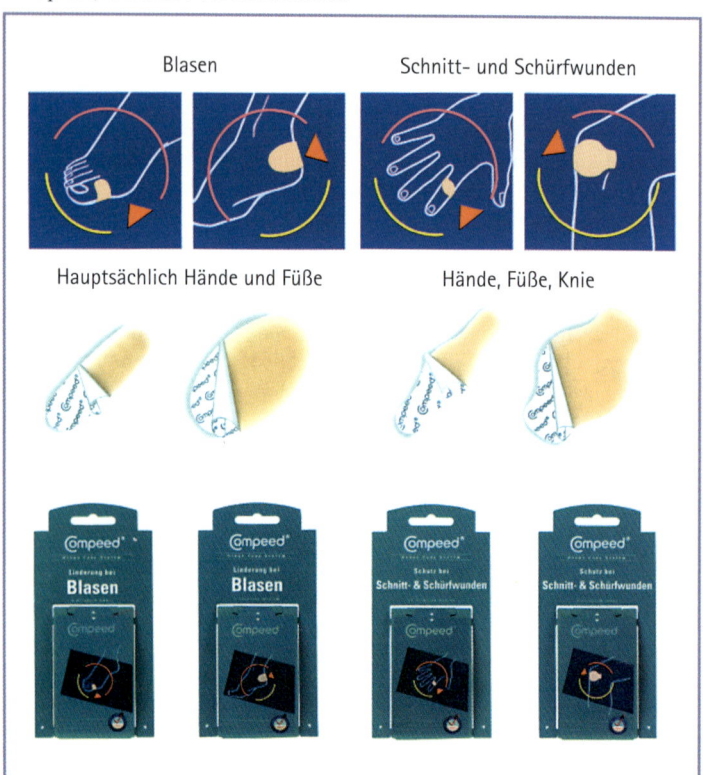

Aufbau/Zusammensetzung
Carboxymethylcellulose, synthetisches Blockpolymer, Haftmittel, Plastifizierer. Trägermaterial: Polyurethan-Folie.

Verpackungseinheiten

Größen	Stück/Packung	Artikelnummer	PZN
Blasenpflaster			
Zehen small	6	3457	7705459
Ferse medium	5	3455	7705465
Kinder Kidz	6	3471	0474784
Füße/Hände			
Fersenpflaster	3	3460	1237980
Fersenrisse	2	3461	7705494
Fingerknöchel	6	3462	2727373
Fingerrisse	10	3463	0211955
Erste Hilfe			
Schürfwunden large	3	3450	2727396
Schnitt-/Schürfwunden large und medium	6	3475	2727410
Schnitt-/Schürfwunden medium	8	3473	2727367

Indikation und Wirkung

Compeed ist ein innovatives Pflaster zur schnellen Schmerzlinderung, zum Schutz und zur effizienten Behandlung von Blasen und oberflächlichen Wunden. Das Pflaster ist auch zur Vorbeugung von Blasen geeignet. Das Hydro Cure System sorgt dafür, dass die Wunden durch die hauteigene Feuchtigkeit heilen. Das Pflaster absorbiert Wundflüssigkeit, der weiche Pflasterkern schützt vor Druck und Reibung und lindert somit Schmerzen. Die besondere Elastizität und die abgeschrägten Ränder sorgen dafür, dass Compeed wie eine zweite Haut sitzt. Das Pflaster schützt vor Wasser und Bakterien und hält auch beim Baden oder Duschen.

Zu beachten

Bei Entzündungen oder Diabetes sollte vor der Anwendung in jedem Fall ein Arzt befragt werden.

Hinweise

- Compeed nicht zerschneiden.
- Kleberückstände in Socken oder Strümpfen können leicht mit einfachem Reinigungsbenzin entfernt werden.
- Kühl und trocken aufbewahren.

Applikation
- Betroffene Hautstellen gründlich reinigen und trocknen. Compeed haftet nicht auf fettiger oder feuchter Haut.
- Zur besseren Haftung das Pflaster ca. 1 Minute mit den Händen anwärmen und erst dann das bedruckte Schutzpapier entfernen.
- Nach Entfernen des weißen Schutzpapiers die Mitte des Compeed Pflasters direkt auf die Wunde legen.
- Die Haltelasche vorsichtig entfernen ohne die Haftseite zu berühren.
- Wieder ca. 1 Minute das Pflaster mit der warmen Hand fest andrücken. Die Ränder glatt streichen.

Wechsel
- Das Pflaster solange auf der Wunde lassen, bis es sich von selbst ablöst, erst dann ein neues Compeed anlegen. Das Pflaster lässt sich einfach und schmerzfrei entfernen, wenn es entlang der Haut abgezogen wird.
- Es bildet sich kein Schorf. Compeed-Pflaster benutzen, bis die Haut völlig geheilt ist.

Dermaplast hydro-active Blasenpflaster

Hartmann

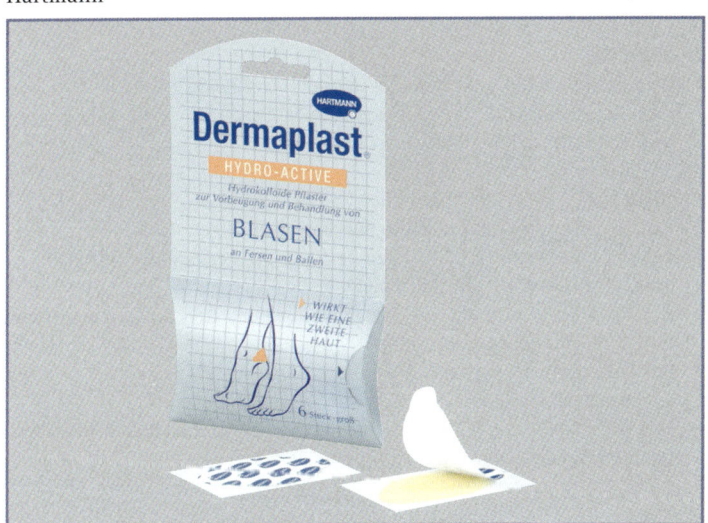

Aufbau/Zusammensetzung
Hydrokolloid.

Verpackungseinheiten

Größen	Stück/Packung	Artikelnummer	PZN
Klein (für Finger und Zehen)	8	900720/2	0943167
Groß (für Ferse und Ballen)	6	900710/2	0943173

Wirkung und Indikation
Dermaplast Blasenpflaster ist ein Hydrokolloid-Plaster zur Vorbeugung und Behandlung von Blasen. Das Pflaster unterstützt die natürliche Wundheilung. Austretende Blasenflüssigkeit wird aufgenommen; es bildet sich eine polsternde Gelschicht, die den Druckschmerz lindert und vor Reibung

schützt. Die speziellen Materialeigenschaften und die abgeflachten, dünnen Ränder verhindern das Eindringen von Wasser, Schmutz und Bakterien. Sie sorgen außerdem für optimalen Sitz und hohen Tragekomfort.

Zu beachten
- Bei Entzündungen oder Diabetes mit dem Arzt Rücksprache halten.
- Dermaplast Blasenpflaster nicht abschneiden, da sonst die Schutzfunktion der abgeflachten Ränder verlorengeht.

Applikation
- Die betroffene Hautpartie sollte vor dem Aufbringen des Pflasters gereinigt und trocken sein. Die Folie entlang der Perforation einreißen, so dass das Pflaster zur Hälfte freiliegt.
- Das Pflaster vollständig von der Folie abziehen und auf die betroffene Hautstelle aufkleben.
- Für eine optimale Haftung des Pflasters Dermaplast nach dem Anlegen leicht mit der Hand erwärmen.
- Das Deckpapier vorsichtig entfernen. Leichtes Anmodellieren der abgeflachten Ränder sorgt für einen optimalen Sitz.

Wechsel
- Das Pflaster solange auf der Wunde lassen, bis es sich von selbst löst.
- Die Anwendung von Dermaplast Blasenpflaster sollte bis zur vollständigen Abheilung erfolgen.
- Sollte Dermaplast vorzeitig entfernt werden, empfiehlt es sich, das Pflaster kurze Zeit in warmem Wasser anzulösen.

Fenistil Wundpflege bei Blasen

Novartis

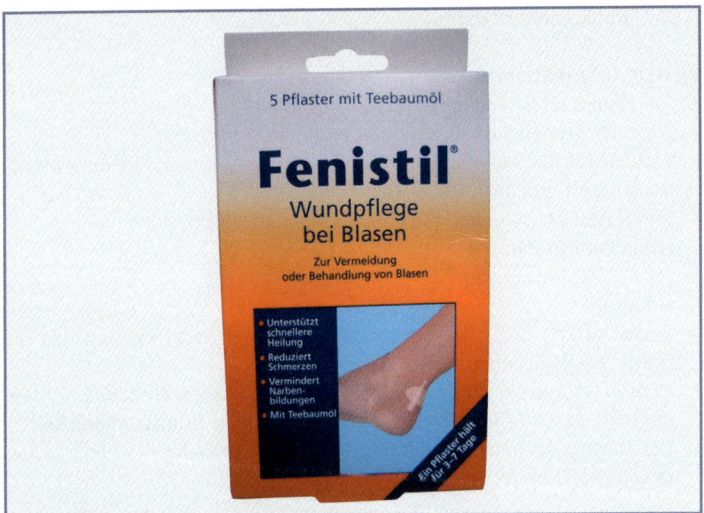

Aufbau / Zusammensetzung
Hydrokolloid mit Teebaumöl.

Verpackungseinheiten

Größen	Stück/Packung	Artikelnummer	PZN
Oval 3,8 cm × 6 cm	5	3100	1238784

Wirkung
Fenistil Wundpflege bei Blasen ist ein flexibles, feuchtigkeitsabsorbierendes, hypoallergenes Pflaster zur Vermeidung und Behandlung von Blasen. Dieses Produkt enthält zusätzlich Teebaumöl (Stpfl.: Melaleuca alternifolia).

Hinweise zur Anwendung
Hände vor und nach dem Versorgen der Blase waschen. Die Blase entweder mit Wasser oder einer physiologischen Kochsalzlösung säubern und die Stelle sorgfältig abtrocknen.

Weitere Informationen
- Für Kinder unzugänglich aufzubewahren.
- Nicht zur innerlichen Anwendung bestimmt.
- Falls Anzeichen auf eine Hautreizung auftreten sollten, bitte die Anwendung sofort unterbrechen.
- Einen Arzt konsultieren, falls die Blase nach 7 Tagen noch nicht zu heilen begonnen hat.

Applikation
- Sachet öffnen und Pflaster entnehmen. Pflaster leicht knicken und die Hälfte des Papiers entfernen.
- Pflaster so auf die Blase plazieren, dass der Gelkern die gesamte Blase abdeckt, den 2. Teil des Papiers entfernen und das Pflaster andrücken.
- Das Pflaster besonders am Rand fest andrücken. Dann das oben aufliegende Papier entfernen.

Wechsel
- Um beste Ergebnisse zu erzielen, sollte das Pflaster 3–7 Tage auf der Wunde verbleiben.
- Zum Entfernen den Rand des Pflasters anheben und abziehen.

Fenistil Wundpflege bei blutenden Wunden

Novartis

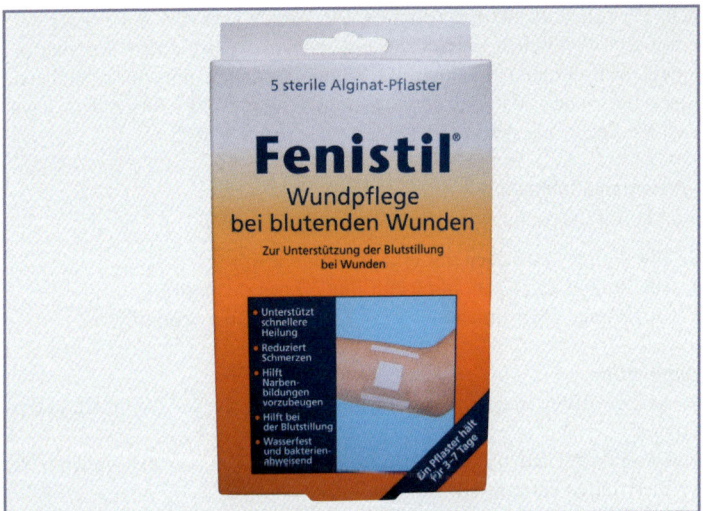

Aufbau/Zusammensetzung
Alginat.

Verpackungseinheiten

Größen	Stück/Packung	Artikelnummer	PZN
5 cm × 7,5 cm	5	3106	1238809

Wirkung
Fenistil Wundpflege bei blutenden Wunden ist ein klares, flexibles, hypoallergenes Pflaster mit einem Alginatpolster zur Unterstützung der Blutstillung von Wunden.

Hinweise zur Anwendung

Nicht anzuwenden auf einer infizierten Wunde, es sei denn, dies wird von einem Arzt oder Apotheker ausdrücklich empfohlen. Hände vor und nach dem Versorgen der Wunde waschen. Die Wunde entweder mit Wasser oder einer physiologischen Kochsalzlösung säubern. Verschmutzte Wunden mit einem Antiseptikum reinigen. Die Wunde sorgfältig mit einem sauberen, nicht fusselnden Material abwischen und abtrocknen. Anwenden, bevor sich ein Schorf auf der Wunde bildet.

Vorsichtsmaßnahmen

Arzt konsultieren, falls:

- Die Wunde Anzeichen auf eine Infektion zeigt.
- Die Wunde sich rötet, anschwillt und schmerzhaft wird.
- Die Wunde nicht innerhalb von 7 Tagen zu heilen beginnt.

Applikation

- Sachet öffnen und Pflaster entnehmen. Einen der Papierstreifen entfernen.
- Das Pflaster auf die Wunde aufbringen und langsam den anderen Papierstreifen entfernen.
- Das Pflaster gleichmäßig und besonders an den Rändern fest andrücken.

Wechsel

- Um beste Ergebnisse zu erzielen, sollte das Pflaster für 3–7 Tage auf der Wunde verbleiben.
- Zum Entfernen das Pflaster vorsichtig in Haarwuchsrichtung abziehen.

Fenistil Wundpflege bei Schürfwunden

Novartis

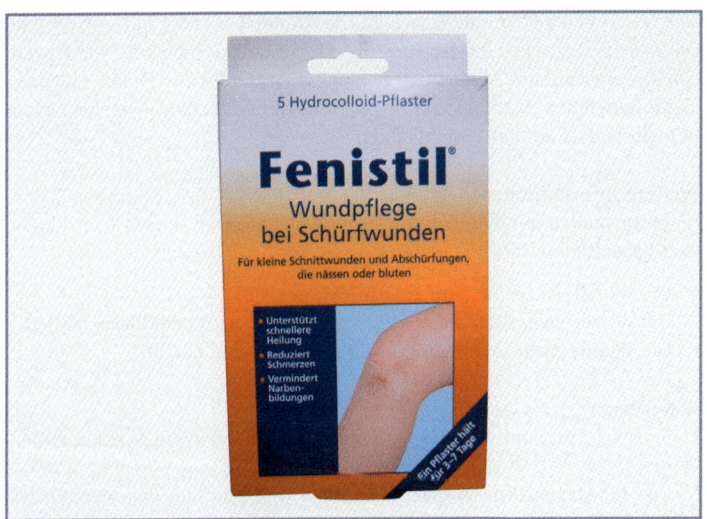

Aufbau / Zusammensetzung
Hydrokolloid.

Verpackungseinheiten

Größen	Stück/Packung	Artikelnummer	PZN
5 cm × 7,5 cm	5	3102	1238815

Wirkung
Fenistil Wundpflege bei Schürfwunden ist ein flexibles, hypoallergenes Hydrokolloid-Pflaster für kleine Schnittwunden und Abschürfungen, die nässen oder bluten.

Hinweise zur Anwendung

Nicht anzuwenden auf einer infizierten Wunde, es sei denn, dies wird von einem Arzt oder Apotheker ausdrücklich empfohlen. Hände vor und nach dem Versorgen der Wunde waschen. Die Wunde entweder mit Wasser oder einer physiologischen Kochsalzlösung säubern. Verschmutzte Wunden mit einem Antiseptikum reinigen. Die Wunde sorgfältig mit einem sauberen, nicht fusselnden Material abwischen und abtrocknen. Anwenden, bevor sich ein Schorf auf der Wunde bildet.

Weitere Informationen

Nicht anwenden auf Wunden, die aufgehört haben zu nässen oder bluten. Arzt konsultieren, falls:

- Die Wunde Anzeichen auf eine Infektion zeigt.
- Die Wunde sich rötet, anschwillt, schmerzhaft wird oder weiter blutet.
- Die Wunde nicht innerhalb von 7 Tagen zu heilen beginnt.

Applikation

- Sachet öffnen und Pflaster entnehmen. Einen der Papierstreifen entfernen.
- Das Pflaster auf die Wunde aufbringen und langsam den anderen Papierstreifen entfernen.
- Das Pflaster gleichmäßig und besonders an den Rändern fest andrücken.

Wechsel

- Um beste Ergebnisse zu erzielen, sollte das Pflaster für 3–7 Tage auf der Wunde verbleiben.
- Zum Entfernen das Pflaster vorsichtig in Haarwuchsrichtung abziehen.

Fenistil Wundpflege bei Verbrennungen

Novartis

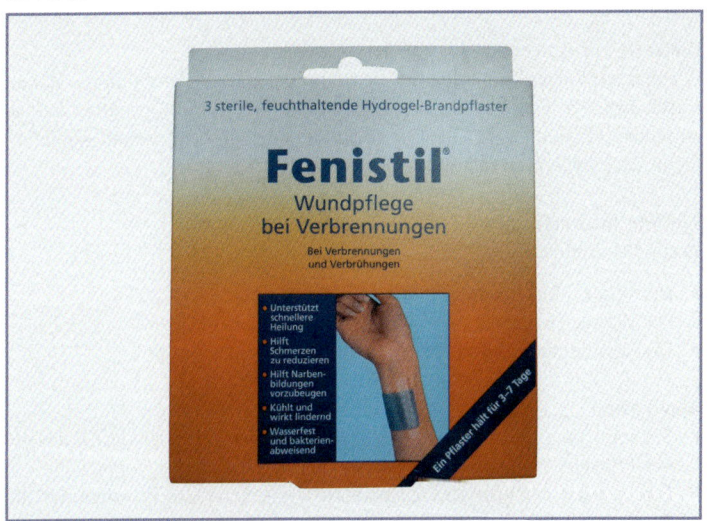

Aufbau / Zusammensetzung
Hydrogel.

Verpackungseinheiten

Größen	Stück/Packung	Artikelnummer	PZN
6 cm × 6 cm	3	3104	1238790

Wirkung
Das Hydrogel-Brandpflaster ist ein Film- und Gelverband. Die Gelschicht enthält große Mengen an Wasser, um kühlend, beruhigend und unterstützend schmerzlindernd bei kleineren Verbrennungen und Verbrühungen zu wirken. Der Film fixiert die Hydrogelschicht, während er gleichzeitig die

Wunde abdeckt und schützt. Bei größeren Verbrennungen oder Verbrühungen unverzüglich einen Arzt aufsuchen. Nicht anwenden bei blutenden oder offenen Wunden.

Hinweise zur Anwendung
Vor und nach dem Verbinden der Verbrennung oder Verbrühung die Hände waschen. Falls möglich, die betroffene Stelle für 10 Minuten unter kaltes, laufendes Wasser halten. Die Brandwunde sorgfältig mit einem sauberen, nicht fusselnden Material abtrocknen.

Weitere Informationen
Arzt konsultieren, falls:

- Die Wunde Anzeichen auf eine Infektion zeigt.
- Die Wunde sich rötet, anschwillt, schmerzhaft wird.
- Die Wunde nicht innerhalb von 7 Tagen zu heilen beginnt.

Applikation
- Sachet öffnen und Pflaster entnehmen. Eine der Folien an der Unterseite des Pflasters entfernen.
- Direkt nach der Entfernung der Folie diese Seite des Pflasters auf die Brandwunde legen und die zwischen Haut und Pflaster verbliebene Folie entfernen. Dann die Folie auf der Oberseite des Pflasters langsam ablösen.
- Das Pflaster gleichmäßig und besonders an den Rändern fest andrücken.

Wechsel
- Um beste Ergebnisse zu erzielen, sollte das Pflaster für 3–7 Tage auf der Wunde verbleiben.
- Zum Entfernen das Pflaster vorsichtig in Haarwuchsrichtung abziehen.

Hansaplast Blasen-Pflaster

Beiersdorf

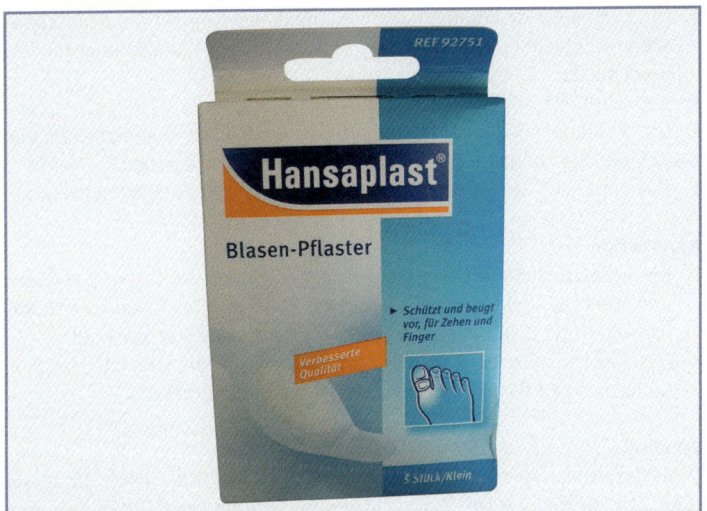

Aufbau/Zusammensetzung
Hydrokolloid.

Verpackungseinheiten

Größen	Stück/Packung	Artikelnummer	PZN
Klein (Finger und Zehen)	5	92751	0592130
Groß (Ferse und Fußballen)	5	92667	0586916

Wirkung und Indikation
Das hautfreundliche Hansaplast Blasen-Pflaster stellt eine neue Generation von Pflastern mit hydrokolloider Wundauflage zur Vorbeugung und Behandlung von Blasen dar.

- Das Blasen-Pflaster verschafft sofortige Erleichterung durch Verminderung des Druckschmerzes.
- Die hydrokolloide Wundauflage absorbiert Wundsekret.
- Die hydrokolloide Wundauflage wird durch den Kontakt mit dem Wundsekret zu einem feuchten Gel, das den natürlichen Wundheilungsprozess unterstützt.
- Verklebt nicht mit der Wunde.
- Die Rundumverklebung verhindert das Eindringen von Schmutz und Keimen. Sie können mit dem Pflaster wie gewohnt duschen.
- Das elastische Trägermaterial passt sich konturierten Körperstellen an.

Applikation
- Die verletzte Stelle sorgfältig vor dem Aufbringen des Pflasters reinigen und trocknen. Bei einer bereits offenen Blase empfiehlt sich eine Desinfektion. Unter dem Pflaster keine Salbe, Hautcreme o.Ä. verwenden.
- Das Abdeckpapier entfernen und das Pflaster auf die verletzte Hautpartie legen. Die Pflasterränder fest und faltenfrei andrücken.

Wechsel
Das Pflaster erst wechseln, wenn es sich von alleine löst, damit die Blase/Haut Zeit zur Heilung hat. Zur leichteren Entfernung empfiehlt es sich, eine Ecke des Blasen-Pflasters anzuheben und die Klebefläche mit Wasser und Seife abzulösen.

STADAmed Blasen-Pflaster

URGO, Vertrieb: STADA

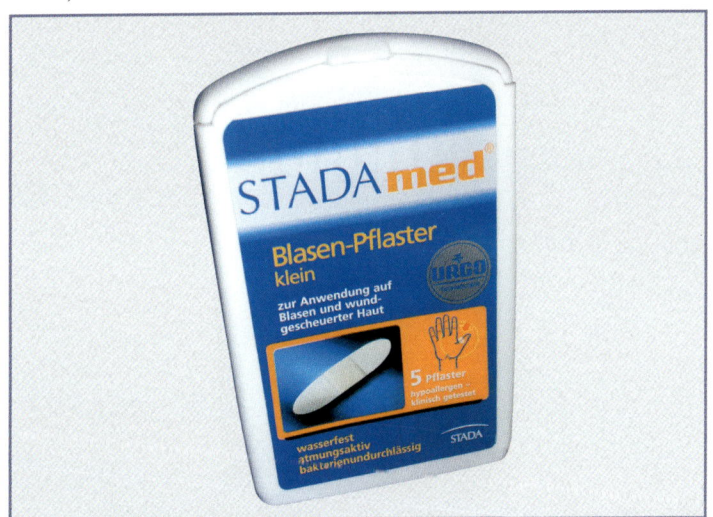

Aufbau/Zusammensetzung
Hydrokolloid.

Verpackungseinheiten

Größen	Stück/Packung	Artikelnummer	PZN
Klein (für Finger und Zehen)	5	70428	0960272
Groß (für Ferse)	5	70427	0960266

URGO Blasenpflaster

URGO

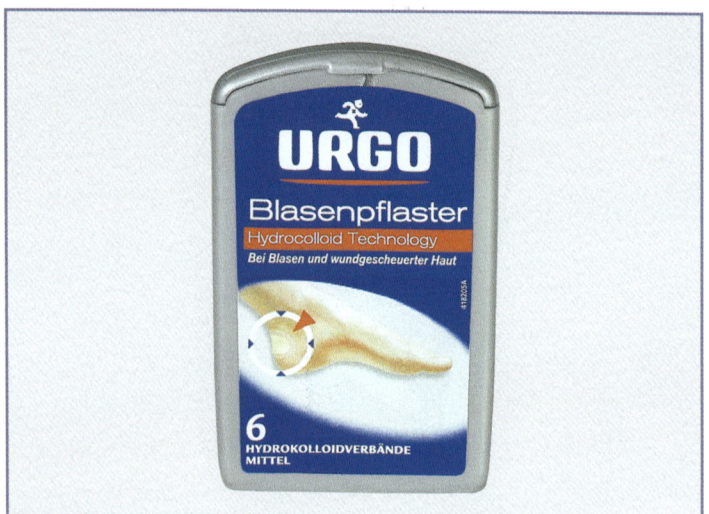

Aufbau / Zusammensetzung
Hydrokolloid.

Verpackungseinheiten

Größen	Stück/Packung	Artikelnummer	PZN
Klein (für Finger und Zehen)	7	5173	2255891
Mittel (für Ferse und Ballen)	6	5174	2255885

Wirkung und Indikation
URGO (STADAmed) Blasenpflaster ist ein Hydrokolloidverband der neuen Generation und dient der äußerlichen Anwendung:

- Bei Blasen ersten Grades, um einer Verschlimmerung vorzubeugen.
- Bei Blasen zweiten Grades, um die Wundheilung zu verbessern.

Durch den Kontakt mit dem Wundexsudat verflüssigt sich die Hydrokolloidmasse und bildet ein feuchtes Gel, das günstige Vorraussetzungen für den Heilungsprozess schafft und neugebildete Haut schützt.

Vorsichtsmaßnahmen
- Um die Übertragung von Bakterien zu vermeiden, sollte URGO (STADAmed) Blasenpflaster nur mit sorgfältig gereinigten Händen verwendet werden.
- Wenn die Blasen aufgestochen und die beschädigte Haut entfernt wird, darauf achten, dass die verwendeten Instrumente (Nadel, Schere usw.) mit einer antiseptischen Lösung desinfiziert sind. Danach das Pflaster aufbringen.
- Da Blasen oft an den gleichen Stellen auftreten, kann URGO (STADAmed) Blasenpflaster auch vorbeugend eingesetzt werden, um einer Blasenbildung entgegenzuwirken.
- Im Falle einer Infektion, die im Allgemeinen an weißlichem Eiter in der Wunde zu erkennen ist, darf URGO (STADAmed) Blasenpflaster nicht aufgebracht werden.

Applikation
- Ist die Blase noch geschlossen, ist ein Öffnen nicht erforderlich. Die verletzte Stelle mit Wasser und Seife reinigen und sorgfältig abtrocknen, danach das Blasenpflaster aufkleben.
- Ist die Blase offen, nach der Reinigung mit Wasser und Seife noch zusätzlich eine desinfizierende Lösung auftragen. Beschädigte Haut braucht nicht entfernt zu werden.
- URGO (STADAmed) Blasenpflaster haftet besser, wenn das Pflaster nach dem Anbringen noch einen Augenblick lang leicht mit der Hand angedrückt wird, um es zu erwärmen.

Wechsel
Sobald die Hydrokolloidmasse mit dem Blasensekret in Berührung kommt, wird dieses absorbiert, es bildet sich ein Gel und die Oberfläche des Pflasters wird weiß. Das Gel verhindert ein Verkleben mit der Wunde und ermöglicht so das schmerzlose Entfernen des Pflasters. Im Normalfall jedoch soll URGO (STADAmed) Blasenpflaster nicht abgezogen, sondern gewartet werden, bis es sich von selbst löst.

5 Sprühpflaster

Sprühpflaster enthalten Filmbildner – häufig auf Polyacrylatbasis – in schnell verdunstenden Lösungsmitteln. Durch die Applikationsform der Spraydose kann der Polymerfilm sehr gleichmäßig und dünn auf die Haut aufgebracht werden. Das Lösungsmittel verfliegt innerhalb von Sekunden, der zurückbleibende Schutzfilm passt sich elastisch den Körperbewegungen an. Er ist wasserfest, gleichzeitig aber auch atmungsaktiv, d.h. er lässt Wasserdampf und Sauerstoff passieren. Mehrmaliges Sprühen verstärkt den Schutzfilm.

Sprühpflaster sind geeignet zur Versorgung von kleinen, oberflächlichen Wunden und Verletzungen, wie Schnitt-, Riss- oder Schürfwunden, nachdem die Blutung zum Stillstand gekommen ist.

Sprühpflaster dürfen nicht angewendet werden bei

- Blutenden oder nässenden Wunden.
- Infizierten Wunden.
- Tiefen oder großflächigen Wunden.
- Verbrennungen.
- Verletzungen im Bereich von Augen, Mund oder Schleimhäuten.

Ankerplast Spray novo
Wundschnellverband

Chauvin Ankerpharm

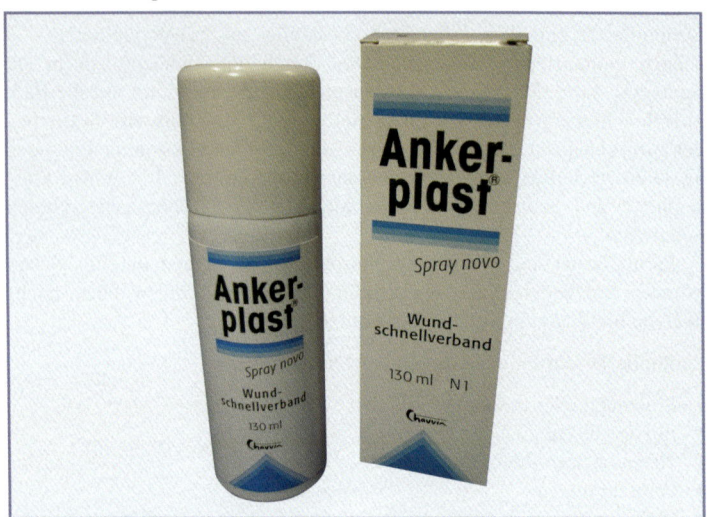

Aufbau/Zusammensetzung
Copolymerisat aus Methacrylsäuremethylester und Methylacrylsäurebutylester, Triethylcitrat, Ethylacetat, Butan.

Verpackungseinheiten

Größen	Stück/Packung	Artikelnummer	PZN
43 ml	1	7055	4648241
130 ml	1	7056	4645679

Wirkung und Indikation
Zum Aufsprühen auf Schürfverletzungen, oberflächliche kleine Wunden, frische, geschlossene Operationswunden sowie zum Schutz der Haut in der Umgebung stark nässender Wunden.

Kontraindikationen
- Nur äußerlich anwenden.
- Sprühen im Bereich von Augen, Mund und Schleimhäuten vermeiden.
- Nicht anwenden auf tiefen, stark blutenden, nässenden oder infizierten Wunden.

Hinweise
- Außer Reichweite von Kindern aufbewahren.
- Inhalt brennbar! Nur in gut belüfteten Räumen verwenden! Nicht direkt einatmen!

Applikation
- Die gereinigte und getrocknete Wundfläche bzw. Wundumgebung aus 10–15 cm Abstand ca. 1 Sekunde besprühen.
- Dabei den Behälter senkrecht mit dem Ventil nach oben halten.

Warnhinweise
Behälter steht unter Druck. Vor Sonneneinstrahlung und Temperaturen über 50 °C schützen. Auch nach Gebrauch nicht gewaltsam öffnen oder verbrennen. Nicht gegen Flamme oder auf glühenden Gegenstand sprühen. Von Zündquellen fernhalten. Nicht bei der Anwendung rauchen. Darf nicht in die Hände von Kindern gelangen. Ohne ausreichende Lüftung Bildung explosionsfähiger Gemische möglich.

Band-Aid Sprühpflaster

Johnson & Johnson

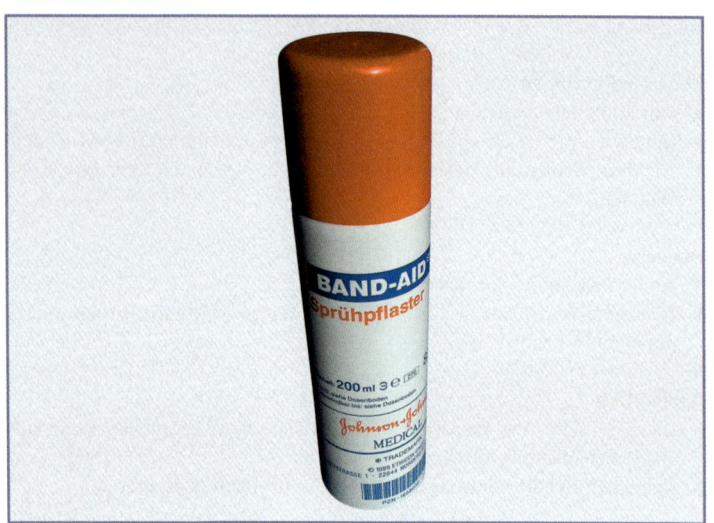

Aufbau / Zusammensetzung
Celluloseacetobutyrat 3,2 %, 2-Ethylhexylphenylphosphat 4,78 %, Aceton 54 %, Propan/Butan-Gemisch 37,85 %.

Verpackungseinheiten

Größen	Stück/Packung	Artikelnummer	PZN
200 ml	1	8710N	1658032

Wirkung und Indikation
Band-Aid Sprühpflaster ist ein hautfreundliches Sprühpflaster zur Versorgung postoperativer Wunden, kleiner Schnittverletzungen und Schürfwunden, leichter Verbrennungen.

Band-Aid Sprühpflaster

Kontraindikationen
- Nur äußerlich anwenden.
- Sprühen im Bereich von Augen, Mund und Schleimhäuten vermeiden.
- Nicht anwenden bei infizierten, tiefen oder stichförmigen Wunden.
- Nicht anwenden bei ausgedehnten Verbrennungen.

Nebenwirkungen
Nach Applikation kann vorübergehend ein leichtes Brennen auftreten.

Hinweise
- Für Kinder unerreichbar aufbewahren.
- Nach Ablauf des Verfalldatums nicht mehr anwenden.

Applikation
Soweit nicht anders verordnet im Abstand von ca. 20 cm auf die gereinigte und blutgestillte Wunde aufsprühen und ca. 30 Sekunden trocknen lassen. Wiederholtes Sprühen verstärkt den Schutzfilm.

Warnhinweise
Behälter steht unter Druck. Vor Sonneneinstrahlung und Temperaturen über 50 °C schützen. Auch nach Gebrauch nicht gewaltsam öffnen oder verbrennen. Nicht gegen Flamme oder auf glühenden Gegenstand sprühen. Von Zündquellen fernhalten. Nicht bei der Anwendung rauchen. Darf nicht in die Hände von Kindern gelangen. Ohne ausreichende Lüftung Bildung explosionsfähiger Gemische möglich.

Flint med Sprühverband

Togal

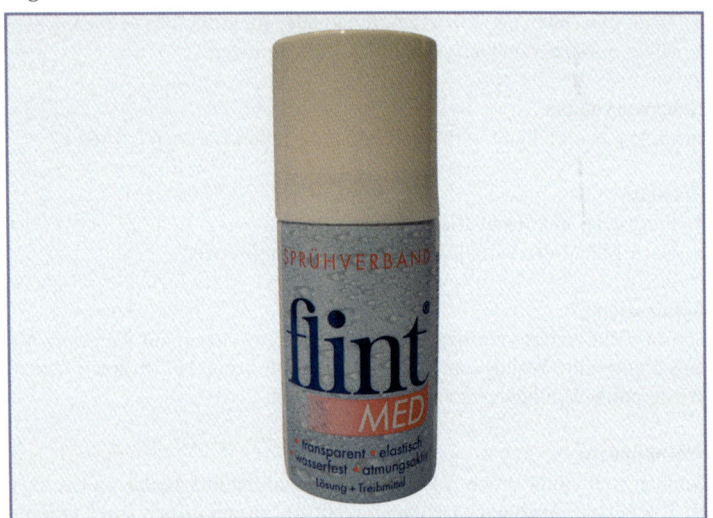

Aufbau / Zusammensetzung
Poly(butylmethacrylat, methylmethacrylat) (3:1), Ethylacetat, Diethylhexylphthalat, Rizinusöl, 2-Biphenylol, Propan/Butan-Gemisch.

Verpackungseinheiten

Größen	Stück/Packung	Artikelnummer	PZN
33 ml	1	4255	2563351

Wirkung und Indikation
Flint med ist ein transparenter Sprühverband. Er ist elastisch, wasserfest und atmungsaktiv und wird zur Versorgung von kleinen Wunden und Verletzungen der Haut, wie z.B. Schürf-, Schnitt-, Riss-, Quetsch- und Kratzwunden und Schrunden eingesetzt.

Anwendungsbeschränkungen
- Sprühen im Bereich von Augen, Mund und Schleimhäuten vermeiden.
- Nicht anwenden bei infizierten und tiefen Wunden.
- Nicht anwenden bei Verbrennungen.

Applikation
Auf die gereinigte und abgetupfte Verletzung oder Wunde aus 5–10 cm Entfernung evt. mehrmals aufsprühen.

Warnhinweise
Behälter steht unter Druck. Vor Sonneneinstrahlung und Temperaturen über 50 °C schützen. Auch nach Gebrauch nicht gewaltsam öffnen oder verbrennen. Nicht gegen Flamme oder auf glühenden Gegenstand sprühen. Von Zündquellen fernhalten. Nicht bei der Anwendung rauchen. Darf nicht in die Hände von Kindern gelangen. Ohne ausreichende Lüftung Bildung explosionsfähiger Gemische möglich.

Hansaplast Sprühpflaster

Beiersdorf

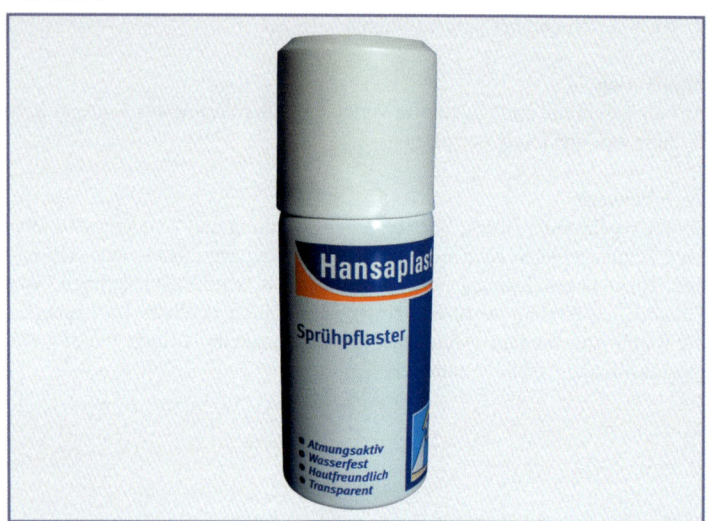

Aufbau / Zusammensetzung
Copolymerisat auf Methacrylatbasis, Ethylacetat, n-Pentan.

Verpackungseinheiten

Größen	Stück/Packung	Artikelnummer	PZN
32,5 ml	1	1861	3558286

Wirkung und Indikation
Zur Versorgung von kleinen, frischen, trockenen und sauberen Hautverletzungen. Hansaplast Sprühpflaster ist atmungsaktiv, wasserfest und transparent.

Kontraindikationen

- Sprühnebel nicht einatmen.
- Nicht anwenden im Bereich von Augen und Schleimhäuten.
- Nicht anwenden bei infizierten, tiefen, nässenden oder großflächigen Wunden.
- Verbrennungen.

Nebenwirkungen

Leichtes Brennen möglich.

Applikation

Soweit nicht anders verordnet im Abstand von ca. 20 cm auf die gereinigte und blutgestillte Wunde aufsprühen und ca. 30 Sekunden trocknen lassen. Wiederholtes Sprühen verstärkt den Schutzfilm.

Warnhinweise

Behälter steht unter Druck. Vor Sonneneinstrahlung und Temperaturen über 50 °C schützen. Auch nach Gebrauch nicht gewaltsam öffnen oder verbrennen. Nicht gegen Flamme oder auf glühenden Gegenstand sprühen. Von Zündquellen fernhalten. Nicht bei der Anwendung rauchen. Darf nicht in die Hände von Kindern gelangen.

OpSite Spray Sprühverband

Smith+Nephew

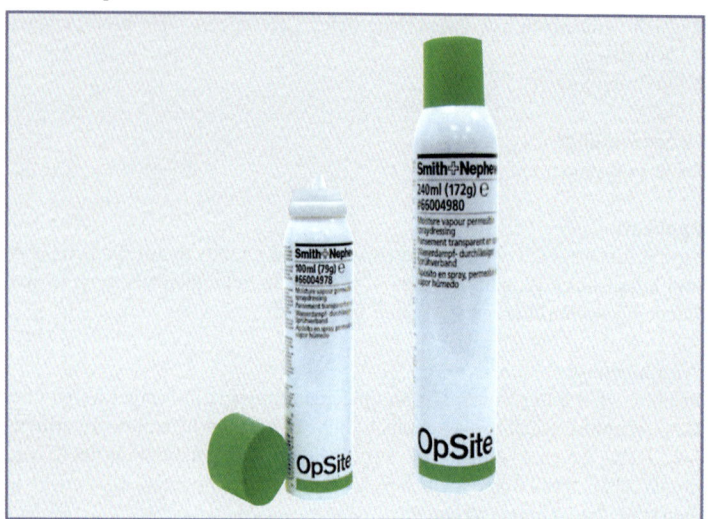

Aufbau / Zusammensetzung
Polymethylacrylat 9%, Aceton, 2-Propanol, Dimethylether, Butan-40.

Verpackungseinheiten

Größen	Stück/Packung	Artikelnummer	PZN
100 ml	1	66004978	0744479
100 ml	12	66004978	0744516
240 ml	12	66004980	0744539

Wirkung und Indikation
OpSite Spray ist ein wasserdampfpermeabler, transparenter Sprühverband. Er ist schnelltrocknend, wasserdicht, atmungsaktiv, anpassungsfähig und elastisch. Die Anwendungsgebiete sind kleinere Schnitt- und Schürfwun-

den, trockene Wundnähte nach der Fadenentfernung, Drainageaustrittstellen, Fixierung von Meshgraft (tangential) auf trockenem Wundgrund.

Kontraindikationen
- Nässende Wunden.
- Infizierte, tiefe oder stichförmige Wunden.
- Verbrennungen.

Anwendungsbeschränkungen
- Bereich von Augen und Schleimhäuten.
- Kinder unter 18 Monaten.

Nebenwirkungen
Unmittelbar nach dem Aufsprühen kann ein leichtes Brennen entstehen.

Applikation
Die saubere, nicht exsudierende Wunde aus etwa 15 cm Entfernung kurz besprühen und ca. 3 Minuten trocknen lassen. Film kann durch 2–3-maliges Besprühen verstärkt werden.

Warnhinweise
Behälter steht unter Druck. Vor Sonneneinstrahlung und Temperaturen über 50 °C schützen. Auch nach Gebrauch nicht gewaltsam öffnen oder verbrennen. Nicht gegen Flamme oder auf glühenden Gegenstand sprühen. Von Zündquellen fernhalten. Nicht rauchen. Darf nicht in die Hände von Kindern gelangen. Ohne ausreichende Lüftung Bildung explosionsfähiger Gemische möglich.

6 Pflaster zur Narbenreduktion

Narbenpflaster (Hansaplast Narben Reduktion) und Silikongelfolien (Mepiform safetac, Cica-Care) werden zur Behandlung junger bzw. bereits länger bestehender Narben angeboten.

Beim Hansaplast Narben Reduktionspflaster handelt es sich um selbstklebende, atmungsaktive Polyurethan-Pads. Die Wirkung wird einer lokalen Druck- und Temperaturerhöhung zugesprochen. Hierdurch soll die Feuchtigkeit erhöht und durch Anregung der Stoffwechselvorgänge die Neustrukturierung im Narbengewebe aktiviert werden.

Der Wirkungsmechanismus von Silikongel ist bislang nicht genau geklärt. Diskutiert werden eine Hydrierung der Haut durch Abgabe einer niedermolekularen Silikonflüssigkeit, ein entstehender Druck als Ersatz für eine ungenügende Hautspannung sowie eine statische Aufladung durch Reibung. Die Auflagen sind mindestens 12 Stunden, möglichst 24 Stunden am Tag zu tragen. Die gesamte Behandlungsdauer beträgt je nach Alter der Wunde 2–12 Monate. Silikongelfolien sind zudem für die Prophylaxe von Narben und Keloiden sowie Keloidrezidiven nach einer operativen Entfernung geeignet.

Cica-Care

Smith+Nephew

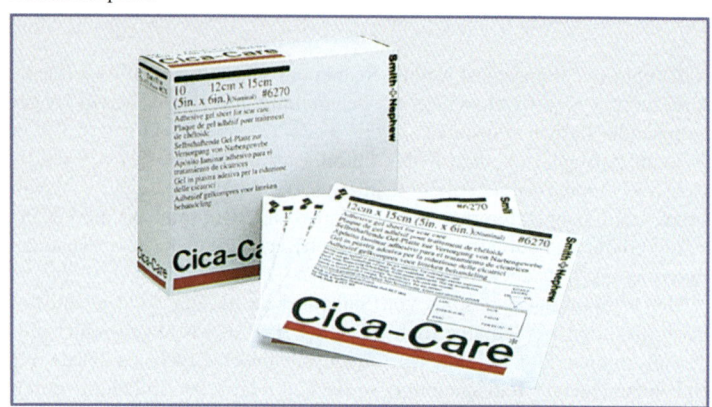

Aufbau / Zusammensetzung
Selbsthaftende, semipermeable Gel-Platte aus Silikon. Rückseite mit Silikonmembran verstärkt.

Verpackungseinheiten

Größen	Stück/Packung	Artikelnummer	PZN
6 cm × 12 cm	1	66250704	1318968
12 cm × 15 cm	1	66250706	1318945
12 cm × 15 cm	10	66250707	1318922

Wirkung
Cica-Care ist ein transparentes Pflaster zur Narbenbehandlung. Es ist dünn und anschmiegsam, durch seine Elastizität passt es sich den Körperformen sehr gut an. Es ist lange wiederverwendbar und zeigt eine hohe Erfolgsquote.

Cica-Care

Indikationen
Zum zeitlich begrenzten Einsatz bei der Therapie von bestehenden oder neu ausgebildeten hypertrophen oder keloidalen Narben und als Prophylaxe-Maßnahme bei chirurgisch geschlossenen Wunden, um die Ausbildung von hypertrophen oder keloidalen Narben zu vermeiden.

Kontraindikationen
- Cica-Care sollte nicht angewendet werden bei jenen Patienten, deren medizinische Gegebenheiten einen korrekten Einsatz des Produktes verhindern, sowie bei Patienten mit vorgeschädigter Haut.
- **Nicht auf offene Wunden applizieren!**

Nebenwirkungen
Bei der Anwendung kann es zu oberflächlichen Hautirritationen (hervorgerufen durch die semipermeablen Eigenschaften der Platte), Hautausschlag oder Juckreiz kommen.

Hinweis
In wenigen Fällen wurden Hautausschläge unter dem Verband beobachtet. Diese Erscheinungen stehen in unmittelbarem Zusammenhang mit fehlender Hygiene oder einer zu festen Fixierung. Bei Auftreten von Hautausschlag sollte die Behandlungsdauer zunächst bis zum Abklingen auf 12 Stunden reduziert werden. Bei anhaltendem Ausschlag sollte die Behandlung unterbrochen und ein Arzt aufgesucht werden.

Bei postoperativ geschlossenen Wunden sollte Cica-Care erst nach dem Fädenziehen angewendet werden.

Applikation
- Nach dem Öffnen der Verpackung werden die einzelnen Platten entnommen.
- Ein Zuschneiden der Platte auf die Wund- bzw. Narbengröße ist möglich. Bei großen Wundflächen werden mehrere Platten nebeneinander aufgelegt.
- Das Schutzpapier wird vorsichtig abgezogen und die Platte mit ihrer selbsthaftenden Seite auf die Narbe gelegt. Die Haut sollte vor Applika-

tion der Gel-Platte nicht mit Salben vorbehandelt werden, da dies die Funktion von Cica-Care beeinträchtigen kann.
▶ Je nach Lokalisation kann es notwendig werden, die Gel-Platte mit einer elastischen Binde zusätzlich zu fixieren. Es sollte nicht zuviel Zug ausgeübt werden, um Irritationen oder Einschnürungen zu vermeiden.
▶ Nicht gebrauchte Gel-Platten können in der Verpackung an einem kühlen, trockenen Ort (> 25 °C) aufbewahrt werden.
▶ Cica-Care sollte zweimal täglich in einer milden, nicht öligen Seifenlauge ausgewaschen und anschließend in klarem, warmem Wasser ausgespült werden. Leicht trocken tupfen und wieder auf die saubere, trockene Narbe applizieren. Die Anwendung von Reinigungsmitteln ist zu vermeiden, um mögliche Hautirritationen auszuschließen.

Zu beachten
In den Sommermonaten oder nach sportlicher Betätigung kann eine häufigere Wiederholung des Reinigungsvorgangs notwendig werden, um den optimalen Kontakt zwischen Cica-Care und der Haut zu erhalten.

Wechsel
▶ Cica-Care sollte (während der Behandlungsdauer), für mindestens 12 Stunden täglich, wenn möglich bis zu 24 Stunden (inklusive der Reinigungszeit), getragen werden.
▶ Um eine problemlose Hautanpassung zu erreichen, sollte Cica-Care während der ersten 2 Tage 4 Stunden und die folgenden 2 Tage 8 Stunden täglich getragen werden.
▶ Nach erfahrungsgemäß 14–28 Tagen Tragezeit sollte Cica-Care ersetzt werden. Bei Applikation in Körperbereichen, die ständiger Bewegung (z.B. Gelenke) oder mechanischer, äußerer Reizung ausgesetzt sind, kann sich diese Periode verkürzen.
▶ Die gesamte Therapiedauer sollte zwischen 2–4 Monaten liegen.

Hansaplast Narben Reduktion

Beiersdorf

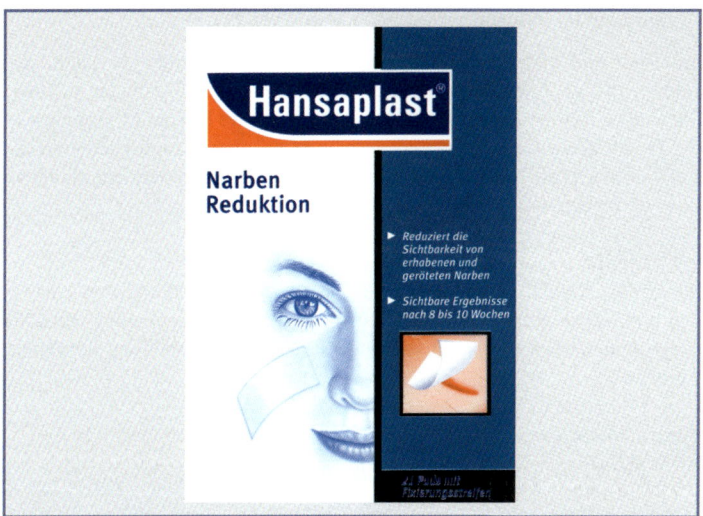

Aufbau/Zusammensetzung
Polyurethan-Schaum.

Verpackungseinheiten

Größen	Stück/Packung	Artikelnummer	PZN
7 cm × 4 cm Pad	21	2728	0890270

Wirkung
Hansaplast Narben Reduktion ist die völlig neuartige Methode, Narben sichtbar zu reduzieren. Auf natürlichem Weg wird der hauteigene Regenerationsprozess aktiviert:

- Ein ideales Temperaturniveau im Narbengewebe steigert die Enzymtätigkeit.
- Die Stoffwechselprozesse werden angeregt und fördern so die Neustrukturierung im Narbengewebe.

Erhabene und gerötete Narben werden bereits nach einer Anwendungsdauer von nur 8 Wochen flacher, weicher und deutlich weniger sichtbar. Hansaplast Narben Reduktion ist ein selbstklebendes Pad. Es ist atmungsaktiv, feuchtigkeitsdurchlässig und enthält keine pharmazeutischen Inhaltsstoffe. Hansaplast Narben Reduktion ist auch für besonders empfindliche Haut und Allergiker geeignet.

Indikationen
Hansaplast Narben Reduktion wurde speziell zur Behandlung von erhabenen und rötlich gefärbten Narben entwickelt. Es wirkt sowohl bei neuen als auch alten Narben und kann vorbeugend gegen Narbenbildung verwendet werden.

Kontraindikationen
Nicht auf offenen Wunden anwenden.

Nebenwirkungen
Nicht bekannt.

Applikation
- Schutzfolie von der selbstklebenden Seite des Pads entfernen und auf der gereinigten, trockenen Haut so anbringen, dass die Narbe vollständig bedeckt ist.
- Reicht ein Pad zur vollständigen Abdeckung der Narbe nicht aus, können mehrere Pads nebeneinander geklebt werden.
- Zur zusätzlichen Fixierung z.B. an beweglichen Körperstellen, kann das beiliegende Fixierpflaster verwendet werden.

Wechsel und Behandlungsdauer

- Aus hygienischen Gründen sollte das Pad täglich gewechselt werden, ebenso bei Nachlassen der Klebekraft.
- Bei einer Tragedauer von 12 Stunden am Tag tritt nach 8 Wochen eine sichtbare Reduzierung der Narbe ein.
- Ein optimaler Behandlungserfolg wird bei einer ununterbrochenen Anwendung über 24 Stunden erzielt.
- Um einen kontinuierlichen Regenerationserfolg zu erzielen, wird empfohlen, die Behandlung nicht länger als 12 Stunden zu unterbrechen.
- Eine Behandlungsdauer von mehr als 8 Wochen erhöht den Behandlungserfolg.

Mepiform safetac

Mölnlycke

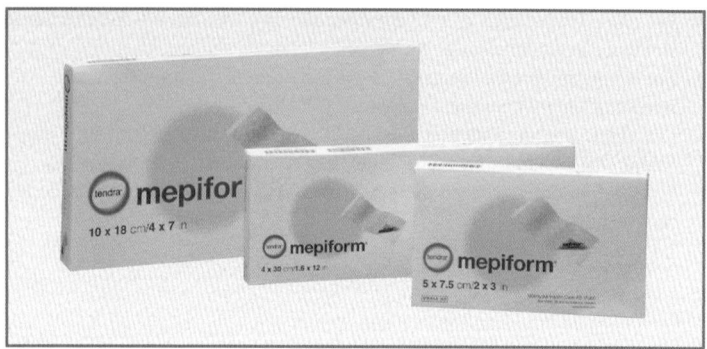

Aufbau / Zusammensetzung
Trägermaterial: Viskose-Vliesstoff mit Polyurethan-Folie abgedeckt.
Beschichtung: Silikongel.

Verpackungseinheiten

Größen	Stück/Packung	Artikelnummer	PZN
4 cm × 30 cm	5	293100	0089193
5 cm × 7,5 cm	5	293200	8655568
10 cm × 18 cm	5	293400	8655580

Wirkung
Mepiform ist ein dünner, flexibler selbsthaftender Verband, welcher aus einem zweilagigen Laminat besteht (Polyurethan, Vliesstoff), das mit einem Silikongel beschichtet ist. Es konnte empirisch nachgewiesen werden, dass Silikon einen positiven Einfluss auf hypertrophe Narben und Keloide hat. Der Verband kann auch präventiv zur Vorbeugung eingesetzt werden. Mepiform passt sich ausgezeichnet den Körperkonturen an und kann problemlos den ganzen Tag getragen werden.

Indikationen
- Behandlung von alten und neuen hypertrophen und keloiden Narben.
- Prävention von hypertrophen und keloiden Narben bei geheilten Wunden.

Zu beachten
Sollte Mazeration oder ein Hautausschlag auftreten, sollte die Behandlung mit Mepiform eingestellt werden, bis die Symptome verschwunden sind. Die Behandlung sollte erneut mit einer schrittweisen Erhöhung der Therapiedauer begonnen werden. Sollten die Symptome nicht verschwinden, sollte die Behandlung beendet und ein Arzt zur Beurteilung hinzugezogen werden.

Applikation
- Die Peelpackung wird geöffnet und der Verband entnommen.
- Falls notwendig, wird der Verband auf die gewünschte Größe zurechtgeschnitten, so dass wenigstens 1 cm der gesunden, umgebenden Haut bedeckt werden kann.
- Die Applikationsfläche muss trocken sein. Wenn eine Creme oder Salbe benutzt wird, muss darauf geachtet werden, dass die Kontaktfläche mit der trockenen, salben-/cremefreien Haut genügend groß ist.
- Die Schutzfolie wird entfernt und Mepiform auf der Narbe/Wunde plaziert. Dehnung des Verbands und Plazierung über Gelenken sollte vermieden werden.

Wechsel
- Mepiform sollte möglichst 24 Stunden am Tag getragen werden.
- Es wird empfohlen, die Narbe täglich zu inspizieren und zu waschen. Mepiform kann hierzu zum Duschen und Baden entfernt werden und derselbe Verband auf die trockene Narbe/Haut wieder aufgebracht werden.
- Mepiform sollte gewöhnlich nach 7 Tagen oder wenn die Klebekraft nicht mehr ausreicht gewechselt werden.
- Der Verband ist wasserfest und eignet sich zum Baden und Duschen.
- Je nach Alter und Zustand des Narbengewebes kann es 3 Monate bis ein Jahr oder länger dauern, bis die Konditionierung einer alten Narbe verbessert werden kann.
- Bei prophylaktischer Behandlung sollte Mepiform, je nach Zustand der Narbe, 2–6 Monate verwendet werden.

7 Antibakterielle und geruchsbindende Wundauflagen

7.1 Aktivkohlekompressen

Beschreibung
Aktivkohle ist ein hocheffektives Adsorbens, das in der Lage ist, Geruchsmoleküle in seine Poren einzuschließen und Eiweißmoleküle an sich zu binden. Auch Bakterien haften an der Kohleoberfläche an, werden aber nicht abgetötet. Außer Actisorb, einer Kompresse, die neben Kohle auch Silber enthält (s. 7.2) sind die Aktivkohlekompressen mehrschichtig mit stark saugenden Materialien kombiniert, um zusätzlich dem Problem großer Exsudatmengen gerecht werden zu können.

Vorteile
- Effektive Geruchsbindung.
- Große Saugkapazität.

Nachteile
- Aktivkohlekompressen sollten nicht zerschnitten werden.
- Meist sekundäre Abdeckung notwendig.

Indikationen
Aktivkohlekompressen werden eingesetzt bei klinisch infizierten, übel riechenden Wunden als Adjuvans neben kausalen therapeutischen Maßnahmen wie chirurgisches Débridement und systemischer Antibiotikatherapie.

Kontraindikationen
Keine Angaben der Hersteller.

Anwendungsweise
Die Kompressen werden auf flache Wunden aufgebracht oder locker in tiefere Wunden eingelegt, mit Mullbinde oder Fixiervlies fixiert.

Verbandwechsel
Der Verbandwechsel erfolgt nach Bedarf abhängig von der vorhandenen Exsudatmenge und Geruchsentwicklung.

Askina Carbosorb

B BRAUN

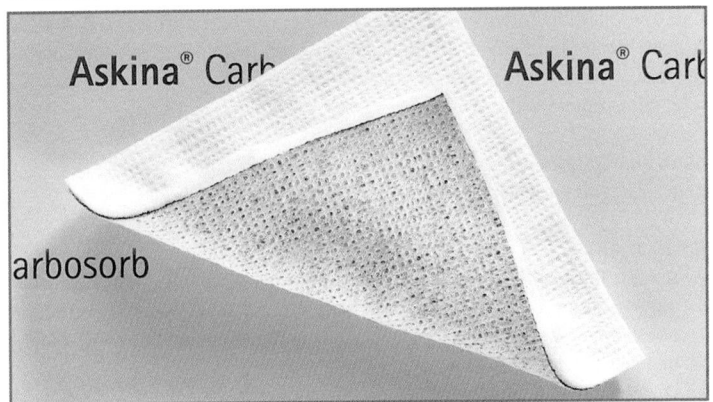

Aufbau/Zusammensetzung
Wundseitige Vliesschicht: dickes, saugfähiges Viskosematerial, Polyamid und Polyester.
Mitte: Aktivkohleschicht.
Deckseite: dünne Vliesstoffschicht aus Viskosematerial und Polyamid.

Verpackungseinheiten

Größen	Stück/Packung	Artikelnummer	PZN
10 cm × 10 cm	10	09025006	7267077
15 cm × 20 cm	10	09025014	7267083

Wirkung
Askina Carbosorb ist ein anpassungsfähiger, steriler Wundverband, der aus drei Schichten besteht. Die wundseitige dicke Vliesschicht ist sehr saugfähig, Wundexsudat sowie Bakterien werden absorbiert. Übelriechende Substanzen werden an die innen liegende Aktivkohleschicht gebunden. Auf der wundabgewandten Seite besteht die Auflage aus einer dünnen Vliesstoffschicht.

Indikationen

Askina Carbosorb eignet sich für die Behandlung von wenig bis stark exsudierenden oberflächlichen bis tiefen Wunden, besonders wenn eine Infektion und/oder die Entwicklung unangenehmer Gerüche vorliegt, z. B. venöse Geschwüre an den Beinen, arterielle Geschwüre, Dekubitalgeschwüre, perforierende Dermatosen, infizierte und/oder unangenehm riechende chirurgische oder traumatische Wunden.

Kontraindikationen

Keine Angaben des Herstellers.

Applikation

- Askina Carbosorb wird so aufgelegt, dass der Verband 2 bis 3 cm über die Wundränder hinausgeht. Bei Bedarf kann man mehrere Verbände überlappend anlegen, so dass auch sehr große Wundbereiche vollständig bedeckt werden können.
- Die dicke, weiße Seite wird auf die Wundoberfläche gelegt.
- Fixiert wird mit einem geeigneten, nichtokklusiven Sekundärverband.
- Bei venösen Beingeschwüren kann in Verbindung mit der Askina Carbosorb Behandlung auf Anweisung des Arztes außerdem eine gestaffelte Kompressionstherapie angewandt werden.

Wechsel

- Der Verband muss spätestens gewechselt werden, wenn seine Kapazität erschöpft ist.
- Bei stark exsudierenden und infizierten Wunden muss der Verband spätestens alle 24 Stunden gewechselt werden.
- Bei übel riechenden, jedoch nicht infizierten Wunden kann der Verband bis zu zwei Tagen auf der Wunde verbleiben.
- Bei wenig exsudierenden Wunden kann es passieren, dass Askina Carbosorb mit der Wundoberfläche verklebt. In diesem Fall muss der Verband mit steriler physiologischer Kochsalzlösung oder mit Ringerlösung getränkt werden, bevor er entfernt wird. Zur Verhinderung des Verklebens empfiehlt es sich, ein Hydrogel auf die Wunde zu bringen, bevor die Wunde mit Askina Carbosorb abgedeckt wird.

CarboFlex

ConvaTec

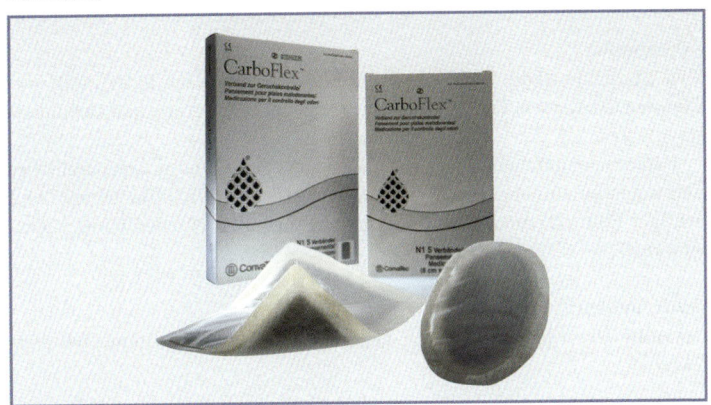

Aufbau / Zusammensetzung
Alginat-Hydrofasermischung, Aktivkohleschicht, Ethylen-Methyl-Acrylat-Film, Absorptionskissen (Viskose, Polyethylen, Polypropylen).

Verpackungseinheiten

Größen	Stück/Packung	Artikelnummer	PZN
10 cm × 10 cm	10	961321	8591153
15 cm × 20 cm	5	961361	8591182
oval 8 cm × 15 cm	5	961341	8591176

Wirkung
CarboFlex ist ein multifunktionaler Mehrschicht-Verband mit einer Wundkontaktschicht aus einer Calciumalginat/Carboxymethylcellulose-Mischung, die ein optimal feuchtes Milieu sicherstellt. Die in der Mitte befindliche Aktivkohleschicht ist eingebettet zwischen einem EMA-Film (Ethylen-Methylacrylat) und einem Absorptionskissen (Viskose, Polyethylen, Polypropylen),

deren Poren Wasserdampf schnell aus dem Verband nach oben leiten, so dass die Aktivkohle trocken bleibt. Damit ist eine optimale Geruchsbindung gesichert bei gleichzeitig hoher Absorption von Exsudat.

Indikationen
Übel riechende, akute und chronische Wunden, z.B. nach Entfernung von Tumoren, Abszessen, Eiterherden, aber auch bei Ulcus cruris und Dekubitalgeschwüren.

CarboFlex kann bei infizierten, übel riechenden Wunden unter ärztlicher Überwachung zusammen mit einer angemessenen Antibiotikatherapie und häufiger Kontrolle angewendet werden oder bei allen Wunden mit Geruchsbildung.

Kontraindikationen
Bekannte Überempfindlichkeiten gegen den Verband oder seine Bestandteile.

Applikation
- Größe des Verbandes so wählen, dass er die Wundränder etwa 3 cm überlappt.
- Die weiche Faserseite (nicht glänzende Seite) von CarboFlex direkt auf die Wunde legen.
- Achtung: Der Verband darf nicht zerschnitten werden.
- Bei tiefen Wunden CarboFlex als Sekundärverband in Kombination z.B. mit einem Alginat verwenden.
- Fixierung auf keinen Fall mit okklusiven Verbänden, sondern mit Fixierstreifen oder einem nicht haftenden Schlauchverband.

Wechsel
- Carboflex kann bis zu 3 Tagen auf der Wunde verbleiben.
- Wechsel spätestens, wenn Exsudat durch die obere Schicht des Verbandes dringt oder der Geruch nicht mehr kontrolliert wird.
- Bei infizierten Wunden empfiehlt es sich, CarboFlex häufiger zu wechseln.

Carbonet

Smith+Nephew

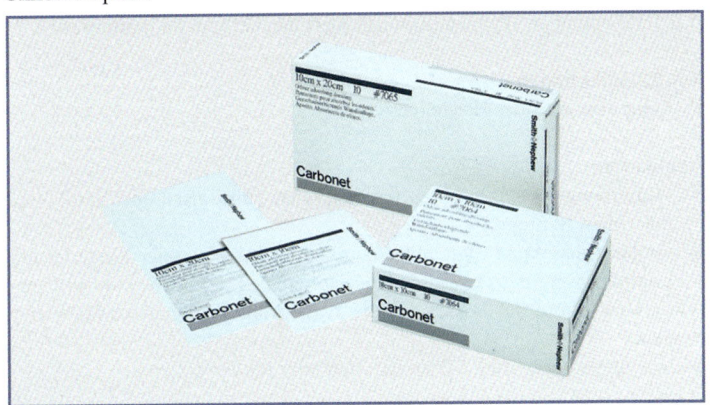

Aufbau/Zusammensetzung
Wunddistanzgitter aus Acrylfaser.
Baumwolle/Acrylfaser-Vlieskissen.
Aktivkohle.

Verpackungseinheiten

Größen	Stück/Packung	Artikelnummer	PZN
10 cm × 10 cm	10	7064	3390740
10 cm × 20 cm	10	7065	3390757

Wirkung
Carbonet ist eine nicht haftende, geruchsadsorbierende Spezialwundauflage, die in der Lage ist, mit Hilfe der Aktivkohleeinlage Gerüche zu binden, austretendes Exsudat in der saugfähigen Vliesschicht aufzunehmen und aufgrund eines speziell gewebten Wunddistanzgitters nicht mit der Wunde zu verkleben.

Wundauflagen – Aktivkohlekompressen

Indikationen
Infizierte, eiternde Wunden mit unangenehmer Geruchsentwicklung, z.B. venöse Unterschenkelgeschwüre, durchgebrochene Karzinome, Fäkalfisteln, infizierte operative Wunden, Karposi-Sarkome, chronische Hautläsionen.

Kontraindikationen
▶ Keine Angaben des Herstellers.

Applikation
▶ Wundreinigung durchführen (vorzugsweise chirurgisch oder autolytisch mit einem Hydrogel).
▶ Spülung der Wunde mit physiologischer Kochsalz- oder Ringerlösung.
▶ Kompresse mit der glänzenden, gewebten Seite auf die Wunde auflegen. Carbonet kann bei Bedarf auf die Wundgröße zurechtgeschnitten werden.
▶ Mit einem Fixiervlies, Pflasterstreifen oder Binden fixieren.

Wechsel
▶ Carbonet kann 2–3 Tage, abhängig von der Exsudatmenge, auf der Wunde verbleiben.

InCare

Hollister

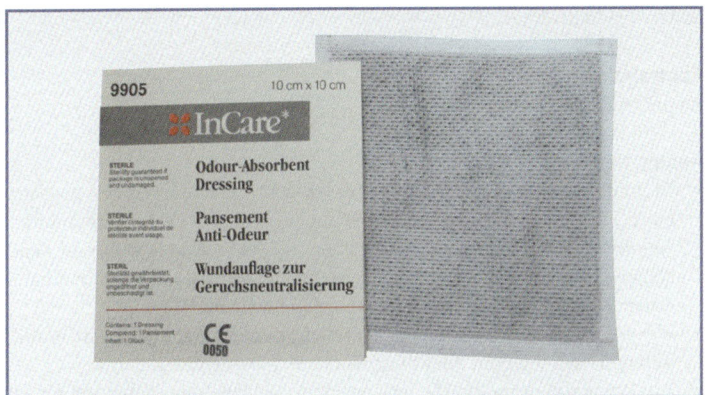

Aufbau / Zusammensetzung
Außenmaterial: Vliesstoff.
Kernmaterial: mit Aktivkohle beschichtete Schaumstoffkompresse.

Verpackungseinheiten

Größen	Stück/Packung	Artikelnummer	PZN
10 cm × 10 cm	10	9905	3543391
15 cm × 25 cm	10	9906	3543416

Wirkung
Die InCare Wundauflage zur Geruchsneutralisierung neutralisiert wirksam unangenehme Gerüche infolge von Infektionen oder Bakterieneinschleppung. Die Wundauflage besteht aus einem Schaumstoffkern, der mit Kohlenstoff imprägniert ist und zwischen zwei Schichten aus weichem Vlies liegt. Diese geschmeidige Wundauflage passt sich an alle Körperstellen des Patienten an.

Indikationen

Zur Geruchsneutralisierung bei infizierten Wunden, z. B. bei chirurgischen, traumatischen, kanzerösen oder gangränösen Wunden sowie Druck- und anderen Geschwüren.

Kontraindikationen

Keine Angaben des Herstellers.

Applikation

- Die InCare Wundauflage ist in erster Linie als Sekundärverband gedacht, kann aber über nicht nässenden Wunden auch als Primärverband verwendet werden. Als Sekundärverband kann eine Wundauflage an demselben Patienten wieder verwendet werden, nachdem der Primärverband erneuert wurde und keine Flüssigkeit durchgedrungen ist.
- Bei besonders übel riechenden Wunden können zwei oder mehr Wundauflagen in Schichten über diese Wunden gelegt werden.
- Die Wundauflage sollte die gesamte Wunde bedecken, wobei sie auf allen Seiten über die Wundränder hinausreicht.
- **Wichtig**: Unter keinen Umständen darf eine InCare Wundauflage auf die Form der Wunde zugeschnitten werden. Die Wundauflage muss intakt bleiben, um wirksam eingesetzt werden zu können.
- Falls die Wundauflage als Primärverband über einer nicht nässenden Wunde verwendet wird, wird sie direkt auf der vorbereiteten Wundoberfläche platziert.
- Als Sekundärverband wird die Auflage über die bereits verbundene Wunde angelegt.
- Fixierung erfolgt mit Pflasterstreifen oder Binden.

Wechsel
- Die InCare Wundauflagen halten normalerweise rund fünf Tage, wenn sie als Sekundärverband oder als Primärverband über einer nicht nässenden Wunde angelegt werden.
- Die Wechselhäufigkeit richtet sich nach Menge und Art des Exsudats und des Geruchs.

Nobacarbon

NOBA

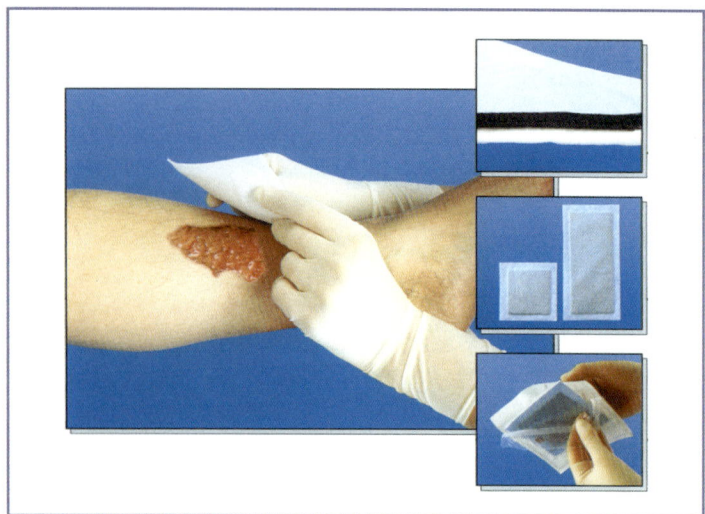

Aufbau / Zusammensetzung
Außenmaterial: Vliesstoff.
Kernmaterial: mit Aktivkohle beschichtete Schaumstoffkompresse.

Verpackungseinheiten

Größen	Stück/Packung	Artikelnummer	PZN
10 cm × 10 cm	20	760111	7099036
10 cm × 20 cm	20	760112	7099042

Wirkung
Die im Kern der Kompresse vorhandene Aktivkohle absorbiert Gerüche und reduziert eventuell vorhandene Keime. Der Vliesstoff sorgt für gute Saugfähigkeit.

Indikationen
- Septische, übelriechende Wunden.
- Aseptische, übelriechende Wunden mit Wundheilungsstörungen.
- Chronische, übelriechende Wunden.

Kontraindikationen
Keine Angaben des Herstellers.

Applikation
Soweit vom Arzt nicht anders verordnet, wird die der Wundgröße entsprechende Aktivkohlekompresse mit der weißen Seite auf die Wunde gelegt. Diese wird mit einer für den Patienten geeigneten Verbandfixierung befestigt (z.B. Fixiervlies, Mullbinde).

Wechsel
Keine Angaben des Herstellers.

Vliwaktiv

Lohmann & Rauscher

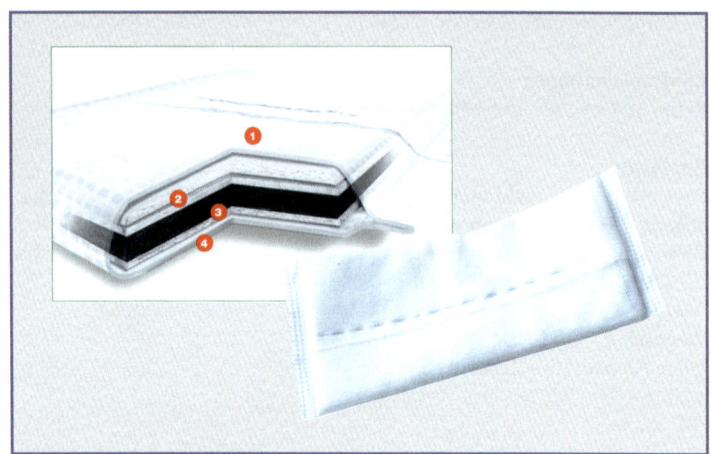

Aufbau / Zusammensetzung
1. Wäscheschutz: Polypropylen.
2. Zellstoff: Cellulose.
3. Aktivkohle-Viskosefaser.
4. Nicht verklebendes Zellwolle/Polyamid-Vlies.

Verpackungseinheiten

Größen	Stück/Packung	Artikelnummer	PZN
10 cm × 10 cm	10	20254	4464280
10 cm × 20 cm	10	20255	4464297

Wirkung
Vliwaktiv ist eine Saugkompresse, deren Kern aus einer Saugschicht aus Zellstoff kombiniert mit einer Aktivkohleschicht besteht. Das umhüllende Spezialvlies verklebt nicht mit der Wunde. Vliwaktiv neutralisiert unange-

nehmen Geruch und zeichnet sich durch ein hohes Flüssigkeitshaltevermögen aus. Der flüssigkeitshemmende Wäscheschutz verhindert im hohen Maße den Durchtritt von Sekreten.

Indikationen
Vliwaktiv eignet sich besonders zur Versorgung infizierter, eiternder Wunden mit unangenehmer Geruchsentwicklung, wie z.B. Ulcus cruris, Dekubitus, Fäkalfisteln, durchbrochene Karzinome und infizierte Oberflächenwunden (Riss-, Biss-, Schürfwunden).

Kontraindikationen
Keine Angaben des Herstellers.

Applikation
Die Kompresse wird auf die Wunde aufgelegt und mit Pflasterstreifen oder Fixiervlies fixiert.

Wechsel
Verbandwechsel erfolgt nach Bedarf, spätestens jedoch, wenn Exsudat oder Geruch durch die Kompresse dringt.

7.2 Silberhaltige Wundauflagen

Beschreibung

Silber erlebt in jüngster Zeit seine Wiederentdeckung in der Wundbehandlung. Grund hierfür ist das breite bakterizide Wirkspektrum des Silbers: Pilze, grampositive und -negative Aerobier und Anaerobier, einschließlich Pseudomonaden, multiresistenter Staphylokokken und Vancomycin-resistenter Enterokokken werden erfasst. Verantwortlich für die Wirkung sind die Silber-Kationen. Sie bilden Komplexe mit Proteinen der Bakterienzelle. Der gleichzeitige Funktions- und Strukturverlust von Zellmembran, Enzymsystemen und DNA/RNA führt zum Zelltod mit einem sehr geringen Risiko der Resistenzbildung.

Elementares Silber bzw. Silberionen sollen praktisch keine toxische Wirkung auf menschliche Zellen besitzen. Als wichtigste Nebenwirkung ist die Argyrie bekannt, eine Silbereinlagerung in die Haut, die nach langdauernder Inhalation (Bergbau, chemische Industrie) oder Einnahme großer Dosen (zwischen 1 und 30 g kolloidales Silber) auftritt. Argyrie macht sich als blaugraue Verfärbung der Haut bemerkbar, ist irreversibel, hat aber außer des kosmetischen Problems keine weiteren physiologischen Konsequenzen.

Neuere Untersuchungen am Menschen zur Pharmakokinetik, Wirksamkeit und Unbedenklichkeit von topisch oder systemisch angewendetem, elementarem Silber liegen nicht vor.

Vorteile

- Bakterizide Wirkung mit breitem Wirkspektrum und fehlenden Resistenzen.
- Lange Wirkdauer.
- Gute Verträglichkeit.

Nachteile

- Die Wundauflagen benötigen eine sekundäre Deckung (Ausnahme **Contreet-H**).
- Bei schwach nässenden Wunden können die Auflagen mit der Wunde verkleben und sollten vor dem Entfernen befeuchtet werden (Ausnahme **Contreet-H**).

Indikationen
▶ Infizierte oder infektionsgefährdete sekundär heilende Wunden.
▶ **Actisorb 220 Silver** ist wegen des Aktivkohlevlies auch bei üblem Wundgeruch indiziert.

Kontraindikationen
Bekannte Silberallergie.

Anwendungsweise und Verbandwechsel
Siehe einzelne Produktmonographien.

Textus bioactiv s. Kap. 3.9 Verschiedene Produkte.

Acticoat / Acticoat 7

Smith+Nephew

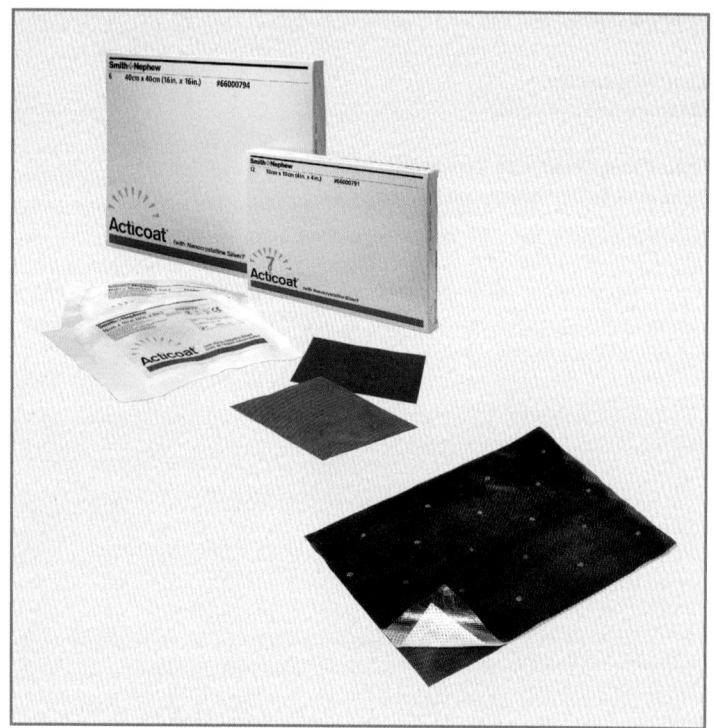

Aufbau/Zusammensetzung
Polyethylengewebe, beschichtet mit nanokristallinem Silber, Rayon/Polyestervlies.

Verpackungseinheiten

Größen	Stück/Packung	Artikelnummer	PZN
Acticoat			
10 cm × 10 cm	12	66000791	1885650
10 cm × 20 cm	12	66000792	1885667
10 cm × 120 cm	6	66000795	1885733
20 cm × 40 cm	6	66000793	1885710
40 cm × 40 cm	6	6600794	1885727
Acticoat 7			
10 cm × 12,5 cm	5	66000796	1885756
15 cm × 15 cm	5	66000797	1885762

Wirkung

Acticoat (Acticoat 7) besteht aus 2 (3) Schichten eines mit nanokristallinem Silber beschichtetem, nicht mit der Wunde verklebendem Polyethylengewebes. Dazwischen liegt eine (2) Schicht(en) eines feuchtigkeitsabsorbierenden Rayon/Polyester-Vlieses. Die Schichten sind untereinander durch Ultraschall-Schweißpunkte verbunden. Nanokristallines Silber schützt die Wunde vor bakteriellen Infektionen, während die innere Kernschicht die für die Wundheilung optimale Feuchtigkeit speichert.

Indikationen

Acticoat weist eine effektive antimikrobielle Wirkung auf. Die Wirkung dieses Verbandes schränkt die Infektionsgefahr von mehr oder minder tiefen Wunden, wie z. B. Dekubitalulzera, Ulcus cruris, diabetisches Ulkus, Brandwunden, Explantations- und Transplantationsarealen ein. Der Verband kann bei exzisierten und transplantierten Wunden verwendet werden.

Kontraindikationen

- Bekannte Überempfindlichkeit gegenüber Silber.
- Nicht kompatibel mit MRI (Magnetresonanz-Bildverfahren).

Vorsichtsmaßnahmen

- Nur zur äußerlichen Anwendung.
- Nicht kompatibel mit Produkten auf Ölbasis wie Paraffin.
- Nicht Temperaturen von über 50 °C aussetzen.

- Nicht verwenden, wenn die Farbe des Produktes nicht gleichmäßig ist.
- Bei elektronischen Messungen Kontakt mit Elektroden oder leitenden Gelen vermeiden.
- Kann vorübergehende Verfärbung der umgebenden Haut verursachen.

Applikation

Acticoat
- Acticoat aus der Verpackung nehmen.
- Den Verband mit sterilem Wasser befeuchten (keine Kochsalzlösung!) und, falls erforderlich, zuschneiden. Den Verband nicht zu nass machen, um Mazerationen im Wundumfeld zu vermeiden.
- Den Verband mit der blauen Seite auf die Wunde legen und mit einem zusätzlichen Verband, der ein feuchtes Milieu aufrechterhält, abdecken.

Acticoat 7
- Den Acticoat 7-Verband aus der Verpackung nehmen.
- Den Verband mit sterilem Wasser (keine Kochsalzlösung!) anfeuchten. Überschüssiges Wasser vor dem Anlegen des Verbandes ablaufen lassen.
- Den Verband bei Bedarf zuschneiden. Bei der Verwendung mit einem Druckverband den Verband auf die Größe der Wunde zuschneiden.
- Den Verband mit der blauen Seite nach unten auf die Wunde legen.
- Den Acticoat 7-Verband mit Hilfe eines zweiten Verbandes, der ein feuchtes Milieu aufrechterhält oder einem Kompressionsverband in seiner Position sichern.
- Den Verband feucht halten, jedoch nicht so feucht, dass Hautmazerationen im Wundumfeld entstehen können.

Wechsel

Acticoat
- Den Acticoat-Verband täglich kontrollieren. Der Wechsel erfolgt in Abhängigkeit von Exsudatanfall und dem Zustand der Wunde. Die antibakterielle Wirkung von Acticoat hält mindestens 3 Tage an.
- Wenn der Verband austrocknet und an der Wunde klebt, wird er befeuchtet oder nass gemacht, bevor er abgenommen wird.
- Den Verband nicht mit Gewalt abnehmen, um die heilende Wunde nicht wieder aufzureißen.

Acticoat 7
- ▶ Den Acticoat 7-Verband je nach Menge des austretenden Wundsekretes und unter Berücksichtigung des Zustandes der Wunde wechseln.
- ▶ Wenn Acticoat 7 unter einem Druckverband verwendet wird, den gesamten Verbandkomplex regelmäßig kontrollieren und nur wechseln, wenn Wundsekret durchsickert. In der ersten Woche kann bei starker Sekretion ein zusätzlicher nichtokklusiver, absorbierender Verband erforderlich sein.
- ▶ Die antibakterielle Wirkung von Acticoat 7 bleibt bis zu 7 Tage erhalten.
- ▶ Sollte der Verband austrocknen oder an der Wunde kleben, den Verband anfeuchten oder durchtränken, damit die heilende Wunde nicht beim Abnehmen des Verbandes aufreißt.

Actisorb Silver 220

Johnson & Johnson

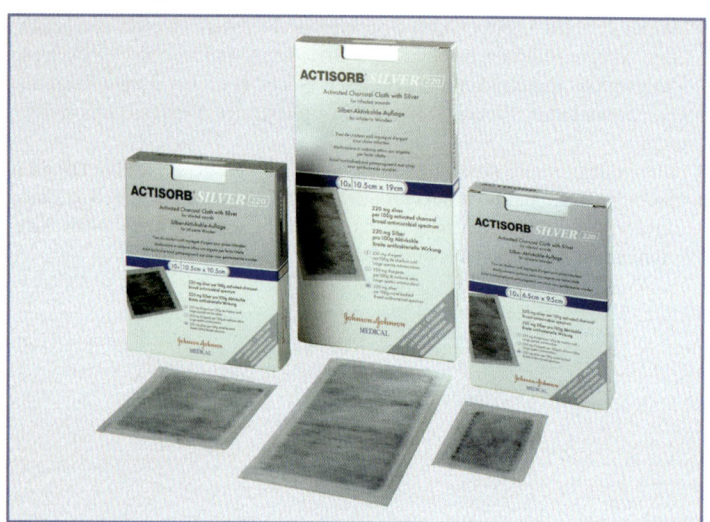

Aufbau / Zusammensetzung
100%iges Aktivkohlegewirk imprägniert mit elementarem Silber, Polyamid-Vlies-Umhüllung.

Verpackungseinheiten

Größen	Stück/Packung	Artikelnummer	PZN
9,5 cm × 6,5 cm	10	MAS065	1098768
10,5 cm × 10,5 cm	10	MAS105	1098774
19 cm × 10,5 cm	10	MAS190	1098780

Wirkung
Actisorb Silver 220 ist eine Wundauflage aus reiner, mit elementarem Silber imprägnierter Aktivkohle. Die Wundauflage schafft ein günstiges Milieu für eine effektive Wundheilung, indem sie Mikroorganismen bindet und immobilisiert, welche die Wunde verunreinigen und infizieren. Die Silberimprägnierung bekämpft Wundorganismen, reduziert so die Keimbildung in der Wunde und beugt einer Infektion vor. Actisorb Silver 220 ist gut verträglich und dank des Prinzips der physikalischen Wundreinigung besteht keine Gefahr von Nebenwirkungen oder der Entwicklung von Resistenzen, wie dies z. B. bei Antibiotika der Fall sein kann. Da Actisorb Silver 220 gleichzeitig Wundgerüche neutralisiert, erhöht sich die Lebensqualität von Patient und Anwender.

Indikationen
Actisorb Silver 220 eignet sich als erste therapeutische Maßnahme bei der Behandlung infizierter sowie infektionsgefährdeter oberflächlicher und tiefer Wunden. Es ist für aufbrechende Karzinome, ulzerierende, traumatische und Operationswunden indiziert, bei denen eine bakterielle Verunreinigung, Infektion oder ein übler Wundgeruch behandelt werden muss.

Kontraindikationen
Bekannte Überempfindlichkeit gegenüber dem Produkt oder seinen Bestandteilen.

Applikation
- Zunächst muss trockenes, nekrotisches Gewebe durch ein operatives, enzymatisches oder autolytisches Débridement entfernt werden.
- Vor der Anwendung kann Actisorb Silver 220 mit einer Kochsalzlösung oder Ringerlösung befeuchtet werden.
- Die Adsorptionseigenschaften sind am besten, wenn die Auflage in möglichst innigem Kontakt zum Wundgrund steht.
- Die Auflage kann beidseitig angewendet oder auch problemlos in tiefe Wunden tamponiert werden. Sie darf aber nicht zurechtgeschnitten werden, da sonst Kohlepartikel in die Wunde gelangen und diese verfärben können.

- Die glatte Polyamid-Vlies-Umhüllung ermöglicht bei den meisten Wunden ein verklebungsfreies Entfernen des Verbandes.
- Bei Bedarf kann Actisorb Silver 220 hinter einer nicht mit der Wunde verklebenden Wundgaze aufgelegt werden. Dabei muss darauf geachtet werden, dass die Wirkung von Actisorb Silver 220 nicht durch zu viel Salbe oder Fett beeinträchtigt wird.
- Je nach Menge des Exsudats kann Actisorb Silver 220 mit einer Saugkompresse abgedeckt werden.
- Die Fixierung erfolgt, wie es für die Indikation am sinnvollsten erscheint.

Wechsel

Actisorb Silver 220 kann in Abhängigkeit vom Grad der Exsudation bis zu 7 Tage auf der Wunde verbleiben, während der absorbierende Sekundärverband bei Bedarf gewechselt werden kann. Zu Beginn der Therapie und bei infizierten Wunden sollte Actisorb Silver 220 alle 24 Stunden gewechselt werden. Bei infektionsgefährdeten Wunden wird Actisorb Silver 220 bei leichtem Exsudat alle 2–3 Tage, bei mittel bis starkem Exsudat alle 1–2 Tage gewechselt.

Contreet-H

Coloplast

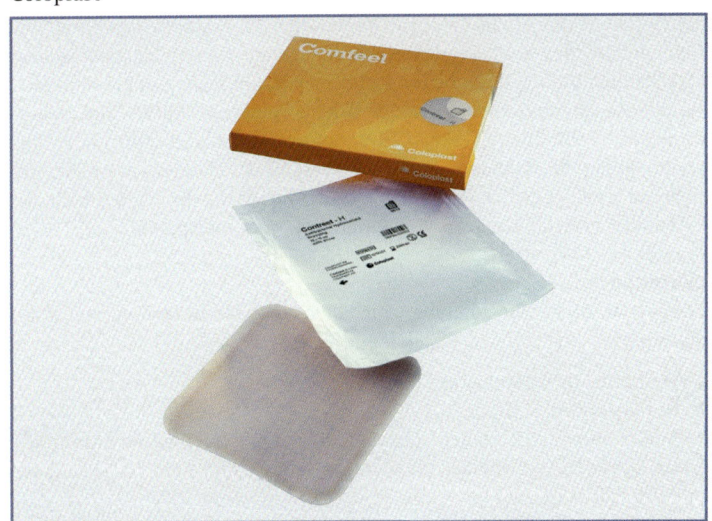

Aufbau/Zusammensetzung
Anorganischer Silberkomplex, Calciumalginat, Carboxymethylcellulose, Blockpolymer, Haftmittel, Plastifizierer, Polyurethan-Folie.

Verpackungseinheiten

Größen	Stück/Packung	Artikelnummer	PZN
10 cm × 10 cm	5	96101	1238005
10 cm × 10 cm	10	9610	1227183
15 cm × 15 cm	5	9613	1227208
20 cm × 20 cm	5	9616	1227214

Wirkung

Contreet-H antibakterieller Hydrokolloidverband ist ein mit ionischem Silber imprägnierter Wundverband, welcher ein optimales feuchtes Wundheilungsmilieu schafft und erhält. In vitro-Untersuchungen zeigten einen bis zu drei Tage anhaltenden antibakteriellen Effekt gegenüber Bakterienstämmen, die als schädlich für den Wundheilungsprozess bekannt sind, u. a. Pseudomonas aeruginosa, Staphylococcus aureus, β-hämolysierende MRSA und Vancomycin-resistente Enterokokken (VRE). Contreet-H ist wasserabweisend und undurchlässig für Bakterien. Wenn der Verband Wundsekret absorbiert, entsteht ein weißliches Gel. Wenn das Gel die Oberfläche der oberen Folie des Verbandes erreicht, erscheint er „marmoriert" oder transparent.

Indikationen

Contreet-H ist zur Behandlung von allen sekundär heilenden, wenig bis mittelstark exsudierenden Wunden angezeigt, z. B.

- Dekubitus und Ulcus cruris.
- Brandwunden 2. Grades.
- Spalthautentnahmestellen, postoperative Wunden, Hautabschürfungen.
- Bei bakteriell besiedelten Wunden zur Wundheilungsförderung und Geruchsreduktion.
- Bei infektionsgefährdeten Wunden.
- Bei Wundinfektionen nach ärztlichem Ermessen.
- Anwendung unter Kompressionsverbänden.

Sicherheitshinweise

- Im Falle des Auftretens allergischer Reaktionen sollte die Firma Coloplast kontaktiert werden zwecks weitergehender Informationen zur Zusammensetzung von Contreet-H.
- Zum Einsatz anderer Reinigungsreagenzien außer Kochsalzlösung oder Wasser in Kombination mit Contreet-H liegen keine Erkenntnisse vor.
- Zum Einsatz während der Schwangerschaft und bei Kindern liegen keine Erkenntnisse vor.
- Bei infizierten Wunden sollte Contreet-H nur von medizinischem Personal mit Erfahrung im Umgang mit Hydrokolloidverbänden eingesetzt werden.

Applikation

- Die Wunde wird gespült und die Wundumgebung vorsichtig getrocknet.
- Die Verbandgröße wird so ausgewählt, dass ein mindestens 1,5 cm über die Wundränder hinausgehender Rand verbleibt.
- Die Schutzlasche gewährleistet ein aseptisches Anlegen des Verbandes. Die haftende Seite wird auf die Wunde gelegt, die Schutzlasche entfernt und der Verband vorsichtig angedrückt.

Wechsel

- Contreet-H sollte gewechselt werden, wenn sich das Gelkissen dem Verbandrand nähert oder ein Verbandwechsel aus anderen Gründen klinisch indiziert ist. Bei Undichtigkeiten ist der Verband immer zu wechseln.
- Conreet-H kann bis zu 7 Tage auf der Wunde verbleiben.
- Die maximale Anwendungsdauer von Contreet-H hängt von den Verbandwechselintervallen und der Verbandgröße ab. Der Contreet-H Verband ist gemäß entsprechend publizierter Daten zum kurzfristigen Einsatz gedacht.

8 Vakuumversiegelung

Bei der Vakuumversiegelung wird ein offenporiger Schaumstoff auf Wundgröße zugeschnitten und in die Wunde eingelegt. Das Wundgebiet wird mit einer okklusiven Folie abgedeckt und mittels eines Drainageschlauchs, der in den Schaumstoff eingebracht ist, an ein Vakuum angeschlossen. Der Schaumstoff bewirkt, dass der angelegte Unterdruck gleichmäßig über die gesamte Wundoberfläche verteilt wird. Der Sog provoziert eine aktive Wundreinigung durch Abtransport von überschüssigem Wundsekret, von Zelltrümmern und Bakterien. Wundödeme werden reduziert und damit die Durchblutungssituation im Wundgebiet verbessert. Außerdem wird die Bildung von Granulationsgewebe beschleunigt.

Zweierlei Schaumstoffe werden bei der Vakuumversiegelung eingesetzt. Großporiger Polyurethan(PU)-Schaum, der eine gute Durchlässigkeit für große Mengen Exsudat besitzt, stimuliert die Bildung von Granulationsgewebe und die Wundkontraktion. Bleibt der offenporige Schaum länger als 48 Stunden in der Wunde, kann ein Einwachsen von Granulationsgewebe die Folge sein. Der feinporige Schaumstoff aus Polyvinylalkohol (PVA) wird immer dann eingesetzt, wenn das Granulationsgewebe nicht in den Schaum einwachsen soll oder wenn Patienten den Polyurethan-Schaum wegen zu großer Schmerzen nicht tolerieren. Auf Grund seiner hohen Dichte benötigt der PVA-Schaum ein stärkeres Vakuum als der PU-Schaum, um das Exsudat effektiv ableiten zu können.

Vorteile
- Auch bei großflächigen Wundsituationen einsetzbar.
- Beseitigung von Wundödemen.
- Rasche und effektive Wundreinigung.
- Für den Einsatz bei infizierten Wunden besonders geeignet.
- Verhinderung von bakteriellen Kontaminationen.
- Beschleunigte Ausbildung eines gut durchbluteten Granulationsrasens.
- Gewährleistung eines feuchten Wundmilieus.

- Erhöhter Patientenkomfort durch Schmerzreduktion, frühere Mobilisation, Möglichkeit der ambulanten Anwendung.
- Kosteneffizienz durch seltenere Verbandwechsel und beschleunigte Wundheilung.

Nachteile
- Apparativ aufwändig.
- Technisch anspruchsvoll; spezielle Erfahrungen mit der Anwendung sind notwendig.
- Vakuum muss kontinuierlich überwacht werden.

V.A.C. ATS-System
(ATS: Advanced Therapy System)

KCI

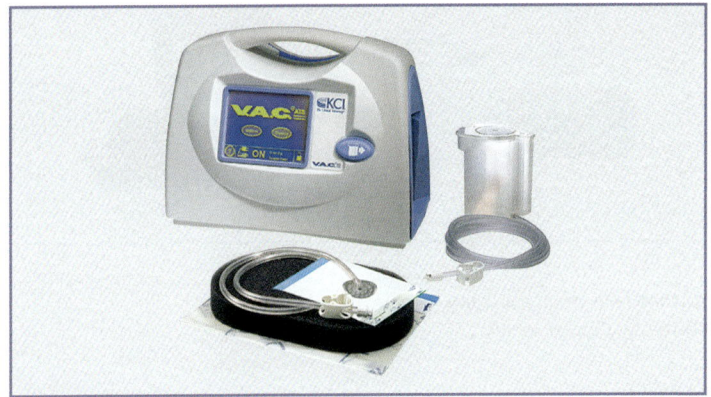

Aufbau/Zusammensetzung
Auffangvolumen 500 ml

Zubehör
s. Seite 365–368

mini V.A.C.-System

KCI

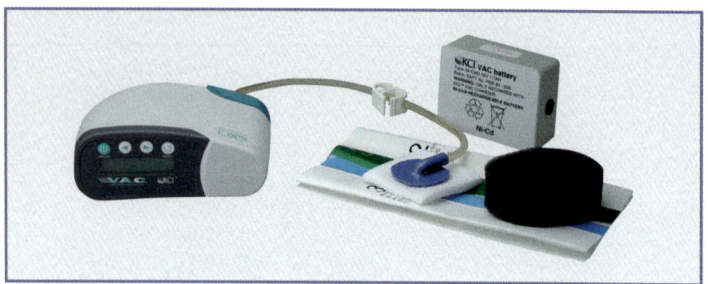

Aufbau/Zusammensetzung
Auffangvolumen 50 ml

Zubehör
s. Seite 364

Indikationen
- Chronische Wunden, z.B. Ulcus cruris, diabetische Gangrän, Dekubitus.
- Akute Wunden, z.B. traumatische Wunden, Brandwunden.
- Subakute Wunden, z.B. Wundheilungsstörung, Nahtdehiszens, Platzbauch, Meshgraft/Lappenplastiken.
- Infizierte Wunden.

Kontraindikationen
- Maligne Wunden.
- Unbehandelte Osteomyelitis.
- Freiliegende Gefäße.
- Gewebenekrosen mit Verkrustungen.
- Fisteln, die zu Organen oder Körperhohlräumen führen.

Mit besonderer Vorsicht sollten Patienten behandelt werden mit

- Aktiven Blutungen.
- Gerinnungsstörungen.
- Antikoagulantientherapie.

Applikation
- Die Auswahl des geeigneten Schaumstofftyps ist der Anwendungs- und Indikationstabelle zu entnehmen.
- Alten Verband entfernen und den Wundzustand dokumentieren.
- Durch Rasur die Haare in der Wundumgebung entfernen.
- Alle vorhandenen Nekrosen entfernen.
- Wunde nach den krankenhausüblichen Standards reinigen.
- Für trockene Wundumgebung sorgen und eventuelle Fettrückstände entfernen, um eine optimale Folienhaftung zu erreichen.
- Geeigneten V.A.C.-Verband und die richtige Größe wählen, um alle Wundhöhlen und Unterminierungen auskleiden zu können.
- Wenn mehrere PU-Schaumstücke verwendet werden, müssen alle Schaumstücke Kontakt untereinander haben, damit sich der Sog verteilen kann. In jedem Fall ist nur eine Drainage notwendig (die Anzahl der verwendeten Schaumstücke wird dokumentiert).
- Zuschneiden der Folie und anpassen, um den Schaumverband abzudecken (3,5 cm Folienrand auf intakter Haut).
- Den Schaum vorsichtig in der Wundhöhle so plazieren, dass der gesamte Wundgrund, die Wundtaschen und Unterminierungen bedeckt sind.
- Darauf achten, dass die Schläuche nicht über knöcherne Vorsprünge abgeleitet werden.
- Die restliche Folie benutzen, um eine dichte Versiegelung zu sichern.
  Achtung: Die Folie nicht auseinanderziehen und den Schaum in der Wunde nicht komprimieren. Die Folie wird locker und ohne Zug aufgebracht, um Spannungsblasen zu vermeiden.
- Den Schlauch mit einem zusätzlichen Stück Folie oder Klebestreifen (unter dem Schlauch abpolstern) in einigen Zentimetern Abstand vom Verband befestigen. Dies vermeidet Zugkräfte am eigentlichen Verbandsbereich, welche Leckagen verursachen können.

- Die restliche Folie wird benutzt, um Leckagen abzudichten oder Randbereiche zu befestigen.

Wechsel

Die Verbandwechselhäufigkeit hängt von der Wundsituation und dem verwendeten Schaumstofftyp ab. In der Regel sollte der schwarze PU-Schaum alle 48 Stunden gewechselt werden, der weiße PVA-Schaumstoff kann bis zu 5 Tagen auf der Wunde bleiben. Bei infizierten Wunden wird ein Wechselintervall von 12 Stunden empfohlen.

- Die Vakuumpumpe eine Stunde vor dem Verbandwechsel abstellen. Dies erleichtert das schmerzfreie Entfernen des Schaumverbandes.
- Die Schlauchverbindungen werden über das Gerät gehoben und die Schläuche voneinander getrennt, um Flüssigkeit in den Kanister fließen zu lassen.
- Vor dem Absenken der Schläuche die Klemme am Kanisterschlauch verschließen.
- Mit nicht abgeklemmten Verbandsschlauch wird 10–30 ml Kochsalzlösung in den Schlauch gegeben, um den darunterliegenden Schaum zu durchtränken. Für beste Ergebnisse 15–20 Minuten einwirken lassen.
- Die Folie wird sanft waagerecht auseinander gezogen und langsam von der Haut abgehoben (nicht abziehen). Den Schaum langsam aus der Wunde entfernen, wenn er festklebt unter Zugabe von Kochsalzlösung.
  Achtung: Wenn der Verband an der Wundbasis festklebt, kann erwogen werden, bei der Neuanlage des Verbandes eine einfache Schicht nicht adhäsiven, durchlässigen Materials (z.B. Silkongaze Mepitel) zwischen Verband und Wunde einzubringen. Das nicht adhäsive Material muss ausreichend weite Poren haben, um eine ungehinderte Passage von Luft und Flüssigkeit zu ermöglichen. Da Gewebewachstum in den V.A.C.-Verband Adhäsionen auslösen kann, sollten häufigere Verbandwechsel in Betracht gezogen werden.
- Die Einwegartikel werden in Übereinstimmung mit den entsprechenden Vorschriften entsorgt.

Die durchschnittliche Therapiezeit beträgt 4 bis 6 Wochen. Manche Wunden können auch schon nach einigen Tagen ausreichend für eine plastische Deckung vorbereitet sein. Bei sekundären Wundheilungssituationen kann die V.A.C.-Therapie bis zum vollständigen Wundverschluss fortgeführt werden.

Tab. 11: Anwendungs- und Indikationstabelle für die V.A.C.®-Therapie, Fa. KCI

Diagnose/ Indikation	Wundheilungs-phasen (1)	Wundzustand		Der V.A.C.-Verband		Die V.A.C.-Therapieformen und -Einstellungen		
		sauber	belegt	Dressing Kit	Soft Foam	Einstell-werte (2)	Kontin.	Intermitt.
Dekubitus	1. WHP		x	x		125 mmHG	x	
	2. WHP	x		x		125 mmHG		x
Ulcus cruris	1. WHP		x	x		75–100 mmHG	x	
	1. WHP	x			x	125–150 mmHG	x	
	2. WHP	x		x		75–100 mmHG		
	3. WHP	x			x	125–150 mmHG		
Diabetische Gangrän	1. WHP		x	x		125 mmHG	x	
	2. WHP	x		x		125 mmHG		x
Sonstige infizierte Wunden (z.B. Naht-dehiszenzen, Weich-teilverletzungen, usw.	1. WHP		x	x		75–125 mmHG	x	
	2. WHP	x		x		75–125 mmHG		x
	3. WHP	x			x	125–175 mmHG	x	
Abdomen apertum						Fragen Sie bei KCI nach dem aktuellen Therapiestandard		
Akute traumatische Wunden	Intra-operativ	x			x	200 mmHG	x	
Hauttransplantate Mesh graft Transplantationen (3)	Intra-operativ				x	125–200 mmHG	x	
				x		125 mmHG	x	

Hinweise:
Konsultieren Sie den zuständigen Arzt zur Anordnung der V.A.C.-Therapie unter Berücksichtigung des individuellen Patientenzustandes. Diese Anwendungstabelle ist keine Garantie für die Ergebnisse, sie ist eine Empfehlung, die in Zusammenhang mit der ärztlichen Empfehlung und aller V.A.C.-Anwendungshinweise und Gebrauchsanweisungen zu verstehen ist.
(1) Hinweis zu den Wundheilungsphasen (WHP)
 1. WHP: Exsudationsphase, Beläge

2. WHP: Granulationsphase, gut durchbluteter Granulationsrasen
3. WHP: Epithelisierung
(2) Hinweis zu den Einstellwerten
Das Schmerzempfinden der Patienten ist individuell unterschiedlich. Deshalb kann es bei Beginn der V.A.C.-Therapie notwendig sein, einen <u>Anfangswert von 75 mmHg für die Therapie zu wählen</u> und dann über einen Zeitraum von ca. 20 min. den Wert auf den genannten Zielwert zu erhöhen. Das gilt insbesondere für Patienten mit Ulcera cruris. Zusätzlich kann zwischen V.A.C.-Verband und Gewebe eine Lage nicht haftender Gaze verwendet werden.
(3) Hinweis zu Hauttransplantaten
Zwischen Mesh graft und V.A.C.-Verband sollte eine Lage nicht haftender Gaze verwendet werden.

miniV.A.C.®–ZUBEHÖR

miniV.A.C.®–Verbände

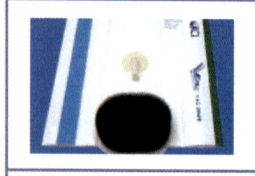

V.A.C.® PU (small) and Drape Connector Assembly
Mini V.A.C.® PU Verband Kit
1 PU-Schaumstoff (10 × 7,5 × 3,3 cm)
1 Folie mit Konnektor

5 Stück/Karton   M6275037

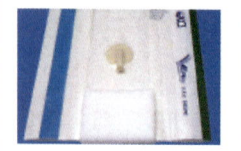

V.A.C.® Soft Foam and Drape Connector Assembly
Mini V.A.C.® Soft Foam Verband
1 PVA-Schaumstoff (10 × 7,5 × 1 cm)
1 Folie mit Konnektor

5 Stück/Karton   M6275021

miniV.A.C.®–Einwegbehälter

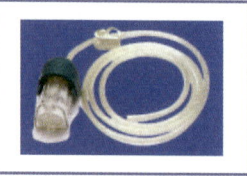

miniV.A.C.® Canister Assembly
1 Einwegbehälter mit Drainage
50 ml Kapazität

5 Stück/Karton   M6275022

V.A.C.®-ZUBEHÖR

V.A.C.®-Verbände (für V.A.C.® Classic und V.A.C.® ATS einsetzbar)

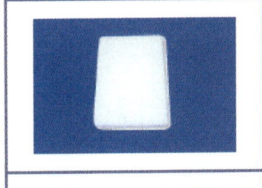

Soft-Foam 10 × 7,5 cm
1 PVA-Schaumstoff (weiß)
(10 × 7,5 × 1 cm)

10 Stück/Karton   M6275033

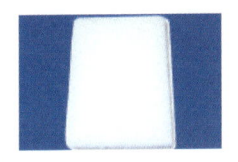

Soft-Foam 10 × 15 cm
1 PVA-Schaumstoff (weiß)
(10 × 15 × 1 cm)

10 Stück/Karton   M6275034

V.A.C.®-Accessoires

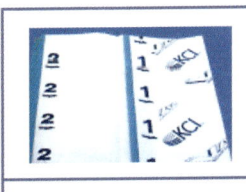

V.A.C.® Folie
1 okklusive Folie (30,5 × 26 cm)

10 Stück/Karton   M6275009

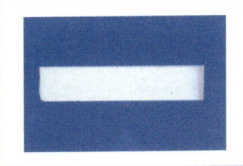

V.A.C.® Gel-Streifen (steril)
Beidseitig haftender Hydrogelstreifen
(14 × 3 cm)
10 Stück/Karton   M6275026

V.A.C.® ATS (T.R.A.C.)-ZUBEHÖR
V.A.C.® ATS-Verbände (T.R.A.C.)

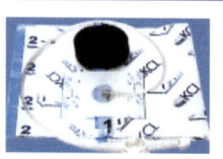

Small PU Dressing Assembly
V.A.C.® ATS T.R.A.C. System
1 Polyurethan-Schaumstoff (10 × 7,5 × 3,3 cm)
1 Folie
1 T.R.A.C. Pad Konnektor

10 Stück/Karton   M6275051

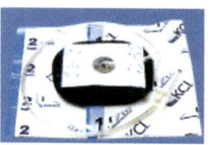

Medium PU Dressing Assembly
V.A.C.® ATS T.R.A.C. System
1 Polyurethan-Schaumstoff (18 × 12,5 × 3,3 cm)
2 Folien
1 T.R.A.C. Pad Konnektor

10 Stück/Karton   M6275052

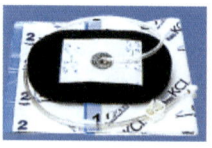

Large PU Dressing Assembly
V.A.C.® ATS T.R.A.C. System
1 Polyurethan-Schaumstoff (26 × 15 × 3,3 cm)
2 Folien
1 T.R.A.C. Pad Konnektor

10 Stück/Karton   M6275053

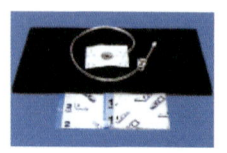

X-Large PU Dressing Assembly
V.A.C.® ATS T.R.A.C. System
1 Polyurethan-Schaumstoff (60 × 30 × 1,5 cm)
5 Folien
1 T.R.A.C. Pad Konnektor

5 Stück/Karton   M6275065-5

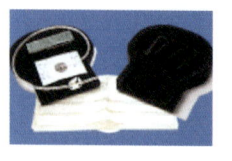

Hand Dressing Assembly
V.A.C.® ATS T.R.A.C. System
1 Offener Handschuh
mit fingerförmiger Schaumstofffüllung
1 Sicherheitsklebeband
1 T.R.A.C. Pad Konnektor

5 Stück/Karton   M6275064-5

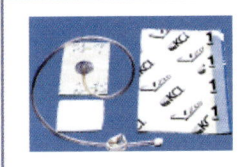

T.R.A.C. White Soft-Foam Dressing 10 × 7,5 cm
1 Polyvinylalkohol Foam Dressing
(10 × 7,5 × 1 cm)
1 Sicherheitsklebeband
1 T.R.A.C. Pad Konnektor

10 Stück/Karton   M6275068

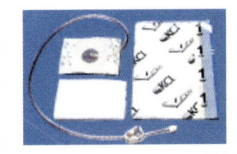

T.R.A.C. White Soft-Foam Dressing 10 × 15 cm
1 Polyvinylalkohol Foam Dressing
(10 × 15 × 1 cm)
1 Sicherheitsklebeband
1 T.R.A.C. Pad Konnektor

10 Stück/Karton   M6275067

V.A.C.® ATS-Einwegbehälter

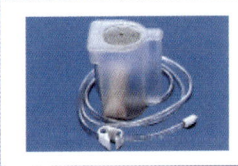

V.A.C.® ATS Gel® Canister Assembly
1 Einwegbehälter mit Gel und Drainage
500 ml Kapazität

5 Stück/Karton   M6275063-5
10 Stück/Karton   M6275063

V.A.C.® ATS-Accessoires (T.R.A.C.)

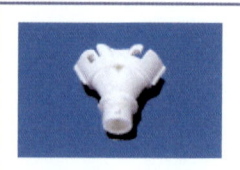

T.R.A.C. Y-Connector
1 T.R.A.C. Y-Verteiler

10 Stück/Karton   M6275066

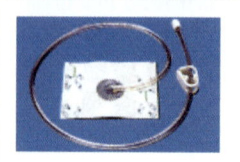

T.R.A.C. Pad
1 T.R.A.C. Pad Konnektor

10 Stück/Karton   M6275057

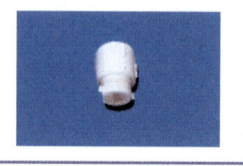

T.R.A.C. Canister Tubing Cap
Verschlussstopfen für Kanisterschlauch

10 Stück/Karton   M6275069

COLDEX extra

Mondomed, Vertrieb: Velo

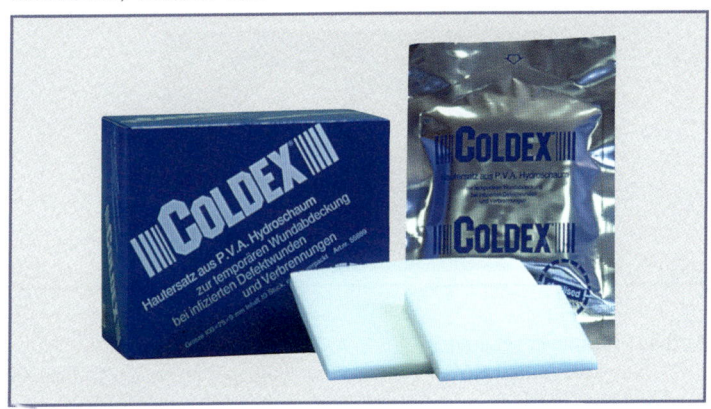

Aufbau/Zusammensetzung
Polyvinylalkohol (PVA)-Hydroschaum.

COLDEX drain

Mondomed, Vertrieb: Velo

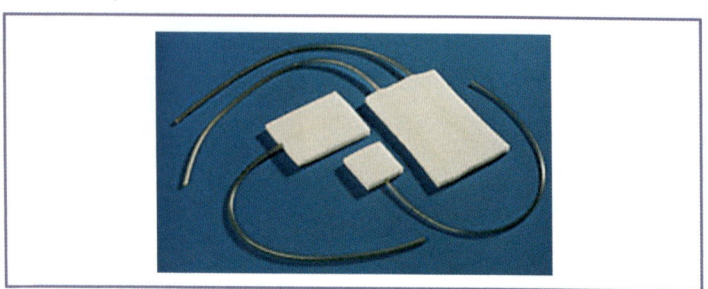

Aufbau / Zusammensetzung
PVA-Hydroschaum mit Redondrainagen aus Polyurethan in den Größen 12 bzw. 16 Charrière.

Verpackungseinheiten

Größen	Stück/Packung	Artikelnummer	PZN
COLDEX extra			
5 cm × 5 cm × 0,9 cm	10	1255888	1256322
7,5 cm × 10 cm × 0,9 cm	10	1255891	0426785
10 cm × 15 cm × 0,9 cm	10	1255892	1661962
COLDEX drain			
5 cm × 5 cm × 0,9 cm 1 Drain 12 Ch	10	1255900	2077113
7,5 cm × 10 cm × 0,9 cm 1 Drain 16 Ch	10	1255901	2077248
10 cm × 15 cm × 0,9 cm 2 Drains 16 Ch	10	1255902	2077254
COLDEX Film (= Tegaderm von 3M Medica)			
15 cm × 20 cm	10	1628	1534614
20 cm × 30 cm	10	1629	1534620

Wirkung

Coldex extra und Coldex drain sind Schaumstoffverbände aus großporigem Polyvinylalkohol, die bei der aktiven Wunddrainage (Vakuumversiegelung) angewendet werden. Die absorbierenden Eigenschaften helfen Wunden zu reinigen und sauber zu halten. Coldex extra und Coldex drain schaffen günstige Bedingungen für die Bildung von gesundem Granulationsgewebe. Sie bestehen aus einem weichelastischen mikroporösen Schaum, der steril geliefert wird. In feuchtem Zustand sind die Kompressen weich und elastisch, Austrocknung lässt sie hart werden. Coldex ist immunologisch inaktiv (inert).

Indikationen

- Weichteildefekte, bei denen ein Primärverschluss nicht möglich oder unerwünscht ist.
- Chronische Wunden (Ulcus cruris, Dekubitus).
- Knochen- und Weichteilinfekte.
- Verbrennungen zweiten Grades.

Kontraindikationen

- Coldex extra und Coldex drain sollten nicht auf bereits epithelialisiertem Wundgrund appliziert werden.
- Coldex extra und Coldex drain dürfen nicht mit alkoholischer Lösung angefeuchtet werden, da sonst die Struktur des Materials verändert wird.

Applikation

- Auswählen der geeigneten Schaumplattengröße.
- Coldex unter sterilen Bedingungen aus der Packung entnehmen.
- Zuschneiden auf Wundgröße.
- Auffüllen der Wundhöhle mit Schaumplatten.
- Bei **Coldex drain** transkutanes oder epikutanes Ausleiten der Redondrainagen.
- Abdecken des Wundgebietes mit Coldex film Transparentverband.
- Anschluss der Redondrainagen.
- Bei auftretenden Komplikationen empfiehlt sich der Übergang auf eine offene Wundbehandlung

Wechsel

Keine Angaben des Herstellers.

9 Madentherapie

Der Begriff Biochirurgie steht heute für den Einsatz steriler Maden der Goldfliege (*Lucilia sericata*) in der Wundbehandlung. Die Madentherapie stellt eine besondere Form der enzymatischen und antimikrobiellen Reinigung von nekrotischen, infizierten Wunden dar. Seit Beginn der 90er Jahre wird das Verfahren, ausgehend von England, auch zunehmend in Deutschland angewendet.

Wirkungsweise und Anwendungsmodus sind inzwischen gut untersucht. Die proteolytischen Enzyme im Speichel der Maden tragen abgestorbenes Gewebe und Beläge ab, ohne gesundes Gewebe anzugreifen. Die Tiere ernähren sich von den abgebauten und verflüssigten Nekrosen und wachsen in 2 bis 5 Tagen von 2–3 mm auf etwa 10 mm heran. Neben der reinigenden Wirkung konnten inzwischen antimikrobielle und granulationsfördernde Eigenschaften für die Fliegenmaden nachgewiesen werden.

Die therapeutisch angewendeten sterilen Maden gelten als individuell hergestelltes, apothekenpflichtiges Rezeptur-Arzneimittel. Sie werden kommerziell produziert und steril in einem Glasröhrchen oder in Nylonbeuteln (BioBags) geliefert. Die Sterilität der Maden ist dadurch möglich, dass bereits die Eier desinfiziert werden und eine ständige bakterielle Kontrolle während der Madenaufzucht stattfindet. Da der therapeutische Einsatz der Maden eng an ihr Entwicklungsstadium (Tag 2–7) gebunden ist, bedarf die Beschaffung und Lagerung der Maden einer guten Planung. Sie sollten möglichst innerhalb von 12 Stunden nach der Auslieferung appliziert werden.

Drei Probleme stehen bei der Handhabung der Maden im Vordergrund und sind zu berücksichtigen:

▶ Ausreichende Sauerstoffversorgung.
▶ Ausbruch der Maden aus ihrem „Verbandskäfig".
▶ Ausreichende Feuchtigkeit ohne Nässestau.

Maden brauchen ausreichend Sauerstoff und halten sich deshalb bevorzugt an der Wundoberfläche auf. Ist die Wunde zu nass, der Druck auf die Wunde zu stark oder der Luftaustausch durch den Sekundärverband nicht gewährleistet, sterben die Maden ab. Die Begrenzung der Maden auf die Wundfläche muss sichergestellt sein. Die größte Gefahr bei „Madenflucht" besteht in einer möglichen Keimverschleppung. Dieses Problem wurde inzwischen durch eine technische Weiterentwicklung gelöst, indem die Maden bereits eingeschlossen in einem Nylonsäckchen (BioBag) geliefert werden können. Dies hindert die Maden nicht nur vor der Flucht, sondern erleichtert das Aufbringen und Entfernen der Maden erheblich. Die Wirksamkeit ist auch für diese Form weiterhin gewährleistet. In ihrer Effektivität sind die freien Maden denen im BioBag durch den etwas intensiveren Kontakt zum Wundgrund leicht überlegen.

Maden zur Wundbehandlung

BioMonde

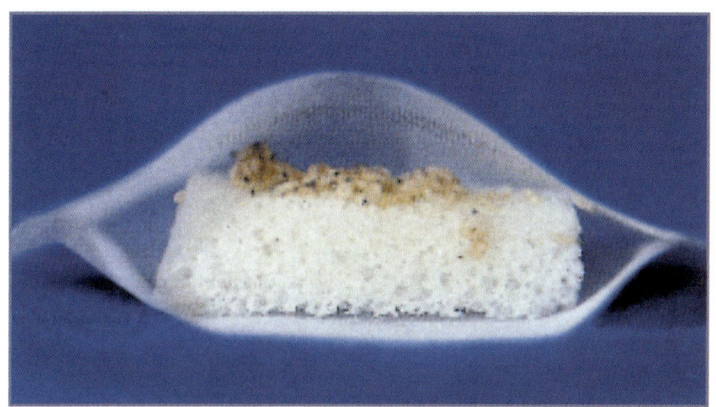

Aufbau/Zusammensetzung
Sterile Fliegenlarven von *Lucilia sericata*.
(Lieferung nur direkt vom Hersteller)

Verpackungseinheiten

		Artikelnummer	PZN
Steril gezüchtete Fliegenlarven			
freilaufend, incl. Nylonnetz	½ Einheit = ca. 100 Stck.	9801001	1335180
	1 Einheit = ca. 200 Stck.	9801002	1335197
BioBag klein (eingeschlossen)	1 Beutel	9801005	1330053
BioBag groß (eingeschlossen)	1 Beutel	9801006	1330076
Zubehör:			
Adhäsiv-Gel	Rolle zu 3m	9803001	0635885
HydroPad 8 × 8 mm	10 Stck.	9802001	0635833
13 × 13 mm	10 Stck.	9802003	0635856

In den BioBags sind die Maden in einem Nylonbeutel versiegelt und lassen sich so insgesamt einfacher handhaben. Das Adhäsiv-Gel ist ein doppelseitiger Klebestreifen zum Abdichten des Nylonetzes bei den freilaufenden Maden. Bei den HydroPads handelt es sich um einen bioaktiven Feuchtschwamm als Abstandshalter und zum Aufsaugen von Sekret.

Lieferung/Lagerung und Haltbarkeit
Kühllagerung, Auslieferung nur an festgelegten Wochentagen, Anwendung möglichst in den ersten 12 Stunden nach Lieferung. Falls nicht möglich, kühl (4–8 °C) und lichtgeschützt haltbar bis zu 3 Tagen nach dem Schlüpfen.

Wirkung
Lebende sterile Fliegenmaden werden therapeutisch zur Reinigung von Wunden eingesetzt. Die Maden produzieren einen Speichel mit proteolytischen Enzymen (u. a. Kollagenase) zur extrakorporalen Verdauung von ausschließlich totem Gewebe. Nekrotisches Gewebe und Wundbeläge werden selektiv abgebaut und verflüssigt. Im Speichel wie im Sekret der Maden wurden inzwischen eine Vielzahl weiterer Substanzen identifiziert, u. a. Allantoin, Ammoniak, Calciumcarbonat. Zudem zeigen die Larven eine antibakterielle Wirkung bei Wundinfektionen und fördern die Bildung von Granulationsgewebe.

Indikationen
Nekrolyse und antiinfektive Lokaltherapie (auch MRSA) bei Ulcus cruris, diabetischem Fußulkus, Dekubitus sowie zur Förderung der Wundgranulation.

Kontraindikationen
- Nicht anwenden bei Blutungen bzw. Blutungsneigung im Wundbereich.
- Keine Anwendung in der Nähe großer Blutgefäße.
- Nicht auf Wunden anwenden, die mit Körperhöhlen oder inneren Organen in Verbindung stehen.
- Nicht anwenden bei gleichzeitiger Zytostatika- oder Strahlentherapie.
- Wenig Erfolg bei AVK Stadium IV.

Nebenwirkungen
- Leichtes Kribbeln, besonders wenn Maden auf gesunde Wundumgebung kommen.

- Selten Schmerzen, Blutungen im Wundbereich, dann die Behandlung unterbrechen.
- Verstärkter Wundgeruch, meist nur beim ersten Verbandwechsel.

Dosierung
Ca. 10 Maden pro cm² (Fingerspitze 5–6, tiefe Oberschenkelwunde 500–600).

Applikation
- **Aufbringen der freilaufenden Maden:** nach Reinigung der Wunde (keine Desinfektionsmittel benutzen!) abtrocknen der Wundränder und umkleben der Wunde mit den Adhäsiv-Klebestreifen. Maden im Glasröhrchen mit 0,9 %iger Kochsalzlösung in Suspension bringen, diese auf das Nylonnetz geben, Flüssigkeit abtropfen lassen und umgedreht auf die Wunde bringen, sodass die Maden zwischen Wunde und Netz sind. Nylonnetz lückenlos auf die Adhäsivstreifen kleben und überständiges Netz abschneiden.
- **Aufbringen der BioBags:** Den Beutel mit den Maden locker auf die Wunde legen oder in die Wundhöhle drapieren.
- Saugfähige Kompressen locker darüberlegen und fixieren (Mullbinde, Schlauchverband). Bei trockenen Wundverhältnissen leicht anfeuchten.
- Der Verband ist täglich zu kontrollieren auf mögliche Blutungen, auf Nässestau im Wundbett, auf Dichtigkeit. Durchgeschlagene Kompressen müssen erneuert werden.

Wechsel und Dauer der Anwendung
- **Dauer der Einzelanwendung:** 2–4 Tage, in der Regel 3, Wiederholung möglich bei chronischen Wunden in der Regel 3–5-mal, je nach Bedarf auch weitaus häufiger.
- **Abnahme des Verbandes:** Ausräumen der Maden mit Hilfe von Kompressen, steriler Lösung, Pinzette.
- **Entsorgung:** wie potentiell infiziertes Verbandmaterial.

Status
Apothekenpflichtiges Rezeptur-Arzneimittel.

10 Lokale Wundtherapeutika

Im Vergleich zu den Wundauflagen spielen die lokalen Wundtherapeutika heute eher eine untergeordnete Rolle. Im Folgenden sind einige Präparate aufgeführt, die nach dem aktuellen Stand der Wissenschaft einen Stellenwert im Rahmen der feuchten Wundversorgung haben.

Auch bei den lokalen Wundtherapeutika gilt der Grundsatz der phasengerechten Anwendung. So kommen Wundspüllösungen, Antiseptika und proteolytische Enzyme in der Reinigungsphase zum Einsatz. Wachstumsfaktoren fördern die Granulation, Salben zur Narbenpflege können eine komplikationslose Epithelisierung unterstützen. Bei den meisten Produkten handelt es sich um Arzneimittel, in Ausnahmefällen um Medizinprodukte. Neben der nachgewiesenen Wirksamkeit sind in der Wundversorgung eine gute Gewebeverträglichkeit und eine geringe allergene Potenz von besonderer Bedeutung. Weiter sollen lokale Wundtherapeutika die Wunde nicht austrocknen und die Wundbeobachtung nicht beeinträchtigen.

Tab. 12: Übersicht und Anwendungsbereich der lokalen Wundtherapeutika

Handelsname/Produkt	Hersteller	Anwendungsbereich
3M Cavilon	3M Medica	Hautschutz
Contractubex Gel	Merz Pharma	Narbenpflege
Debrisorb	Pharmacia	Wundreinigung
EMLA Creme	AstraZeneca	Lokalanästhesie
Flammazine Creme	Solvay Arzneimittel	Antibiotische Therapie/Prophylaxe
Iodosorb	Smith+Nephew	Wundreinigung mit Antiseptik
Iruxol N Salbe	Smith+Nephew	Enzymatische Wundreinigung
Kelofibrase Narbencreme	Azupharma	Narbenpflege
Lavasept-Konzentrat	Fresenius Kabi	Wundantiseptik
Octenisept	Schülke & Mayr	Wundantiseptik
PVP-Iod	Diverse Hersteller	Wundantiseptik
Regranex Gel	Janssen-Cilag	Wachstumsfaktor zur Granulationsförderung
Ringerlösung	Diverse Hersteller	Spülen und Feuchthalten von Wunden
Varidase N	Riemser Arzneimittel	Enzymatische Wundreinigung

3M Cavilon reizfreier Hautschutz

3M Medica

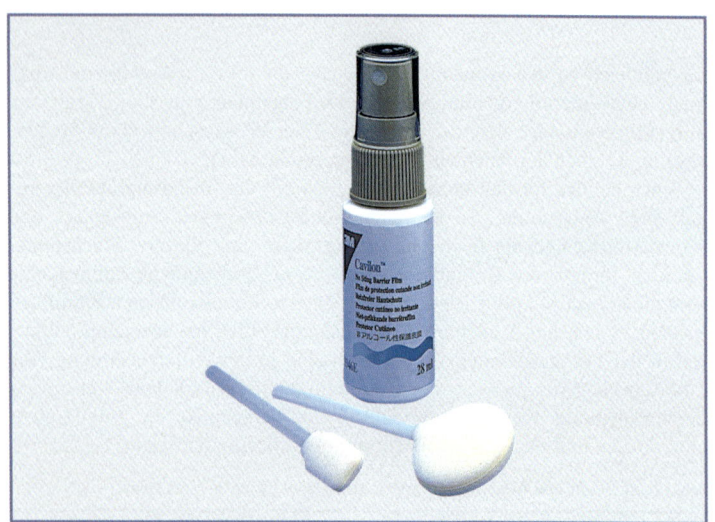

Aufbau / Zusammensetzung
Hexamethyldisiloxan, Acrylatpolymer, Polyphenylmethylsiloxan.

Verpackungseinheiten

Größen	Stück/Packung	Artikelnummer	PZN
Lolly 1 ml	5	3343P	8913094
Lolly 1 ml	25	3343E	8913088
Lolly 3 ml	25	3345E	8913102
Sprayflasche 28 ml	1	3346P	8913071

Wirkung

Cavilon reizfreier Hautschutz ist eine schnell trocknende Flüssigkeit aus Polymeren, die auf die Haut aufgetragen wird und dort einen gleich bleibenden, farblosen, transparenten, sauerstoff- und wasserdampfdurchlässigen Film bildet. Cavilon schützt gesunde sowie beschädigte Haut vor Inkontinenz, Klebstoffen, Reibung und Scheuern und bildet eine Langzeit-Barriere gegen Feuchtigkeit. Cavilon ist alkoholfrei und brennt nicht auf irritierter Haut.

Indikationen

- Als Primärbarriere gegen Reizungen infolge von Körperflüssigkeiten. Zum Aufbringen auf gesunde sowie beschädigte Haut.
- Zum Schutz vor Reizungen, die durch klebende Materialien (Pflaster, Wundverbände) verursacht werden.

Kontraindikationen

- Als einzige Abdeckung, wenn ein Schutzverband gegen bakterielle Kontamination/Penetration erforderlich ist (z. B. Kathetereinstichstellen).
- Dekubitalgeschwüre 3. oder 4. Grades.
- Infizierte Hautstellen.
- Bei Irritationen der Haut, Anwendung beenden.

Applikation

- Die Haut sollte vor dem Aufbringen gründlich gereinigt und trocken sein.
- Gleichzeitige Anwendung von Salben, Cremes, Lotionen oder anderen Hautschutzmitteln kann die Wirkung von Cavilon wesentlich beeinträchtigen.
- Lolly: eine gleichmäßige Schicht über den ganzen betroffenen Bereich auftragen.
  Spray: Die Spraydüse 10 bis 15 cm von der Haut entfernt halten und mit gleichmäßigen Bewegungen den ganzen betroffenen Bereich besprühen.
- In Hautfalten und auf Stellen, wo Haut auf Haut Kontakt besteht, die Falten bis zur vollständigen Abtrocknung von Cavilon auseinander halten.

- Anwendung unter Heftpflastern, Wundverbänden oder Geräten: Cavilon erst vollständig antrocknen lassen, bevor das Pflastermaterial aufgebracht wird. Vor jedem neuen Aufkleben Cavilonfilm erneut auftragen.
- **Lolly:** zum Einmalgebrauch.
  Spray: Die Düse bei Nichtgebrauch immer mit der Kappe geschlossen halten.

Wechsel
- Schutz vor Körperflüssigkeiten, Urin, Stuhl: Cavilon alle 72 Stunden auftragen. Bei Diarrhö, wenn häufige Reinigung erforderlich ist, kann häufigeres Auftragen von Cavilon notwendig werden.
- Cavilon nicht zu oft und zu dick auftragen.

Contractubex Gel

Merz Pharma

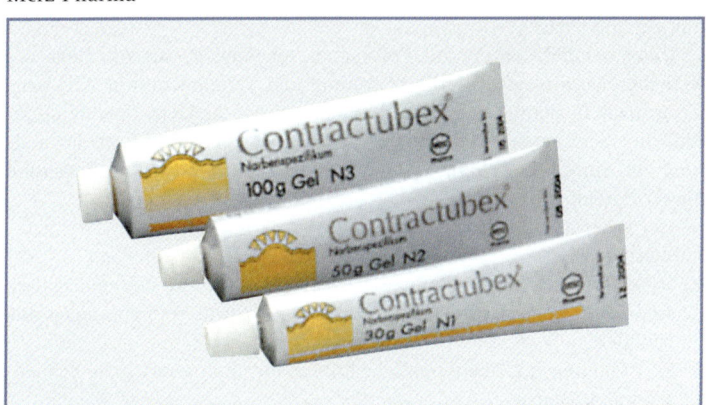

Aufbau/Zusammensetzung
Wirkstoffe: 100 g enthalten Extractum Cepae 10 g, Heparin Natrium 5.000 I. E., Allantoin 1 g.
Hilfsstoffe: Sorbinsäure, Methyl-4-hydroxybenzoat, Macrogol 200, Xanthan Gum, gereinigtes Wasser, Geruchsstoffe.

Verpackungseinheiten

Größen		PZN
Tube	30 g	8585916
	50 g	3239718
	100 g	3239724
	500 (10 × 50 g)	3239730

Wirkung
Hauptwirkstoff der hydrophilen Gelzubereitung ist ein Extrakt aus der Küchenzwiebel (Allium cepa L.). Er besitzt antiphlogistische, antiproliferative

und antimikrobielle Wirkungen und hemmt die Bildung extrazellulärer Matrixbestandteile wie Proteoglykane und Kollagen. Allantoin fördert die Penetration der Wirkstoffe und wirkt zudem reizmildernd, hydratisierend und keratolytisch.

Unter der Behandlung mit Contractubex kommt es zur Abnahme der Narbengröße, Erblassen der Narbenrötung und Verminderung der Narbenhärte sowie Besserung von Narbensymptomen wie Juckreiz, Spannungsgefühl und Schmerzen. Contractubex ist geeignet zur frühzeitigen Behandlung im Sinne einer Narbenprophylaxe aber auch noch zur Besserung älterer Narben.

Indikationen
- Hypertrophische, keloidförmige, bewegungseinschränkende und optisch störende Narben nach Operationen, Amputationen, Verbrennungen und Unfällen.
- Kontrakturen wie Dupuytren'sche Kontraktur und traumatische Sehnenkontrakturen.
- Narbenschrumpfungen.

Kontraindikationen
Überempfindlichkeit gegenüber Parabenen.

Applikation
- Das Gel messerrückendick auftragen und mit den Fingerkuppen sternförmig von der Mitte nach außen einstreichen oder einmassieren bis zum völligen Eindringen des Gels. Es dürfen dabei keine Schmerzen entstehen.
- Vorheriges Anfeuchten der Haut soll die Aufnahme der Wirkstoffe optimieren.
- Bei großflächigen Narbenflächen empfiehlt sich, das Gewebe vorher mit warmen Kompressen aufzuweichen.
- Bei derben alten Narben eventuell über Nacht unter einem Salbenverband einwirken lassen.

Häufigkeit und Dauer der Anwendung
- Mehrmals (1–3-mal) täglich leicht einmassieren.
- Beginn frühestens 10–14 Tage nach Wundverschluss.
- Aussicht auf Erfolg nur bei langfristiger, regelmäßiger Anwendung (mehrere Wochen, bei älteren Narben 6–12 Monate).

Status
Apothekenpflichtiges Arzneimittel, Nachzulassung beantragt.

Debrisorb

Pharmacia

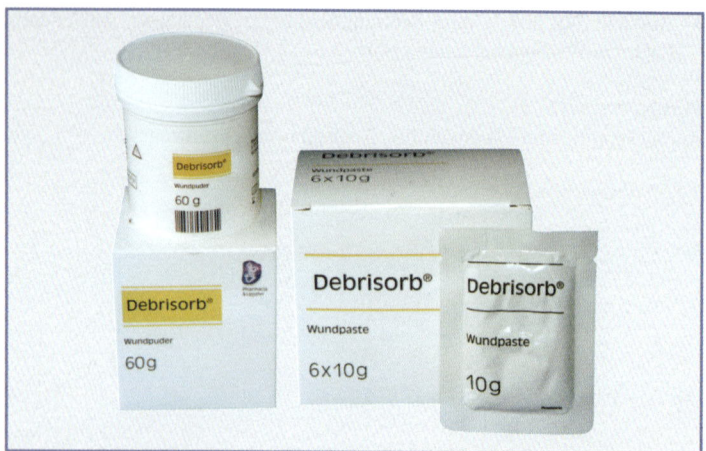

Aufbau/Zusammensetzung
Dextranomer 64%, zusätzlich Macrogol 600, gereinigtes Wasser.

Verpackungseinheiten

Größen		PZN
Streupuder	1 Dose zu 60 g (N3)	2002500
	6 Dosen zu 60 g	2513732
Wundpaste	6 Beutel zu 10 g (N1)	2586487
	6 × 6 Btl. zu 10 g	2586493

Wirkung
Debrisorb besteht aus dem Polysaccharid Dextranomer, welches aus unverzweigten Dextranketten und Glycerolbrücken ein hydrophiles dreidimensionales Netzwerk bildet. Diese sterilen, schwach gelblichen Dextranomerkügelchen können bis zum Vierfachen ihres Eigengewichtes Flüssigkeiten

(Wasser, Wundsekret) und nekrotisches Wundmaterial aufnehmen. Dieser lokale Saugeffekt führt zur Drainage und Reinigung von exsudierenden Wunden. Dextranomer ist chemisch inert, unlöslich und wird vom Körper nicht resorbiert.

Indikationen
Nässende und infizierte Wunden wie z.B. Ulcus cruris, Dekubitalulzera, chirurgische und posttraumatische Wunden.

Kontraindikationen
- Mit Vorsicht in der Nähe von Augen anwenden.
- Mit Vorsicht bei tiefen Wunden mit engen Öffnungen (Fisteln, Körperhöhlen) anwenden, wo die Entfernung von Debrisorb Schwierigkeiten bereiten könnte.

Hinweise
Bei Wunden, die mit einem Hauttransplantat abgedeckt werden, sind vorher unbedingt alle Rückstände von Debrisorb zu entfernen.

Applikation
Nach initialer Säuberung der Wunde wird Debrisorb in einer mindestens 3 mm dicken Schicht auf die Wundoberfläche aufgetragen. Danach wird eine Kompresse auf die Wunde gelegt und mit einem Verband fixiert.

Wechsel
- Der Verbandwechsel erfolgt nach Sättigung von Debrisorb, normalerweise einmal täglich. Hierbei wird die Wunde gut ausgewaschen, um die Partikelreste möglichst vollständig zu entfernen.
- Ist Debrisorb auf der Wunde eingetrocknet (zu lange auf der Wunde gelassen, Wunde zu trocken, zu wenig Exsudat), sollte es vor dem Entfernen mit Hilfe einer mit Wasser oder physiologischer Kochsalzlösung getränkten Kompresse aufgeweicht werden.

Status
Apothekenpflichtiges Medizinprodukt.

EMLA Creme

AstraZeneca

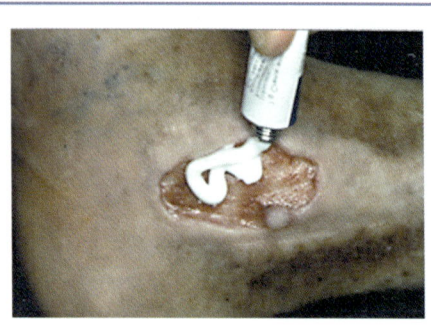

Aufbau / Zusammensetzung
Wirkstoff(e): Lidocain und Prilocain je 25 mg/100 g Creme.
Hilfsstoffe: Poly(oxyethylen)-54-hydriertes Rizinusöl, Carbomer 934P, Natriumhydroxid, gereinigtes Wasser.

Verpackungseinheiten

Größen		PZN
Creme	1 Tube zu 30 g (N2)	0235016
	20 Tuben zu 30 g	0236116
Creme + Okklusivpflaster	1 Tube zu 5 g + 2 Tegaderm (N1)	6170223
	3 Tub. zu 5 g + 8 Tegaderm (N2)	4680078
	10 Tub. zu 5 g + 24 Tegaderm (N3)	4680084

(Das EMLA Pflaster, das direkt den Wirkstoff enthält, ist ungeeignet und nicht zugelassen zur Anwendung auf Wunden.)

Wirkung

Emla ist ein Lokalanästhetikum, das nach Applikation auf die Haut und in Wunden eine Oberflächenanästhesie bewirkt, so dass Eingriffe (Punktionen, Wundreinigung) unter Schmerzreduktion durchgeführt werden können. Die Wirkstoffe Lidocain und Prilocain bilden ein eutektisches Gemisch, welches unter Okklusion (mit beiliegender semipermeablen Wundfolie) rasch und gut durch die Haut resorbiert wird. Das Zeitfenster der maximalen lokalanästhetischen Wirkung ist vom Zustand der Haut (Wunde oder intakte Haut) und der Hautdicke abhängig.

Indikationen

- Lokalanästhesie der Haut im Zusammenhang mit der Einführung von i.v.-Kathetern, Blutentnahme und chirurgischen Eingriffen an der Hautoberfläche.
- Lokalanästhesie vor mechanischer Wundreinigung von Ulcus cruris.

Kontraindikationen

Absolut
- Bei Überempfindlichkeit gegenüber Lokalanästhetika vom Amid-Typ (Lidocain, Prilocain).
- Bei Patienten mit angeborener Methämoglobinämie.
- Bei operativen Eingriffen im Gehörgang oder Innenohr.

Relativ
- Auf Wunden oder Schleimhäuten außer zur Vorbereitung der Reinigung eines Ulcus cruris.
- Vor einer intrakutanen Impfung mit Lebendimpfstoffen.
- Bei Frühgeborenen, die vor der 37. Schwangerschaftswoche geboren werden.
- Säuglinge unter einem Jahr, wenn sie gleichzeitig mit Methämoglobinbildnern (z.B. Sulfonamiden) behandelt werden.
- Mit besonderer Vorsicht anwenden bei Patienten mit schwerer Leberinsuffizienz.

Nebenwirkungen
- Häufiger vorübergehende, mild verlaufende Hautreaktionen wie Rötung, Blässe, Ödeme.
- Gelegentlich anfangs leichtes Brennen oder Jucken (bei Ulcus cruris auch Wärmegefühl, Missempfindungen).
- Selten allergische Reaktionen (bis zum anaphylaktischen Schock).
- Prilocain kann, in hohen Dosen verabreicht, eine Erhöhung des Methämoglobinspiegels verursachen.

Hinweise
Emla kann die methämoglobinbildende Wirkung von Arzneimitteln, die als Methämoglobinbildner bekannt sind, verstärken. Eine gleichzeitige Anwendung ist zu vermeiden.

Applikation
- Eine dicke Creme-Schicht auftragen und mit einem Okklusivverband (evtl. beiliegender Tegaderm Folie) bedecken (siehe 3.8 Monographie Tegaderm). Nach Ablauf der Einwirkzeit wird vor dem Eingriff der Verband und die Creme entfernt.
- Die Dauer der effektiven Hautanästhesie beträgt ca. 1 Stunde nach Entfernen des Okklusivverbandes.
- Beim Auftragen auf eine Wunde muss sofort nach dem Entfernen des Okklusivverbandes mit der Wundreinigung begonnen werden.

Tab. 13: Einwirkzeit und Dosierung bei der Hautanästhesie

	Etwa applizierte Menge der Creme pro Hautfläche	Einwirkzeit	Maximale Dosis	Maximal behandelbare Hautfläche
Erwachsene und Jugendliche ab 12 J.	1,5 g/10 cm² zur Venenpunktion 2 g	1–5 Std.	Keine Angabe	Keine Angabe
Kinder 6–12 J.	1 g/10 cm²	1–5 Std.	20 g	200 cm²
Kleinkinder 1–6 J.	1 g/10 cm²	1–5 Std.	10 g	100 cm²
Säuglinge 3–12 Monate	0,5 g/5 cm²	1–max. 4 Std.	2 g	20 cm²
Säuglinge 0–3 Monate	0,5 g/5 cm²	1 Std.	1 g *	10 cm²

* Nach Applikation der maximalen Dosierung sollte vor einer wiederholten Anwendung ein Zeitintervall von mindestens 8 Stunden eingehalten werden.

Tab. 14: Einwirkzeit und Dosierung bei der Lokalanästhesie vor mechanischer Wundreinigung

	Etwa applizierte Menge der Creme pro Hautfläche	Einwirkzeit	Eingriff	Maximale Dosis
Vor Wundreinigung eines Ulcus cruris	1–2 g/10 cm²	30 Minuten	Sofort nach Entfernen beginnen	Ca. 10 g*

* Maximal 2–3-mal pro Woche, insgesamt nicht häufiger als 10-mal.

▶ Um eine gleichmäßige Wirkung zu erhalten, kann es hilfreich sein, EMLA mit einer Kompresse unter der Folie zu fixieren.
▶ Bei größeren Wunden kann auch handelsübliche Frischhaltefolie zur Okklusion verwendet werden.

Status
Apothekenpflichtiges, zugelassenes Arzneimittel.

Flammazine Creme

Solvay Arzneimittel

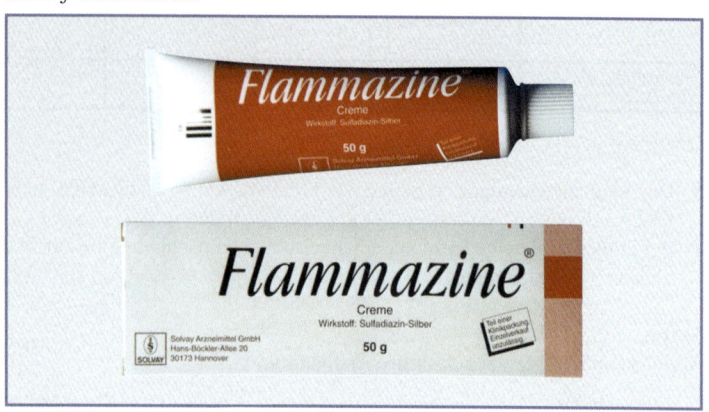

Aufbau/Zusammensetzung
Wirkstoff: fein-mikronisiertes Sulfadiazin-Silber 1%.
Hilfsstoffe: wasserlösliche Cremebasis (O/W) aus Cetylalkohol, 1,2-Propylenglykol, dickflüssiges Paraffin, Polysorbat 60, Polysorbat 80, Glycerolmonostearat, gereinigtes Wasser.

Verpackungseinheiten

Größen		PZN
Tube	zu 25 g (N1)	4502402
	zu 50 g (N2)	2145292
	20 × 50 g	2761855
	zu 80 g (N3)	7156308
Topf	zu 500 g	2588173
	6 × 500 g	1993718

Flammazine Creme

Wirkung
Der Wirkstoff liegt als Komplex aus Silber-Ionen und dem Sulfonamid Sulfadiazin vor. Beide Komponenten tragen zur antimikrobiellen Wirkung bei. Silber-Sulfadiazin ist in-vitro bakterizid bzw. bakteriostatisch gegen eine große Anzahl von Keimen, insbesondere gegen solche, die bei Verbrennungen im Vordergrund stehen, Staphylococcus aureus, Streptococcus pyogenes, E. coli, Klebsiella species, Pseudomonas aeruginosa, Enterobacteriaceae, Proteus; fungizid gegen Candida albicans.

Indikationen
Zum Auftragen auf oberflächliche und infektionsgefährdete Wunden nach Verbrennungen, Verbrühungen und leichten Säureverätzungen der Haut.

Kontraindikationen
- Vorsicht bei Leber- und Nierenfunktionsstörungen, bei Patienten mit Schilddrüsenfunktionsstörungen, mit Blutbildveränderungen mit Leukopenie, angeborenem Glucose-6-Phophat-Dehydrogenasemangel der Erythrozyten, bei Hämoglobinanomalien und akuter Porphyrie.
- Vorsicht bei Patienten mit Überempfindlichkeiten gegenüber Sulfonamiden, gegen Sulfonylharnstoff Antidiabetika und Diuretika auf Sulfonamidbasis.
- Strenge Risiko-Nutzen-Abwägung und enge Indikationsstellung in Schwangerschaft und Stillzeit.

Hinweise
- Gelegentlich wird unter der Therapie eine Hautrötung beobachtet.
- Es kann auf der Haut zur Absonderung eines (grauen) sterilen Exsudats kommen.
- Besonders unter dem Einfluss von Sonnenlicht kann es zur Graufärbung der Haut kommen (die behandelten Stellen sollten nicht einer direkten Sonnenbestrahlung ausgesetzt werden).
- In seltenen Fällen vorübergehende Leukopenie (5–15%), 2–3 Tage nach Therapiebeginn auftretend mit Werten von < 1000/mm^3 Leukozyten, Absetzen nicht zwingend, Erholung auch unter Therapiefortführung.

- Bei großflächiger Anwendung sind schwere systemische Nebenwirkungen nicht ausgeschlossen.
- Es ist an Interaktionen zu denken, die mit Sulfonamiden auftreten können.

Applikation
- Flammazine Creme wird direkt auf die geschädigten Hautareale in einer Schicht von 2–3 mm Dicke oder mittels steriler Gaze aufgetragen.
- Verbände sind nicht erforderlich, können aber bei Bedarf genutzt werden.

Wechsel
- Im Allgemeinen einmal täglicher Verbandwechsel, im Falle sehr starker Exsudation und der Bildung eines cremigen grauen Exsudats (kein Eiter!) häufigerer Verbandwechsel erforderlich.
- Alte Cremereste sind jeweils vorher zu entfernen.
- Die Dauer der Anwendung liegt meist bei 10–14 Tagen, richtet sich aber nach der zugrunde liegenden Erkrankung.

Status
Verschreibungspflichtiges, zugelassenes Arzneimittel.

Iodosorb

Smith+Nephew

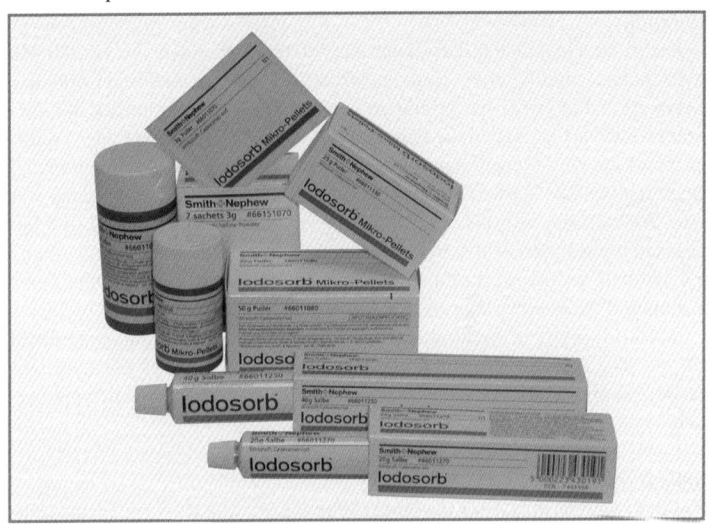

Aufbau/Zusammensetzung
Cadexomer-Iod mit 1% (Salbe 1,8%) verfügbarem Iodanteil.
Salbe zusätzlich: Poloxamer, Macrogol 400 und 4000.

Verpackungseinheiten

Größen			PZN
Mikro-Pellets	Beutel	7 Btl. zu 3 g (N1)	7347451
	Streudose	25 g (N1)	7347468
		50 g (N2)	7347474
Salbe		20 g (N1)	7449996
		40 g (N2)	7450002

(Die Salbe eignet sich besonders für Bereiche, die sich mit den freifließenden Mikro-Pellets nur schwer versorgen lassen.)

Wirkung
Iodosorb ist ein Lokalantiseptikum für infizierte Wunden. Es enthält ein hydrophiles modifiziertes Stärkepolymer, in dessen dreidimensionalem Netzwerk Iod physikalisch gebunden vorliegt. Diese gelb-bräunlichen Cadexomer-Iod-Partikel haben die Fähigkeit Flüssigkeit (z. B. Wasser oder Wundexsudat) bis zum Siebenfachen ihres Trockengewichts aufzunehmen. Unter Quellung der Partikel wird dabei kontinuierlich langsam Iod freigesetzt, was eine Wirksamkeit von bis zu 72 Stunden ermöglicht (Entfärbung). Iod besitzt ein breites therapeutisches Wirkungsspektrum: bakterizid, fungizid und z. T. viruzid, protozoozid und sporozid. Eingeschlossen sind multiresistente Keime und Anaerobier (Reduzierung von unangenehmem Wundgeruch).

Iodosorb bildet in Verbindung mit Wundsekret ein Gel und sorgt damit für ein idealfeuchtes Wundheilungsmilieu im Wundbett. Das Iod wird teilweise resorbiert, das Stärkepolymer kann durch α-Amylasen abgebaut werden.

Indikationen
Zur Behandlung infizierter nässender Wunden wie Ulcus cruris, Ulcus decubitus, entsprechender chirurgischer und posttraumatischer Wunden der Haut und sekundär infizierter nässender Schürfwunden der Haut.

Kontraindikationen
Absolut
- Schilddrüsenerkrankungen.
- Dermatitis herpetiformis Duhring.
- Iodüberempfindlichkeit.
- Schwangerschaft und Stillzeit.
- Neugeborene und Säuglinge bis zum Alter von 6 Monaten.

Relativ
- Bei Kleinkindern bis 2 Jahren nur nach sorgfältiger Abwägung der Risiken und zeitlich eng begrenzt anwenden.

▶ Bei Patienten mit gleichzeitiger Lithiumtherapie regelmäßige Anwendung vermeiden.

Hinweise
▶ Während der ersten Stunde nach Auftragen von Iodosorb kann es zu einem vorübergehenden Brennen und Wärmegefühl kommen. Vereinzelt wurde über eine leichte Hautrötung berichtet.
▶ Iodosorb darf nicht gleichzeitig mit oder kurzfristig nach einer Anwendung von Quecksilber-haltigen Desinfektionsmitteln verabreicht werden (Entstehung von ätzendem Quecksilberiodid).
▶ Durch die Iodfreisetzung können einige diagnostische Testverfahren gestört werden: Hämoglobin- oder Glucosebestimmung in Stuhl oder Urin mit Toluidin und Guajak-Harz, Schilddrüsendiagnoseverfahren. Eine Radioiodtherapie ist während der Anwendung von Iodosorb nicht möglich. Nach dem Absetzen der äußerlichen Behandlung sollte eine Karenzzeit von mindestens 1 bis 2 Wochen bis zur Aufnahme eines neuen Szintigramms eingehalten werden.
▶ Iodosorb Salbe: Aufbrauchfrist nach Anbruch beträgt 3 Wochen.

Applikation
▶ Reinigung der Wunde mit sterilem Wasser, physiologischer Kochsalzlösung oder einem sterilen, feuchten Mulltupfer.
▶ Iodosorb Mikro-Pellets in einer Schicht von ca. 3 mm auf die Wundfläche aufstreuen.
▶ Wunde anschließend mit einem trockenen Verband bedecken.

Wechsel
Für die Häufigkeit und Dauer der Anwendung ist der Befund, insbesondere das Ausmaß der Exsudation, ausschlaggebend:

▶ Der Verbandwechsel erfolgt, wenn Iodosorb mit Wundsekret gesättigt ist, sichtbar an der Entfärbung; üblicherweise täglich, bei (initial) stärkerer Exsudation eventuell häufiger, bei geringerer Exsudation seltener (z. B. alle 2 bis 3 Tage).

- Bei jedem Verbandwechsel und am Ende der Behandlung wird das auf der Wundoberfläche verbleibende Gel mit sterilem Wasser, physiologischer Kochsalzlösung oder einem sterilen, feuchten Mulltupfer entfernt.
- Die Behandlungsdauer beträgt in der Regel 3 bis 12 Wochen.

Status
Apothekenpflichtiges, zugelassenes Arzneimittel.

Iruxol N Salbe

Smith+Nephew

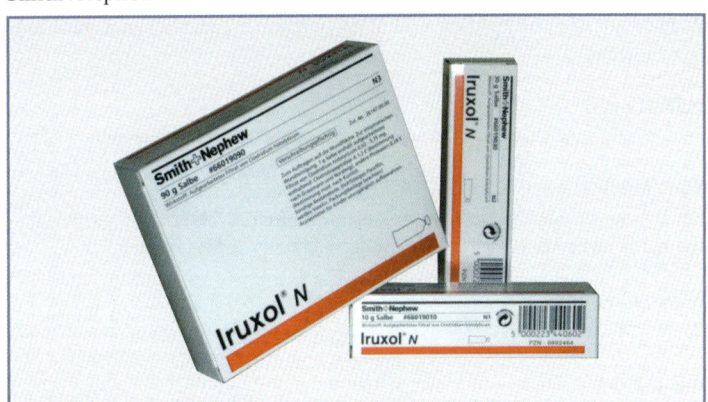

Aufbau / Zusammensetzung

Wirkstoffe: aufgearbeitetes Filtrat von Clostridium histolyticum mit Clostridiumpeptidase A 1,2 E/g Salbe und Begleitproteasen 0,24 E/g Salbe.
Hilfsstoffe: Dickflüssiges Paraffin, weißes Vaselin.

Verpackungseinheiten

Größen	PZN
25 g (N1)	1567708
50 g (N2)	1567714
100 g (N3)	1567720

Wirkung

Iruxol N enthält proteolytische Enzyme zur Wundreinigung, und zwar die bakterielle Kollagenase Clostridiopeptidase A und Begleitproteasen. Die Clostridiopeptidase A ist in der Lage, natives Kollagen abzubauen. Dadurch werden die Kollagenstränge, die die nektrotischen Beläge an der Wundoberfläche festhalten, in kleine Peptide aufgespalten, welche im Weiteren durch die Begleitproteasen verdaut werden. Neben diesem wundreinigenden Effekt belegen Studien, dass die entstandenen Kollagenbruchstücke einen chemotaktischen Effekt auf andere, für die Wundheilung wichtige Zellen haben. Weiter wird die Proliferation und Migration von menschlichen Keratinozyten angeregt.

Indikationen
Enzymatische Reinigung kutaner Ulzera von nekrotischem Gewebe.

Kontraindikationen
Bei Verbrennungen sollten ohne Konsultation eines Verbrennungsspezialisten nicht mehr als 10% der Körperoberfläche behandelt werden.

Nebenwirkungen
Im Wundgebiet können Schmerzen, Brennen oder Hautreizungen auftreten.

Applikation
- Etwa 2 mm dick mit einem sterilen Wattestäbchen auftragen.
- Um eine erfolgreiche enzymatische Wundbehandlung zu gewährleisten, muss während der Therapie immer genügend Flüssigkeit im Wundgebiet sein. Bei trockenen Wunden ist der Wundgrund daher mit physiologischer Kochsalzlösung oder Ringerlösung anzufeuchten.
- Verhärtete und trockene Beläge sollten zunächst durch geeignete Mittel aufgeweicht werden.

Wechsel
In der Regel einmal täglich, bei Bedarf gesteigerte Wirkung durch 2-maliges Auftragen pro Tag.

Hinweise
Die zusätzliche Anwendung von Antiseptika, Schwermetallen, Badezusätzen und Seifen sollte vermieden werden, da der Wirkstoff dadurch unwirksam wird.

Status
Verschreibungspflichtiges, zugelassenes Arzneimittel.

Kelofibrase Narbencreme

Azupharma

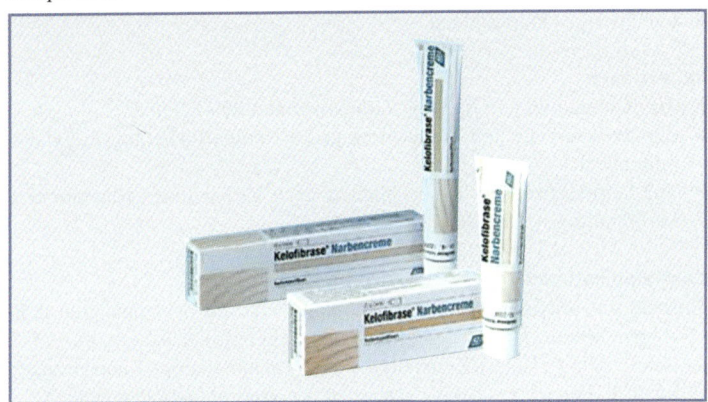

Aufbau/Zusammensetzung
Wirkstoffe: 100 g Creme enthalten Harnstoff 6,5 g, Heparin-Natrium 60.000 I.E., Campher 0,4 g.
Hilfsstoffe: emulgierender Cetylstearylalkohol, Kaliumsorbat, Menthol, Natriumedetat, Oleyloleat, Palmitoylascorbinsäure, Propylenglykol, Sorbinsäure, α-Tocopherol, Geruchsstoffe, gereinigtes Wasser.

Verpackungseinheiten

Größen	PZN
Tube zu 25 g (N1)	6881579
Tube zu 50 g (N2)	3104409

Wirkung
In der Kelofibrase Narbencreme liegen die Wirkstoffe Harnstoff, Heparin und Campher in einer O/W-Emulsion vor. Sie wirkt erweichend und glättend auf verhärtetes, überschüssiges, schmerzendes und optisch störendes Narbengewebe. Die Wirkungen im Einzelnen (u. a.):

- Heparin: hydratationsfördernd.
- Harnstoff: hydratationsfördernd, keratoplastisch, bakteriostatisch, juckreizstillend.
- Campher: hyperämisierend.

Indikationen
- Zur Behandlung von Narben, Narbenkontrakturen, Keloiden.
- Zur Narbenpflege und Vorbeugung gegen Narbenwucherungen, Keloidbildungen.
- Zur Verbesserung der Narbenbildung nach Verletzungen (Operationen, Verbrennungen, Unfällen).

Kontraindikationen
- Nicht auf offene Wunden, im Gehörgang oder auf Schleimhäuten (z. B. Augen, Mund, Darmausgang, Genitalbereich) anwenden.
- Bei Säuglingen und Kleinkindern sollten campherhaltige Zubereitungen nicht im Bereich des Gesichts, speziell der Nase, aufgetragen werden.

Nebenwirkungen
- Kontaktekzeme sind möglich.
- In Einzelfällen können allergische Reaktionen wie Rötung der Haut und Juckreiz bzw. pseudoallergische Reaktionen auftreten, die nach Absetzen des Präparates in der Regel rasch verschwinden.

Hinweise
Harnstoff kann die Freisetzung anderer Wirkstoffe aus Externa und deren Penetration in die Haut verstärken (z. B. Corticosteroide, Dithranol, 5-Fluorouracil).

Applikation
- Die Creme in kleinen Portionen hintereinander auf die vernarbten Bezirke aufbringen und sanft einmassieren, bis die Creme jeweils von der Haut aufgenommen ist.

- Bei verhärteten, alten Narben empfiehlt sich eine kräftige Massage.
- Die Wirkung kann dadurch verstärkt werden, dass z.B. nachts die Creme messerrückendick aufgetragen und ein Salbenverband angelegt wird.

Häufigkeit und Dauer der Anwendung
- Anwendung mehrmals täglich.
- Derbe, alte Narben profitieren von einer längeren, besonders regelmäßigen Behandlung.

Status
Apothekenpflichtiges Arzneimittel, Nachzulassung beantragt.

Lavasept-Konzentrat

Fresenius Kabi

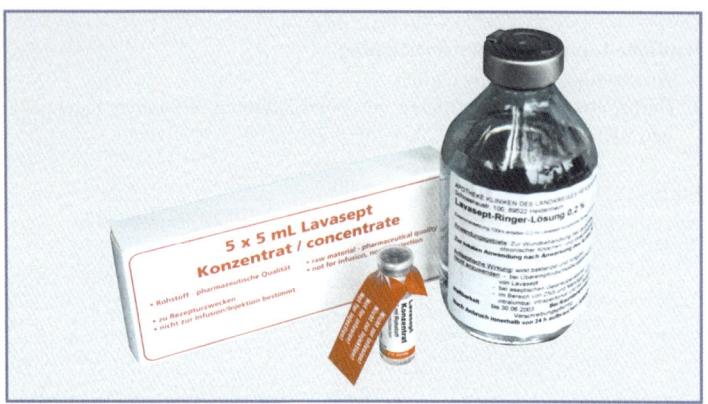

Aufbau/Zusammensetzung
Polyhexanid 20%, Macrogol 4000 (PEG 4000) 1%, gereinigtes Wasser.

Verpackungseinheiten

Größen		PZN
Konzentrat Rohstoff	1 Amp. zu 5ml	1974201
	5 Amp. zu 5ml	7245012
	1 Flasche zu 100 ml	7245006

Wirkung
Lavasept-Konzentrat ist ein Rezeptur-Rohstoff zur Herstellung eines Wundantiseptikums. Es enthält als Wirkstoff Polyhexanid (ein Biguanid) in wässriger Lösung. Die Konzentrat-Ampulle darf nur nach weiterer Verdünnung (Gebrauchslösung von 0,1% bis 0,2% des Konzentrats, entsprechen 0,02% bis 0,04% Polyhexanid) und nur lokal angewendet werden. Das zugesetzte Macrogol dient zur Optimierung der Benetzbarkeit der Wundoberfläche, indem es die Oberflächenspannung herabsetzt. Lavasept wirkt bakterizid und hat ein breites Wirkungsspektrum gegen Bakterien und Pilze.

Indikationen
Bevorzugte Einsatzgebiete der hergestellten gebrauchsfertigen Lavasept-Zubereitungen sind frische und ältere, sekundär heilende Wunden nach chirurgischem Débridement sowie adjuvante Spülungen frischer Operationswunden nach infizierten Weichteil- und Knochendefekten.

Kontraindikationen
Lavasept darf nicht angewendet werden bei Überempfindlichkeit gegen die Inhaltsstoffe, am Knorpel, im ZNS und den Meningen einschließlich intralumbal, im Mittel- und Innenohr, unter Druck im Markraum.

Herstellung
Die Verdünnung von Lavasept-Konzentrat sollte mit geeigneten Lösungen, z. B. Ringerlösung (ohne Lactat!) erfolgen. Bei der Herstellung von Gelen hat sich Hydroxyethylcellulose als Gel-Grundlage bewährt. Angebrochene Sterilpackungen sollen innerhalb von 72 h aufgebraucht werden.

Hinweise
- Überempfindlichkeitsreaktionen, wie Urtikaria, Exantheme, anaphylaktoide Reaktionen können auftreten, Gefahr der Knorpelschädigung.
- Polyhexanid ist mit einigen anionischen Stoffen unverträglich (z. B. PVP-Iod, Ringer-Lactat-Lösung, Mikrofiltern aus Celluloseacetat, Alginat-Wundauflagen).

Applikation
- Wundabdeckung mit durchtränkten Kompressen, 2–4-mal täglich befeuchten.
- Spül-/Saugdrainagen über 1–2 Stunden, eine Retention ist sorgfältig zu vermeiden.
- Eine Einwirkzeit von 10–15 Minuten sollte nicht unterschritten werden.

Status
Arzneimittelausgangsstoff zur Herstellung einer verschreibungspflichtigen Rezeptur oder Defektur durch die Apotheke, kein Fertigarzneimittel.

Weitere Informationen s. Rezepturhinweise aus dem pharmazeutischen Laboratorium des NRF und beim Hersteller.

Octenisept Lösung

Schülke & Mayr

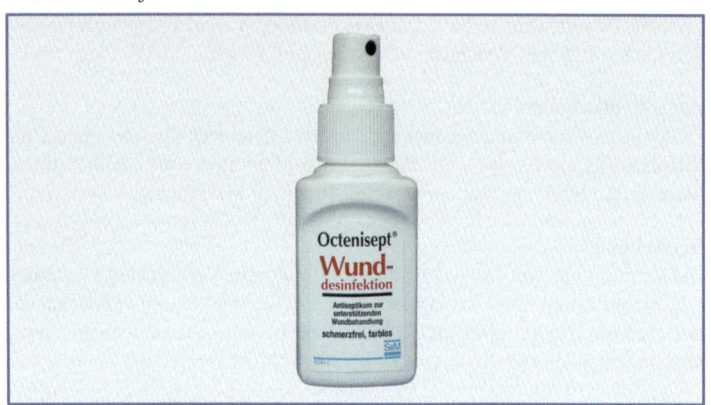

Aufbau/Zusammensetzung
Wirkstoffe: Octenidinhydrochlorid 0,1%, 2-Phenoxyethanol 2%.
Hilfsstoffe: (3-Cocosfettsäureamidopropyl)-dimethylammonioacetat (amphoteres Tensid), Natrium-D-gluconat, Glycerol 85%, Natriumchlorid, gereinigtes Wasser, Natriumhydroxid.

Verpackungseinheiten

Größen		PZN
Octenisept Wunddesinfektion Lösung	50 ml Sprühfl.	7463832
Octenisept Lösung	250 ml Flasche	3853387
	450 ml Flasche	3853393
	1 l Flasche	3853401

Zubehör: Überkopfsprühpumpe für 250-ml-Flasche; S & M Sprühpumpe Standard für 450-ml-Flasche, S & M Sprühpumpe Standard für 1-l-Flasche; Tupfer-Dispenser für 1-l-Flasche.

Nicht zur Wundbehandlung bestimmt sind:
- Die 15 ml und 30 ml Octenisept Formen, bestimmt zur Anwendung vor Katheterisierung der Harnblase.
- Octenisept Lösung gefärbt (leichte Färbung mit Patentblau V), bestimmt zur antiseptischen Behandlung der Schleimhaut und angrenzenden Haut.

Wirkung
Octenisept Lösung ist ein farbloses, wässriges Schleimhaut- und Wundantiseptikum. Das Wirksamkeitsspektrum von Octenidin in Kombination mit Phenoxyethanol umfasst: Bakterien (einschließlich Chlamydien und Mykoplasmen), Pilze, Hefen, Protozoen (Trichomonaden), Viren (Herpes simplex, HIV, HBV).

Indikationen
- Zur unterstützenden antiseptischen Wundbehandlung (z.B. Schürf-, Schnitt-, Bisswunden, Dekubitus, Ulcus cruris, diabetische Gangrän, Verbrennungswunden).
- Zur wiederholten, zeitlich begrenzten antiseptischen Behandlung von Schleimhaut und angrenzender Haut vor diagnostischen und operativen Maßnahmen (Ano-Genitalbereich, Mundhöhle).
- Zur zeitlich begrenzten unterstützenden Therapie bei Pilzerkrankungen der Haut zwischen den Zehen.

Kontraindikationen
Nicht anwenden zu Spülungen in der Bauchhöhle (z.B. intraoperativ) und der Harnblase und nicht am Trommelfell.

Nebenwirkungen
Als subjektiv empfundenes Symptom kann in seltenen Fällen ein vorübergehendes Brennen auftreten.

Hinweise
- Octenisept Wunddesinfektion (50 ml) ist inzwischen für Kinder zugelassen, mit der einzigen Einschränkung, dass es bei Säuglingen nur unter

ärztlicher Aufsicht angewendet werden soll. Für alle anderen Formen gilt zur Zeit noch der Hinweis, dass für die Anwendung bei Kindern unter 8 Jahren noch keine ausreichenden Erfahrungen vorliegen.
- Octenisept nicht mit Antiseptika auf PVP-Iod-Basis auf benachbarten Hautarealen verwenden, da es in den Grenzbereichen zu starken braunen und violetten Veränderungen kommen kann.
- Das Octenidin-Kation kann mit anionischen Tensiden z.B. aus Wasch- und Reinigungspräparaten schwer lösliche Komplexverbindungen bilden.
- Nach Anbruch 1 Jahr haltbar.

Applikation
- Als Wundantiseptikum unverdünnt anwenden, Wunde und angrenzende Hautbezirke satt einsprühen oder getränkte sterile Kompressen im Dauerkontakt belassen oder Wunde mit Octenisept spülen.
- Einwirkzeit als Wundantiseptikum mindestens 1 Minute.

Wechsel
- Nach Bedarf (Bakterizidie von Octenisept auch noch 6 Stunden nach Applikation vorhanden).
- Da bisher nur Erfahrungen bei einer kontinuierlichen Anwendung von bis ca. 14 Tagen vorliegen, sollte Octenisept nur zeitlich begrenzt eingesetzt werden.

Status
Apothekenpflichtiges, zugelassenes Arzneimittel.
(Octenisept Wunddesinfektion 50 ml Lösung ist nicht apothekenpflichtig.)

PVP-Iod

Diverse Hersteller

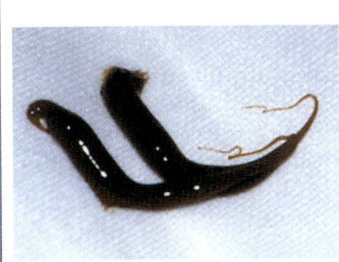
Braunfärbung von PVP-Iod durch aktives Iod

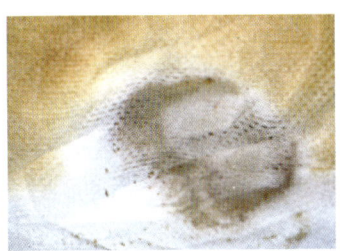
Nachlassende Wirkung wird durch Verblassen der Farbe angezeigt

Handelsformen
Braunovidon, Braunoderm®, Braunol® 2000, Betaisodona®, Traumasept® Wundgel, PVP Iod ratiopharm® und andere, Polyvidon-Iod-Lösung NRF 11.16.

Aufbau/Zusammensetzung
Wirkstoff: Polyvinylpyrrolidon-Iod-Komplex (PVP-Iod) = Povidon-Iod, meist 7,5–10%ig mit ca. 0,75–1% verfügbarem Iod-Anteil bezogen auf das Präparat.
Arzneiformen: wässrige Lösungen, hydrophile Gelzubereitungen, Wundgazen.

Wirkung
PVP-Iod setzt in der Anwendung molekulares Iod frei, welches durch seine oxidierenden und halogenierenden Eigenschaften antimikrobiell wirkt. Es weist eine rasche mikrobizide Wirkung und ein breites Wirkungsspektrum auf: grampositive und gramnegative Bakterien (einschließlich Problem-

keime wie MRSA, Pseudomonas aeruginosa), Hefen, Pilze, Viren (mit Einschränkungen), bei längerer Exposition (2–24 Std.) auch Bakteriensporen. Die braune Farbe der Zubereitungen zeigt die Wirksamkeit an, ist diese erschöpft, tritt Entfärbung ein.

Indikationen
Wiederholte, zeitlich begrenzte Anwendung zur antiseptischen Wundbehandlung (z.B. Druckgeschwüre, Unterschenkelgeschwüre), bei Verbrennungen und Verbrühungen der Haut, infizierten und superinfizierten Hauterkrankungen (je nach Präparat weitere Indikationen im Bereich der Haut-, Hände- und Schleimhautdesinfektion).

Kontraindikationen
Absolut
- Hyperthyreose oder manifeste Schilddrüsenerkrankungen.
- Dermatitis herpetiformis Duhring.
- Radioiodtherapie.
- Iodüberempfindlichkeit.

Relativ
- Neugeborene und Säuglinge bis zum Alter von 6 Monaten.
- Schwangerschaft und Stillzeit.
- Erhöhte Gefahr einer Beeinflussung der Schilddrüsenfunktion bei Patienten, die mit Lithium behandelt werden und bei älteren Patienten.

Hinweise
- In Einzelfällen sind kontaktallergische Reaktionen vom Spättyp beschrieben.
- Bei längerer, großflächiger bzw. wiederholter Anwendung können auftreten: Störungen der Wundheilung vorübergehend Schmerzen, Brennen, Wärmegefühl, Störungen der Schilddrüsenfunktion.
- Nach Resorption größerer PVP-Iod-Mengen ist das Auftreten von (zusätzlichen) Elektrolyt- und Serumosmolaritätsstörungen, renaler Insuffizienz und schwerer metabolischer Azidose beschrieben worden.
- Nicht zusammen anwenden mit proteolytischen Enzymen, H_2O_2, Octenidin, Taurolidin, Silber, Quecksilber, Alkali und Reduktionsmitteln.

- Die Wirksamkeit von Iod wird durch die Anwesenheit verschiedener organischer Substanzen, wie Blut und Eiterbestandteile, verringert („Eiweißfehler").
- Durch die Iodfreisetzung können einige diagnostische Testverfahren gestört sein: Hämoglobin- oder Glucosebestimmung in Stuhl oder Urin mit Toluidin und Guajak-Harz, Schilddrüsendiagnoseverfahren. Eine Radioiodtherapie ist während der Anwendung von PVP-Iod nicht möglich. Nach dem Absetzen der äußerlichen Behandlung sollte eine Karenzzeit von mindestens 1 bis 2 Wochen bis zur Aufnahme eines neuen Szintigramms eingehalten werden.

Applikation
- Salben oder Lösungen unverdünnt anwendbar, direkt auf die Wunde auftragen, Abszesshöhlen z. B. unter Verwendung von PVP-Iod Salbe austamponieren.
- Für Spülungen (1:2 bis 1:20) verdünnen mit 0,9%ige Kochsalz- oder Ringerlösung.
- Für Waschungen und Bäder (bis 1:100) verdünnen mit Leitungswasser.

Wechsel
- 1 bis mehrmals täglich auftragen, zu Beginn der Behandlung stark entzündlicher oder nässender Wunden sollte alle 4–6 Stunden die PVP-Zubereitung erneut aufgetragen werden.
- Entfärbung zeigt Erschöpfung der Wirksamkeit an.

Status
Apothekenpflichtige, zugelassene Arzneimittel.

Regranex 0,01 % Gel

Janssen-Cilag

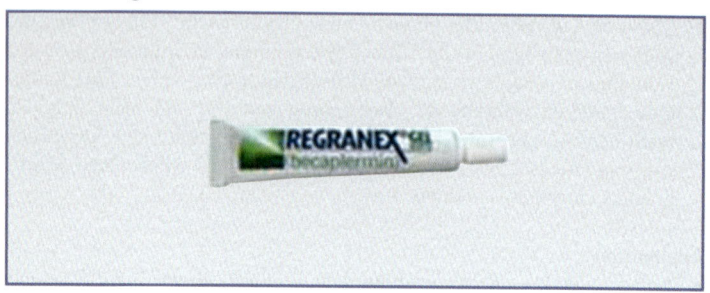

Aufbau / Zusammensetzung
Wirkstoff: Becaplermin 100 µg/g Gel.
Hilfsstoffe: Croscarmellose-Natrium, Natriumchlorid, Natriumacetat, Essigsäure 99%, Methyl- und Propylparaben, m-Kresol, Lysinhydrochlorid, Wasser für Injektionszwecke.

Verpackungseinheiten

Größen	PZN
1 Tube zu 15 g	0432478

Wirkung
Regranex enthält mit Becaplermin einen biotechnologisch hergestellten Wundheilungsfaktor, der aktiv und klinisch erwiesen den Heilungsprozess diabetisch-neuropathischer Ulzera fördert. Becaplermin ist eine von drei Isoformen eines in menschlichen Thrombozyten enthaltenen Wachstumsfaktors (Platelet Derived Growth Factor): rhPDGF-BB. Der biologische Angriffspunkt entspricht dem von endogenem PDGF; dazu gehört die Förderung der Zellrekrutierung (Chemotaxis von neutrophilen Granulozyten und Makrophagen) und die Proliferation von Zellen, die an der Wundheilung beteiligt sind.

Indikationen

Förderung der Granulation und dadurch der Heilung von tiefen, neuropathischen, chronischen diabetischen Ulzera, die bis zu maximal 5 cm² groß sind. Es sollte immer mit einer „guten Wundbehandlung" mit initialem Débridement (um alle nekrotischen und/oder infizierten Gewebe zu entfernen), falls notwendig weiterem Débridement im Behandlungsverlauf und druckentlastenden Maßnahmen angewandt werden. Vor der Anwendung von Becaplermin sollten Wundinfektionen, eine Osteomyelitis und eine periphere arterielle Verschlusskrankheit ausgeschlossen bzw. behandelt werden.

Kontraindikationen

Absolut
- Nicht anwenden bei Patienten mit bekannten Neoplasien an oder in der Nähe der Applikationsstelle.
- Nicht anwenden bei Patienten mit Ulzera anderer als primär neuropathischer Genese, so z.B. nicht bei Ulzera bei peripherer arterieller Verschlusskrankheit.
- Nicht anwenden beim Vorliegen einer Wundinfektion.

Relativ
- Mit Vorsicht anwenden bei Patienten mit malignen Erkrankungen.

Hinweise

- Die Sicherheit und Wirksamkeit bei Kindern und Jugendlichen unter 18 Jahren sind nicht belegt.
- Regranex nicht zusammen mit anderen topischen Arzneimitteln auf das Ulkus auftragen.
- Nicht zusammen mit Okklusionsverbänden anwenden.
- Lagerung bei 2–8 °C, nicht einfrieren.
- Haltbarkeit nach Anbruch: 6 Wochen bei Kühllagerung.

Nebenwirkungen

In den klinischen Studien wurde berichtet über: Infektionen, Hautulzerationen, Hautaffektionen (inkl. Rötung oder Schmerzhaftigkeit); in seltenen Fällen über bullöse Eruptionen und Ödeme.

Applikation

▸ Regranex mit Hilfe einer sauberen Applikationshilfe in einer durchgehenden dünnen Schicht (1–2 mm) auf die gesamte ulzerierte Fläche auftragen (Empfehlung: pro cm^2 wird 0,25 cm Gel benötigt, 1 cm Gel entspricht 0,25 g Gel).
▸ Danach sollten die behandelten Stellen mit einer mit Kochsalz- oder Ringerlösung getränkten Auflage abgedeckt werden.

Wechsel und Therapiedauer

▸ Einmal täglicher Verbandwechsel: alten Verband langsam entfernen, zur Entfernung von restlichem Gel die Wunde vorsichtig mit Kochsalz- oder Ringerlösung spülen.
▸ Die Gesamtbehandlungszeit sollte 20 Wochen nicht überschreiten.
▸ Ist nach 10 Wochen ununterbrochener Therapie kein bedeutsamer Heilungserfolg zu beobachten, sollte die Indikation überprüft werden.

Status

Verschreibungspflichtiges, zugelassenes Arzneimittel.

Ringerlösung

Diverse Hersteller

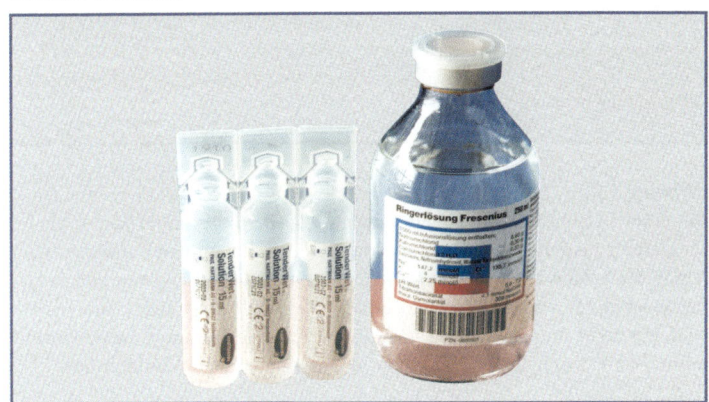

Aufbau/Zusammensetzung
1 Liter enthält: Natriumchlorid 8,60 g, Kaliumchorid 0,30 g, Calciumchlorid 0,33 g.
Sonstige Bestandteile: Salzsäure, Natriumhydroxid, Wasser für Injektionszwecke.

Verpackungseinheiten (Auswahl)

Größen		PZN
TenderWet Solution Hartmann 10 ml	20 Plastikamp. zu 10 ml	0248450
TenderWet Solution Hartmann 15 ml	20 Plastikamp. zu 15 ml	8919263
TenderWet Solution Hartmann 30 ml	20 Plastikamp. zu 30 ml	0576094
Ringer Infusionslösung B BRAUN 100 ml	20 Glasfl. zu 100 ml	1471463
Ringerlösung Delta Pharma	20 Glasfl. zu 100 ml	4671688
Ringer Infusionslösung B BRAUN 250 ml	1 Glasfl. zu 250 ml	1473002
	10 Glasfl. zu 250 ml	1471486
Ringerlösung Delta Pharma	1 Glasfl. zu 250 ml	7462910

Größen		PZN
Ringerlösung Fresenius	1 Glasfl. zu 250 ml	0880521
	10 Glasfl. zu 250 ml	0880538
Ringerlösung DAB 7 Pfrimmer	10 Glasfl. zu 250 ml	4892142
Ringerlösung DAB 7 Serag Wiesner	1 Plastikfl. zu 250 ml	8774184
	10 Plastikfl. zu 250 ml	8774190
Ringerlösung Bernburg	1 Glasfl. zu 250 ml	4747606
	10 Glasfl. zu 250 ml	7510891

Wirkung

Mit einer Osmolarität von ca. 300 mosm/l blutisotone sterile Lösung, die im Vergleich zu isotonischer Kochsalzlösung noch Calcium und Kalium enthält. Durch die beiden zusätzlichen Kationen kommt es zu geringeren Elektrolytverschiebungen im Wundgebiet als mit Kochsalzlösung. Beim Spülen von Wunden steht die Entfernung von überschüssigem Exsudat, Gewebetrümmern, Bakterien, Belägen und altem Verbandmaterial im Vordergrund.

Anwendung

Die sterile ursprünglich zur Infusion bestimmte Ringerlösung wird in der Wundbehandlung zur Spülung und Reinigung von verschmutzten, belegten, schmierigen, infizierten Wunden eingesetzt. Weiter ist sie sehr gut geeignet zum Feuchthalten von Wunden.

Dosierung

Häufigkeit der Anwendung und Menge der Lösung richten sich nach der Art und dem Ausmaß der Verunreinigung. Bei stark belegten und infizierten Wunden werden mit Ringerlösung getränkte Kompressen z.B. alle 4–6 Stunden gewechselt.

Um eine Wunde ständig feucht zu halten, bedarf es bei der Verwendung von Baumwollkompressen eines wiederholten Nachbefeuchtens der Kompressen. Eine weitere Anwendungsmöglichkeit ist die kontinuierliche Tropfbewässerung mit Ringerlösung bei geringer Tropfgeschwindigkeit.

Hinweise
Haltbarkeit nach Anbruch: Wundspüllösungen unkonserviert bei aseptischer Entnahme und Lagerung im Kühlschrank 12 h (NRF).

Applikation
- Intermittierende Spülung der Wunde, kontinuierliche Spülung (Spülsaugdrainage), Tränken von Kompressen zum Feuchthalten.
- Entnahme und Applikation mit Spritze und Kanüle, mit Spike, mit Transfer-Set oder direktes Ausgießen nach Entfernung des Gummistopfens.
- Die Lösung sollte bei Applikation körperwarm sein.

Status
Apothekenpflichtige Arzneimittel; Standardzulassung.
TenderWet Solution: Medizinprodukt.

Varidase N

Riemser Arzneimittel

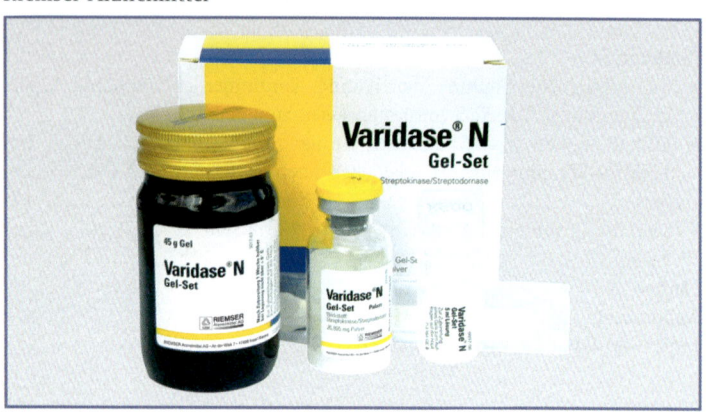

Aufbau/Zusammensetzung
Wirkstoffe: Streptococcus-pyogenes-Extrakt mit Streptokinase (100.000 I. E./Flasche) und Streptodornase (25.000–100.000 I. E./Flasche).
Hilfsstoffe: Natriumdihydrogenphosphat-Dihydrat, Natriummonophosphat-Dodecahydrat.
Gel: Hydroxyethylcellulose, Chlorocresol, Natriumhydroxid zur pH-Einstellung, Natriumdihydrogenphosphat-Dihydrat, gereinigtes Wasser.

Verpackungseinheiten

Größen		PZN
Trockensubstanz (ohne Lösungsmittel)	1 Flasche (N1)	3886010
	10 Flaschen (N2)	3886027
Basisgel (wirkstofffreie Gelgrundlage)	1 × 45 g	3553107
	10 × 45 g	3553113
Gel-Set (1 Flasche mit Trockensubstanz, 1 Amp. 5 ml physiol. Kochsalzlösung und 45 g wirkstofffreiem Gel)	1 Gel Set (N1)	3885051
	10 Gel Set (N2)	3885068

Die wirkstoffhaltige Trockensubstanz kann mit physiologischer Kochsalzlösung zur Varidase-Lösung oder weiter unter Verrühren der Lösung mit dem Basisgel zum Varidase Gel verarbeitet werden.

Wirkung
Varidase N enthält als Wirkstoff Enzyme zur Wundreinigung: Streptokinase und Streptodornase, gewonnen aus apathogenen Streptokokkenkulturen. Die Streptokinase trägt wesentlich zum raschen Abbau von fibrinösen, nekrotischen Belägen auf Wunden bzw. in Körperhöhlen bei. Die Streptodornase verflüssigt durch Spaltung von Kernsubstanzen (Polynukleotide) eitrige Beläge. Die Wirkung von Streptokinase ist dabei angewiesen auf eine ausreichende Menge an Exsudat in der Wunde, da sie indirekt über das im Wundexsudat enthaltene Plasminogen wirkt. Streptokinase katalysiert die Aktivierung von Plasmin aus Plasminogen. Das Plasmin baut schließlich das Fibrin ab.

Indikationen
Fibrinolyse bei infektiösen und traumatischen Entzündungen, Verflüssigung von Blutkoagula und Eiter bei infizierten Wunden und Ulzerationen jeder Genese, Verbrennungen und Radionekrosen, entzündlich-eitrigen Prozessen in der Gynäkologie und Urologie; die Lösung zusätzlich bei Osteomyelitis, Hämatothorax, fibrinösen Verklebungen, Lyse von Hämatomen.

Kontraindikationen
Varidase N darf nicht intravenös verabreicht werden und sollte bei Störungen der Blutgerinnung nicht eingesetzt werden.

Nebenwirkungen
- In seltenen Fällen tritt Brennen und Schmerzen im Wundgebiet auf (→ Absetzen).
- Allergische Reaktionen sind möglich (→ Absetzen).
- Bei der Instillation in Körperhöhlen können gelegentlich vorübergehende Temperaturerhöhungen auftreten.

Hinweise
- Aktivitätsminderung von Varidase N bei gleichzeitiger Anwendung mit Antibiotika, Desinfektionsmitteln und Antiseptika, deren pH-Werte im sauren Bereich liegen.
- **Lagerungshinweis:** nicht über 8 °C lagern/aufbewahren.
- **Aufbrauchfrist:** Das zubereitete Gel und die Lösung sind im Kühlschrank 1 Woche, bei Raumtemperatur 24 Stunden haltbar.

Applikation
Lösung
- Trockensubstanz einer Flasche mit 10, 20, 50 oder 100 ml 0,9%iger NaCl-Lösung lösen (Konzentration abhängig vom Anwendungsgebiet), sterile Mull-Lagen mit der Lösung tränken und in engen Kontakt mit dem entzündlich-eitrigen Material bringen.
- Zur Instillation in Körperhöhlen durch Drainage guten Abfluss gewährleisten, als Spray bei großflächigen Prozessen.

Gel
- In die Flasche mit Trockensubstanz 5 ml 0,9%iger NaCl-Lösung geben und diese Lösung in ein Glas mit 45 g Gel einrühren.
- Das Gel in dünner Schicht auftragen und mit sterilem Mull abdecken.

Wechsel
- Verbandwechsel 2-mal täglich.
- Saubere Wundverhältnisse werden je nach Art des Krankheitsbildes innerhalb 1 bis 2 Wochen erreicht, bei Ulzera gelegentlich in bis zu 4 Wochen.

Status
Verschreibungspflichtiges, zugelassenes Arzneimittel.
Basisgel: apothekenpflichtiges Arzneimittel, Nachzulassung beantragt.

Anhänge

Anhang I: Wundauflagen und deren bevorzugter phasengerechter Einsatz

	Reinigungsphase				Granulationsphase	Epithelisierungsphase
	blutend	exsudativ	belegt	infiziert		
Saugkompressen z.B. ES-Kompressen, Zetuvit®	■	■■	❑	❑		
Imprägnierte Gazen z.B. Adaptic®, Atrauman®, Grassolind®	■	■				
Kohlekompressen z.B. Actisorb®, Carbonet®				■■ 1)		
Alginate z.B. Kaltostat, Sorbalgon®, Trionic®	■■	■■	■	■■	■	
Hydrogele z.B. Hydrosorb®, Varihesive® Hydrogel, Intrasite-Gel®			■■		■■	■
Hydrokolloide z.B. Varihesive®, Comfeel®, Hydrocoll®			■	■		
Schaumstoffe, geschlossenporige, z.B. Allevyn®, Biatain®		■■	■	❑	■	
Folien z.B. Tegaderm®, OpSite flexigrid®, Hydrofilm®						■■
Nasstherapeutika z.B. TenderWet®			■■	■■	■	
Hydrofasern z.B. Aquacel®	■	■■			■	
Hydropolymere z.B. Tielle®, Cutinova® hydro		■■	■	■	■■	■

■■ bevorzugt eingesetzt,   ■ eingesetzt,   ❑ möglich, aber mit Einschränkungen sinnvoll
1) insbesondere bei üblem Geruch

Anhang II: Kurzübersicht Firmen/Wundauflagengruppen

Hersteller	Alginate	Hydrogele	Hydro-kolloide	Schaum-stoffe/ Hydro-polymere	Folien-verbände	Imprägnierte Gazen (ohne Wirkstoff)	Aktivkohle [C]/ Silber-Verbände [Ag]	Sonstige
3M Medica B Braun	Tegagen Sorbsan	Askina Gel	Tegasorb Askina Biofilm, Askina Hydro	Askina Transorbent	Tegaderm Askina Derm		Askina Carbosorb [C]	Tegapore
Coloplast	SeaSorb soft, Comfeel Alginat	Purilon Gel	Comfeel Plus	Biatain			Contreet-H [Ag]	
ConvaTec	Kaltostat	Varihesive Hydrogel	Combi-DERM Varihesive				CarboFlex [C]	Hyalofill, Hyalogran, AQUACEL, Versiva
Paul Hartmann	Sorbalgon	Hydrosorb	Hydrocoll	Syspurderm Tielle	Hydrofilm	Grassolind Atrauman		TenderWet
Johnson & Johnson	Trionic	NU-GEL			Bioclusive	Adaptic	Actisorb Silver 220 [Ag]	
Lohmann & Rauscher	Suprasorb A	Suprasorb G	Suprasorb H SureSkin II	Suprasorb P Sterisorb	Suprasorb F	Lomatuell H	Vliwaktiv [C]	Suprasorb M
Medi Bayreuth								

Hersteller	Alginate	Hydrogele	Hydrokolloide	Schaumstoffe/ Hydropolymere	Folienverbände	Imprägnierte Gazen (ohne Wirkstoff)	Aktivkohle [C]/ Silber-Verbände [Ag]	Sonstige
Mölnlycke	Melgisorb	NormIgel		Mepilex	Mefilm			Hypergel Mepitel Mesalt
Noba	Nobaalgin	Nobagel	Nobacolloid		Nobaderm	Nobacerin	Nobacarbon [C]	Nobakoll
Smith+ Nephew	Algisite M, Cutinova alginate[1]	IntraSite Gel, Cutinova Gel[1]		Allevyn, Cutinova hydro	OpSite Flexigrid, Cutifilm[1]	Jelonet, Cuticerin	Carbonet [C], Acticoat [Ag]	Cavi-Care, Exu-Dry
Urgo	URGOsorb	URGO hydrogel	Algoplaque, Urgotül	Cellosorb	Optiskin			
Yamanouchi		Geliperm						

1) Ab Anfang 2003 außer Handel

Anhang III: Übersicht moderne Wundauflagen

Imprägnierte Gazen	Alginate	Hydrofasern	Hydrogele	Hydrokolloide	Kollagen-Wundauflagen
Neutral Adaptic (J & J) Atrauman (PH) Cuticerin (S+N) Grassolind (PH) Jelonet (S+N) Lomatuell H (L & R) Nobacerin (No) Wirkstoffhaltig Antibiotulle Lumiere (San) Bactigras (S+N) Betaisodona Gaze (Mundi) Branolind (PH) Corticotulle Lumiere (San) Inadine (J & J) Sofra-Tüll (Aventis)[1]	Algisite M (S+N) Comfeel Alginat (Col) Cutinova alginate (S+N)[1] Fenistil Wund- pflege bei bluten- den Wunden (Nov) Kaltostat (Con) Melgisorb (Möl) Nobaalgin (Noba) SeaSorb Soft (Col) Sorbalgon (PH) Sorbsan (BB) Suprasorb A (L & R) Tegagen (3M) Trionic (J & J) URGOsorb (URGO)	AQUACEL (Con) Versiva (Con)	**Verbände** Elasto-Gel (Velo) Fenistil Wund- pflege bei Verbren- nungen (Nov) Geliperm (Yam) Hydrosorb (PH) Nobagel (Noba) Suprasorb G (L & R) **Tuben** Askina Gel (BB) Cutinova Gel (S+N)[1] IntraSite Gel (S+N) NormIgel (Möl) NU-GEL (J & J) Purilon Gel (Col) Suprasorb G-Gel (L & R) URGO hydrogel (URGO) Varihesive Gel (Con)	Algoplaque (URGO) Askina Biofilm (BB) Askina Hydro (BB) CombiDERM (Con) Comfeel Plus (Col) Compeed (Woelm) Fenistil Wund- pflege bei Schürf- wunden (Nov) Fenistil Wund- pflege bei Blasen (Nov) Hydrocoll (PH) Nobacolloid (Noba) Restore (Holl) Suprasorb H (L & R) SureSkin II (MediB) Tegasorb (3M) Traumacell (Hexal) Urgotül (URGO) Varihesive (Con)	Nobakoll (Noba) Promogran (J & J) Suprasorb C (L & R)

Schaumstoffverbände/ Hydropolymere	Offenporige Schaumstoffverbände	Semipermeable Wundfolien	Aktivkohleverbände	Silberhaltige Verbände	Sonstige
Allevyn (S+N) Askina Transorbent (BB) Biatain (Col) Cellosorb (URGO) Cutinova hydro (S+N) Mepilex (Möl) Sterisorb (MediB) Suprasorb P (L & R) Tielle (J & J)	Coldex (Velo) Epigard (Sulzer) Syspur-derm (PH)	Askina Derm (BB) Bioclusive (J & J) Coldex film (Velo) Cutifilm (S+N)[1] Hydrofilm (PH) Mefilm (Möl) OpSite Flexigrid (S+N) Optiskin (URGO) Suprasorb F (L & R) Tegaderm (3M)	Askina Carbosorb (BB) CarboFlex (Con) Carbonet (S+N) InCare (Holl) Nobacarbon (Noba) Vliwaktiv (L & R)	Acticoat (S+N) Actisorb Silver 220 (J & J) Contreet-H (Col)	Cavi-Care (S+N) Exu-Dry (S+N) Hyalofill (Con) Hyalogran (Con) Hypergel (Möl) Mepitel (Möl) Mesalt (Möl) Primamed (Sanofi) Suprasorb M (L & R) Tegapore (3M) TenderWet (PH) Textus bioactiv (BioCell)

1) Ab Anfang 2003 außer Handel

Abkürzungen:
- BB   B BRAUN
- Col   Coloplast
- Con   ConvaTec
- Holl   Hollister
- J & J   Johnson & Johnson
- L & R   Lohmann & Rauscher
- 3M   3M Medica

- MediB   Medi Bayreuth
- Möl   Mölnlycke
- Nov   Novartis Consumer Health
- PH   Paul Hartmann
- S+N   Smith+Nephew
- San   Sanavita
- Yam   Yamanouchi

Anhang IV: Hersteller und ihre Produkte

Hersteller	Produkt	Seite
AstraZeneca	EMLA Creme	388
Aventis	Oleo-Tüll	37
	Sofra-Tüll SINE	39
Azupharma	Kelofibrase Narbencreme	401
B BRAUN	Askina Biofilm	126
	Askina Carbosorb	331
	Askina Derm	227
	Askina Gel	100
	Askina Hydro	129
	Askina Transorbent	183
	Sorbsan	61
Beiersdorf	Hansaplast Blasen-Pflaster	301
	Hansaplast Sprüh-Pflaster	314
	Hansaplast Narben Reduktion	323
BioCell	Textus Hydro Gelkompresse	97
	Textus bioactiv Aquafaserverband	283
BioMonde	Maden zur Wundbehandlung	375
Centerpulse	Epigard	219
Chauvin Ankerpharm	Ankerplast Spray novo	308
Coloplast	Biatain	186
	Comfeel Alginattamponade	46
	Comfeel Paste	138
	Comfeel Plus	135
	Comfeel Puder	138
	Contreet-H	353
	Purilon Gel	111
	SeaSorb Soft Alginatkompresse	57
ConvaTec	AQUACEL	76
	CarboFlex	333
	CombiDERM	132
	Hyalofill-F (Kompresse)	257

Hersteller	Produkt	Seite
ConvaTec (Fortsetzung)	Hyolofill-R (Tamponade)	257
	Hyalogran Mikrogranulat	260
	Kaltostat	50
	Varihesive E	162
	Varihesive Hydrogel	118
	Versiva	78
Fresenius Kabi	Lavasept-Konzentrat	404
Paul Hartmann	Atrauman	23
	Branolind	19
	Dermaplast Blasenpflaster	291
	Grassolind	28
	Hydrocoll	141
	Hydrofilm	234
	Hydrosorb	90
	Sorbalgon	59
	Syspur-derm	222
	TenderWet	278
Hexal	Traumasive	156
Hollister	InCare	337
	Restore	146
Janssen-Cilag	Regranex 0,01% Gel	412
Johnson & Johnson	Actisorb Silver 220	350
	Adaptic	20
	Band-Aid Sprühpflaster	310
	Bioclusive	230
	Inadine	19
	NU-Gel	109
	Promogran	170
	Tielle	207
	Trionic Algosteril	70
KCI	V.A.C. ATS-System	359
	Mini V.A.C.-System	360

Hersteller	Produkt	Seite
Lohmann & Rauscher	Lomatuell H	33
	Suprasorb A (Alginat)	66
	Suprasorb C (Kollagen)	173
	Suprasorb F (Semipermeable Wundfolie)	243
	Suprasorb G (Hydrogel)	95, 113
	Suprasorb H (Hydrokolloid)	148
	Suprasorb M (PU-Membran)	272
	Suprasorb P (Hydropolymer)	204
	Vliwaktiv	342
Medi Bayreuth	Sterisorb	201
	SureSkin II	150
3M Medica	Cavilon reizfreier Hautschutz	380
	Tegaderm	245
	Tegagen	68
	Tegapore	275
	Tegasorb	153
Merz	Contractubex Gel	383
Mölnlycke	Hypergel	262
	Mefilm	236
	Melgisorb	52
	Mepiform	326
	Mepilex	197
	Mepitel	264
	Mesalt	267
	Normlgel	107
Mundipharma	Betaisodona	19, 409
Noba	Nobaalgin	54
	Nobacarbon	340
	Nobacerin	35
	Nobacolloid	143
	Nobagel	93
	Nobakoll	168

Hersteller	Produkt	Seite
Novartis	Fenistil Wundpflege bei Blasen	293
Consumer Health	Fenistil Wundpflege bei blutenden Wunden	295
	Fenistil Wundpflege bei Schürfwunden	297
	Fenistil Wundpflege bei Verbrennungen	299
Pharmacia	Debrisorb	386
Riemser Arzneimittel	Varidase N	418
Sanavita	Antibiotulle Lumiere	19
	Corticotulle Lumiere	19
Sanofi-Synthelabo	Primamed Gel	269
	Primamed Gel-Kompresse	269
Schülke & Mayr	Octenisept Lösung	406
Smith+Nephew	Acticoat	346
	Algisite M	44
	Allevyn	177
	Bactigras	19
	Carbonet	335
	Cavi-Care	250
	Cica-Care	329
	Cuticerin	26
	Cutifilm (ab Anfang 2003 außer Handel)	232
	Cutinova alginate (ab Anfang 2003 außer Handel)	48
	Cutinova gel (ab Anfang 2003 außer Handel)	103
	Cutinova hydro	192
	Exu-Dry	254
	IntraSite Gel	105
	Iodosorb	395
	Iruxol N Salbe	399
	Jelonet	31
	OpSite Flexigrid	238
	OpSite Spray	316

Hersteller	Produkt	Seite
Solvay Arzneimittel	Flammazine Creme	392
STADA Medical Care	STADAmed Blasen-Pflaster	303
Sulzer Orthopedics (siehe Centerpulse)	Epigard	219
Togal	Flint med Sprühverband	312
URGO	Algoplaque	122, 124
	Cellosorb	189
	Optiskin	241
	URGO Blasenpflaster	304
	URGO hydrogel	115
	URGOsorb	72
	Urgotül	160
Velo	Coldex	216
	Coldex extra	369
	Coldex drain	370
	Coldex film	370
	Elasto-Gel	84
Woelm Pharma	Compeed	288
Yamanouchi	Geliperm	87

Anhang V: Herstellerverzeichnis

AstraZeneca GmbH
22876 Wedel
Tel.: 04103/7080
E-Mail: azinfo@astrazeneca.com
www.astrazeneca.de

Aventis Behring GmbH
Hoechster Straße 70E
65832 Liederbach
Tel.: 069/30584437,
Fax: 069/30583013
www.aventisbehring.com

Azupharma GmbH & Co.
Dieselstraße 5
70839 Gerlingen
Tel.: 07156/9430, Fax: 07156/943100
E-Mail: info@azupharma.de
www.azupharma.de

B BRAUN Petzold GmbH
Schwarzenberg Weg 73–79
34212 Melsungen
Tel.: 05661/713399,
Fax: 05661/713777
www.bbraun.de

Beiersdorf AG/BSN medical
Unnastraße 48
20245 Hamburg
Tel.: 040/49092891,
Fax: 040/49093434
Hansaplast-Service: 01805/266288
www.hansaplast.de

BioCell Biotechnologie GmbH
Margaritenweg 4
51674 Wiehl
Tel.: 02262/751563,
Fax: 02262/751562
E-mail: info@biocell.de
www.biocell.de

BioMonde Medical Technologies
Kiebitzhörn 33–35
22885 Barsbüttel
Tel.: 040/6710570, Fax: 040/67105710
E-Mail: info@biomonde.de
www.biomonde.de

Biovision GmbH
Am Vogelherd 52
98693 Ilmenau

BSNmedical GmbH & Co. KG
Quickbornstraße 24
20253 Hamburg
Tel.: 040/4909909,
Fax: 040/49096666

Centerpulse
(bisher Sulzer Orthopedics GmbH)
Merzhauser Straße 112
79100 Freiburg
Tel.: 0761/458401,
Fax: 0761/4584120
www.sulzerortho.de

Chauvin ankerpharm GmbH
Francois-Mitterrand-Allee 1
07407 Rudolstadt
Tel.: 03672/4850, Fax: 03672/485704

Coloplast GmbH
Postfach 700340
22003 Hamburg
Tel.: 040/66980777,
Fax: 040/66980772
www.coloplast.de

ConvaTec Vertriebs-GmbH
Unternehmen der Bristol-Myers
Squibb Gruppe
Sapporobogen 6–8
80809 München
Tel.: 089/121420, Fax: 089/12142119
Kundenservice: 0130/2600

Ethicon GmbH
Johnson & Johnson Advanced
Wound Care
Oststraße 1
22844 Norderstedt
Tel.: 040/522070, Info-Hotline:
0800/1001307, Fax: 040/52207402
E-Mail: mservic2@medde.jnj.com
www.jnjmedical.de

Fresenius Kabi Deutschland GmbH
Else-Kröner-Straße 1
61352 Bad Homburg
Tel.: 06172/6860, Fax: 06172/6868780
www.fresenius.de

Paul Hartmann AG
Postfach 1420
89504 Heidenheim
Tel.: 07321/360, Fax: 07321/363637
www.hartmann-online.com

Hexal AG
Industriestraße 25
83607 Holzkirchen
Postfach: 1263, 83602 Holzkirchen
E-Mail: medwiss@hexal.de
www.hexal.de

Hollister Incorporated
Niederlassung Deutschland
Münchner Straße 16
85774 Unterföhring
Tel.: 0800/4655478
www.hollister.com

Janssen-Cilag GmbH
Raiffeisenstraße 8
41470 Neuss
Tel.: 02137/9550, Fax: 02137/955662
E-Mail: jancil@jac.de,
jancil@jacde.jnj.com
www.janssen-cilag.de

Johnson & Johnson Wound Management
Ethicon GmbH
Oststraße 1
22844 Norderstedt
Tel.: 040/522070, Fax: 040/52207365
E-Mail: mservic2@medde.jnj.com
www.jnjgateway.com

KCI Medizinprodukte GmbH
Am Klingenweg
65396 Walluf bei Wiesbaden
Tel.: 0800/7833542,
Fax: 0800/3293424
www.woundvac.com

Lohmann & Rauscher GmbH & Co. KG
Postfach 2343
56513 Neuwied
Tel.: 02634/990, Fax: 02634/996467
E-Mail: info@de.LRmed.com
www.lohmann-rauscher.com

Medi Bayreuth GmbH & Co. KG
Medicusstraße 1
95448 Bayreuth
Tel.: 0921/9120, Fax: 0921/91257
E-Mail: medi@medi-Bayreuth.de

3M Medica
Gelsenkirchener Straße 11
46325 Borken
Tel.: 02861/950,
Service-Telefon: 0800/1003830
www.3Mmedica.de

Merz & Co. GmbH & Co.
Postfach 111353
60048 Frankfurt
Eckenheimer Landstraße 100–104
60318 Frankfurt
Tel.: 069/15031, Fax: 069/5962150
www.merz.de

Mölnlycke Health Care GmbH
Max-Planck-Straße 15
40699 Erkrath-Unterfeldhaus
Tel.: 0211/920880,
Fax: 0211/92088170
www.molnlycke.com,
www.tendra.com

Mondomed NV
Middenweg 12
3930 Hamont (Belgien)
Tel.: 0032/11440990

Mundipharma GmbH
Mundipharma Straße 6
65549 Limburg
Tel.: 06431/7010, Fax: 06431/74272
E-Mail: mundipharma
@mundipharma.de
www.mundipharma.de

Noba Verbandmittel Danz
Hoeltkenstraße 1
58300 Wetter-Wengern
Tel.: 02335/76090,
Fax: 02335/760950

Novartis Consumer Health GmbH
Zielstattstraße 40
81379 München
Tel.: 089/78770, Fax: 089/7877444
www.fenistil-wundpflege.de

Nycomed Pharma GmbH
Edisonstraße 16
85716 Unterschleißheim
Tel.: 089/3700370,
Fax: 089/370037444

Pharmacia GmbH
Postfach
91051 Erlangen
Tel.: 09131/620, Fax: 09131/621202
www.pharmacia.de

Riemser Arzneimittel AG
An der Wiek 7
17498 Insel Riems
Tel.: 038351/760, Fax: 038351/76308
E-Mail: info@riemser.de
www.riemser.de

Sanavita Aktiengesellschaft & Co.
Am Bahnhof 1–3
59368 Werne
Postfach: 1252, 59355 Werne
Tel.: 02389/79720,
Fax: 02389/797299
E-Mail: info@sanavita.net

Sanofi-Synthelabo GmbH
Potsdamer Straße 8
10785 Berlin
Tel.: 030/25752000,
Fax: 030/25752001
E-Mail: Info.deutschland
@sanofi-synthelabo.com
Internet:www.sanofi-synthelabo.de

Schülke & Mayr
22840 Norderstedt
Tel.: 040/52100666,
Fax: 040/52100253
E-Mail: mail@schuelke-mayr.com
www.schuelke-mayr.com

Smith+Nephew GmbH
Medical Division
Max-Planck-Straße 1–3
34253 Lohfelden
Tel.: 0561/95140 oder 0800/1835110,
Fax: 0561/9514-270 und 275
www.smith-nephew.com

Solvay Arzneimittel GmbH
Hans-Böckler-Allee 20
30173 Hannover
Tel.: 0511/857-2400,
Fax: 0511/8573120
E-Mail: SOLVAY.ARZNEIMITTEL
@solvay.com
www.solvay-arzneimittel.de

STADA Medical Care GmbH
Stadastraße 2–18
61118 Bad Vilbel
Tel.: 06101/6030, Fax: 06101/603100
E-Mail: info@stada.de
www.stada.de

Sulzer Orthopedics GmbH
siehe Centerpulse

Togal-Werk AG
Ismaninger Straße 105
D-81675 München
Tel.: 089/92590, Fax: 089/925995
www.togal.de

**URGO Laboratoires Fournier
Pharma GmbH**
Justus-von-Liebig-Straße 16
66280 Sulzbach
Tel.: 06897/5790, Fax: 06897/579212
www.urgo.de

Velo Medizinprodukte GmbH
Lohweg 17
92369 Reichertshofen
Tel.: 09181/261412
E-Mail: velo@medizinprodukte.com
www.velo-medizinprodukte.com

Woelm Pharma GmbH & Co.
Rhöndorfer Straße 80
53604 Bad Honnef
Tel.: 02224/7740, Fax 02224/774170
E-Mail: bkrall@woede.jnj.com
www.woelm.com

Yamanouchi Pharma GmbH
Im Breitspiel 19
69126 Heidelberg
Tel.: 06221/34340,
Fax: 06221/343414
E-Mail: magin.d
@yamanouchi-eu-com
www.yamanouchi.com

Sachregister

Acticoat / Acticoat 7 346 ff.
Actisorb Silver 220 350
Adaptic 20
Aktivkohlekompressen 329 ff.
Alginate 41 ff.
Algisite M 44
Algoplaque 124
– Film 122
Alldress 12
Allevyn Adhesive 178
– Cavity 181
– Plus Cavity 194
Ankerplast Spray novo 308
Antibiotulle Lumiere 19
AQUACEL 76
Askina Biofilm Transparent 126
– Carbosorb 331
– Derm 227
– Gel 100
– Hydro 129
– Mullkompressen 5
– Pad 9
– Soft steril 12
– Transorbent 183
Atrauman 23

Bactigras 19
Band-Aid Sprühpflaster 310
Betaisodona Wundgaze 19
Biatain 186
Bioclusive Select 230
Branolind 19

CarboFlex 333
Carbonet 335
Cavi-Care 250
Cavilon 380
Cellosorb 189
Cica-Care 320
Coldex 216
– drain 370
– extra 369
CombiDERM 132
Comfeel Alginattamponade 46
– Paste und Puder (steril) 138
– Plus 135
Compeed 288
Comprigel 9
Contractubex Gel 383
Contreet-H 353
Corticotulle Lumiere 19
Cosmopor E steril 12
– steril 12
Curaplast-Fingerverband 14
Curapor steril 12
Cuticerin 26
Cutifilm 232
– plus 12
Cutinova alginate 48
– cavity 194
– foam 193
– gel 103
– hydro 192
Cutiplast steril 12
Cutisoft 6
Cutisorb 9

Debrisorb 386
Dermaplast 291
– Film 14

Elasto-Gel Gelkompressen 84
EMLA Creme 388
enzymatische Wundreinigung 379
Epigard 219
ES Kompressen 5
Ete 9
Exu-Dry 254

Fenistil 293 ff.
Fingerverbände 14
Fixiermittel 15 f.

Flammazine Creme 392
Flint med 312
Folienverbände 225 ff.

Gazin Kompressen 5
Gazomull 5
Geliperm Feucht-Gel Platten 87
– perforiert Feucht-Gel Platten 87
Grassolind neutral 28

Hansaplast Aqua Protect 14
– Blasen-Pflaster 301
– Fingerstrips 14
– Narben Reduktion 323
– Sprühpflaster 314
Hansapor steril 12
Hautschutz 379
Hyalofill 257
Hyalogran Granulat 260
hydroaktive Wundauflagen 41 ff.
Hydrocoll 141
Hydrofaser-Verbände 74 ff.
Hydrofilm 234
Hydrogele 81 ff.
Hydrokolloide 120 ff.
Hydropolymere 175 ff.
Hydrosorb comfort Gel-Verband mit Fixierfolie 90
– Gel-Verband 90
Hypergel 262

imprägnierte Wundgazen 17 ff.
– wirkstoffhaltig 19
Inadine 19
InCare 337
IntraSite Gel Applipak-Spender 105
Iodosorb 395
Iruxol N Salbe 399

Jelonet 31

Kaltostat 50
Kelofibrase Narbencreme 401
Kollagen-Wundauflagen 166 ff.
kombinierte Saugkompressen 7 ff.
konventionelle Wundauflagen 3 ff.

Lavasept-Konzentrat 404
Lokalanästhesie 379
lokale Wundtherapeutika 379 ff.
Lomatuell H 33

Maden zur Wundbehandlung 375
Madentherapie 373 ff.
Medicomp 6
Mefilm 236
Melgisorb 52
Melolin 9
Mepiform safetac 326
Mepilex border safetac 198
– safetac 197
Mepitel safetac 264
Mepore pro 12
– steril 12
Mesalt 267
Mesorb 9
Metalline 9
Microdon 13
mini V.A.C.-System 360
3M Protect Strips 14
Mullkompressen 3 ff.

Narbenpflege 379
Narbenreduktion
– Pflaster 319 ff.
Nobaalgin Tamponade 54
– plus Kompresse 54
Nobacarbon 340
Nobacerin 35
Nobacolloid 143
– transparent 143
Nobagel Hydrogel-Wundauflage 93
Nobakoll 168
Nobatop 6
Normlgel 107
NU-GEL Spender 109

Octenisept Lösung 406
Oleo-Tüll 37
OpSite Flexigrid 238
– Post-Op 13
– Spray Sprühverband 316
Optiskin 13
– Film 241

Primamed Gel 269
- Gel-Kompresse 269
Primapore steril 13
Promogran 170
3M Protect Strips 14
Purilon Gel 111
PVP-Iod 409

Regranex 0,01 % Gel 412
Restore 146
Ringerlösung 415
Rudafilm steril 13
Rudavlies steril 13

Saugkompressen
- kombinierte 7 ff.
Schaumstoffkompressen 175 ff.
- offenporige 214 ff.
SeaSorb Soft Alginatkompresse 57
semipermeable Wundfolien 225 ff.
silberhaltige Wundauflagen 344 ff.
Sofra-Tüll 19
- SINE 39
Solvaline N 9
Sorbalgon 59
Sorbsan 61
- Plus 63
- SA 62
Sprühpflaster 307 ff.
Sprühverband 312
STADAmed Blasen-Pflaster 303
Steripad 13
Sterisorb 201
Suprasorb A Alginat 66
- C Kollagen 173
- F Folienverband 243
- G Amorphes Gel 113
- G Gel-Kompresse 95
- H Hydrokolloid 148
- M PU-Membran 272
- P PU-Schaumverband 204
SureSkin II 150
Surgipad 9
Syspur-derm 222

Tegaderm 245
- Pad 13
Tegagen 68
Tegapore nicht haftende Wundauflage 275
Tegasorb 153
TenderWet 278
- Duo 279
Textus Hydro 97
- Bioactiv 283
Tielle 207
- Lite 211
- Plus 209
Topper 6
Traumasive 156
Trionic Algosteril 70

URGO Aquafilm 14
- Blasenpflaster 304
- hydrogel 115
- Mullkompressen 5
- Vlieskompressen 6
URGOsorb 72
Urgosteril 13
Urgotül 160
Urgowound Fingerstreifenverbände 14

V.A.C. ATS-System 359
Vakuumversiegelung 357 ff.
Varihesive E 162
- Hydrogel 118
verschiedene Produkte 249 ff.
Versiva 78
Vliesstoff-Kompressen 6
Vliwaktiv 342
Vliwazell 9
Vliwin 9

Wachstumsfaktor-Präparat 379
Wundantiseptik 379
Wundauflagen
- Anforderungen 1 f.
- antibakterielle und geruchsbindende 329 ff.
- hydroaktive 41 ff.
- hydroaktive für den Handverkauf 287 ff.
- konventionelle 3 ff.
- silberhaltige 344 ff.
- verschiedene 249 ff.

Wundgazen
- imprägnierte 17 ff.
Wundpflege bei Blasen 293
- bei blutenden Wunden 295
- bei Schürfwunden 297
- bei Verbrennungen 299
Wundreinigung 379

Wundschnellverbände 10 ff.
Wundspülung 379
Wundtherapeutika
- **lokale 379 ff.**

Zetuvit 9